名誉主编 · 徐智章
主　　编 · 王文平　闻捷先　俞　清
副主编 · 陈海燕　董　怡　夏罕生　韩　红　徐辉雄

复旦中山

超声疑难病例荟萃 第二辑

上海科学技术出版社

图书在版编目（CIP）数据

复旦中山超声疑难病例荟萃. 第二辑 / 王文平, 闻捷先, 俞清主编. -- 上海 : 上海科学技术出版社, 2025. 12. -- ISBN 978-7-5478-7516-2

Ⅰ. R445.1

中国国家版本馆CIP数据核字第2025HT5818号

复旦中山超声疑难病例荟萃（第二辑）

名誉主编 · 徐智章

主　　编 · 王文平　闻捷先　俞　清

副 主 编 · 陈海燕　董　怡　夏罕生　韩　红　徐辉雄

上海世纪出版（集团）有限公司
上 海 科 学 技 术 出 版 社　出版、发行

（上海市闵行区号景路 159 弄 A 座 9F-10F）

邮政编码 201101　www.sstp.cn

字数：400 千字

2025 年 12 月第 1 版　2025 年 12 月第 1 次印刷

ISBN 978-7-5478-7516-2/R · 3439

定价：168.00 元

内容提要

复旦大学附属中山医院超声科自2000年开始坚持每周一次的疑难病例讨论，二十余载初心不改，积累了大量临床珍贵案例与诊疗智慧，本书为其多年经验的总结。全书涵盖腹部、浅表、妇产、心脏、介入等核心亚专科，精选临床中极具代表性的罕见疑难病例，融合多种超声新技术、介入诊疗及多学科协作，并配以大量高质量超声图像、动态超声视频及CT、MRI等其他影像学资料。

书中每个病例均从病例介绍、图像分析、诊治过程到深入思考、经验总结进行阐述，完整还原了临床诊疗思路的形成与演进，为读者提供了应对疑难病例的多元化技术路径及临床思维，帮助提升超声科医师的影像判读能力和临床决策水平。本书可作为广大超声医务工作者极具实用价值的参考书。

编者名单

名誉主编

徐智章

主　编

王文平　闻捷先　俞　清

副主编

陈海燕　董　怡　夏罕生　韩　红　徐辉雄

主编助理

邱艺杰　徐亚丹　左　丹　王飞航　袁　恺

编　者

（按姓氏拼音排序）

曹佳颖　陈海燕　陈建飞　陈凯玲　陈珂珂　陈雪君　陈妍旎　程　睿　董　怡
董彩虹　樊韵玲　范培丽　方晓燕　耿志丹　韩　红　黄备建　黄韵琳　季正标
金赟杰　荆露霞　李　丛　李翠仙　李亚彤　林乐武　林希元　刘　阳　刘琳娜
陆　清　陆蓓蕾　毛　枫　毛丽娟　漆玖玲　秦　红　沈　文　孙　培　汤丛语
汪瀚韬　王　明　王　攀　王　群　王　希　王　莹　王飞航　王晶晶　王童童
王文平　王亚男　闻捷先　吴爱琴　夏罕生　徐辉雄　徐亚丹　杨　萍　杨雨辰
俞　清　袁　恺　袁海霞　张　琪　张龙辉　张小龙　张燕群　赵倩楠　左　丹

前言

当超声探头划过患者身体的瞬间，屏幕上跃动的灰度图像恰似一场无声的交响乐。那些深浅不一的回声，勾勒出人体内部最隐秘的风景。复旦大学附属中山医院超声科数十年来积累的疑难病例，不仅是医学实践的珍贵结晶，更是人类对抗疾病漫长征程中的一座座微型纪念碑。将这些案例编撰成册，既是对过往经验的系统性梳理，也是对后来者的殷切寄语。

超声医学的独特魅力在于它的“不确定性中的确定性”。与其他影像学检查相比，超声诊断更依赖检查者的经验积累与即时判断。同一幅声像图，在不同医师眼中可能呈现出截然不同的解读路径。这种主观性与客观性交织的特性，使得超声医学既是一门严谨的科学，又是一门微妙的艺术。本书收录的疑难病例，大多经历了“山重水复疑无路，柳暗花明又一村”的诊断历程，每一个最终水落石出的诊断背后，都凝聚着超声医者们抽丝剥茧的思考与集体智慧的碰撞。

复旦大学附属中山医院超声科历经几代人近 70 年的开拓与耕耘，形成了独特的学术传统与诊断风格，这种风格不是某种固定的模式，而是一种对待疑难病例的态度：既尊重影像学表现的客观事实，又不拘泥于表象；既重视临床病史的指引作用，又保持独立的专业判断；既善于运用先进的超声技术，又不忘回归基本的病理生理学原理。本书中的案例处处体现着这种平衡的智慧，它们不是冰冷的病例汇编，而是充满温度的思想交流。

在人工智能技术迅猛发展的今天，有人预言超声诊断终将被算法取代。然而，本书所展现的诊断复杂性恰恰说明，优秀的超声诊断永远需要医师的经验、直觉与创造力。机器可以识别图像模式，但难以理解图像背后的完整临床情境；算法可以计算概率，但无法体会诊断过程中的人文关怀。这些疑难病例告诉我们，医学实践中最珍贵的往往不是那些可以标准化的知识，而是那些难以言传的“临床感觉”与“专业判断”。

我们无意提供一本面面俱到的超声诊断手册，而是希望搭建一个思想的平台，让读者能够与作者们进行跨越时空的专业对话。每个疑难病例都是一道开放的思考题，没有标准答案，只有更优的解决方案。我们期待读者在阅读时保持批判性思维，甚至对书中的某些结论提出质疑——这正是学术传承的最佳方式。愿这套丛书能够成为超声医学海洋中的一座灯塔，为在临床实践中探索前行的同道们提供一丝微光。感恩各位作者和同仁们的尽心扶持，虽勉力而为，然学识浅陋，疏漏之处定然不少，恳请读者不吝赐教。

编者

目　录

第一章・腹部疑难病例

病例 1　肝内胆管癌伴肝内多发转移　002

病例 2　肝胆管内乳头状肿瘤　008

病例 3　肝内胆源性囊肿　013

病例 4　肝内胆管腺鳞癌　017

病例 5　肝局灶性炎性病变　022

病例 6　肝上皮样血管平滑肌脂肪瘤　027

病例 7　肝梭形细胞肉瘤　032

病例 8　原发性肝 MALT 淋巴瘤　037

病例 9　肝孤立性纤维性肿瘤　041

病例 10　肝脏淋巴上皮瘤样癌　045

病例 11　肝脏淋巴上皮瘤样胆管细胞癌　049

病例 12　肝脏平滑肌肉瘤　054

病例 13　肝脏肉瘤样肝细胞癌　058

病例 14　肝脏神经鞘瘤　063

病例 15　肝胚胎性肉瘤　068

病例 16 肝脏原发性脉管瘤 073
病例 17 肝结核 077
病例 18 局灶性肝紫癜伴出血 081
病例 19 双表型肝细胞癌 085
病例 20 直肠癌肝转移误诊为肝内胆管癌 089
病例 21 结肠癌化疗后继发肝紫癜 093
病例 22 肝移植术后脾动脉盗血综合征 099
病例 23 脾脏炎性假瘤样滤泡树突状细胞肿瘤 104
病例 24 胆囊肉瘤样癌 108
病例 25 胆囊腺鳞癌 113
病例 26 胆囊脂肪肉瘤 117
病例 27 胰腺神经内分泌癌 121
病例 28 胰腺实性假乳头状瘤 124
病例 29 胰腺腺泡细胞癌 128
病例 30 胰腺上皮样血管平滑肌脂肪瘤 132
病例 31 胰腺内异位副脾内淋巴上皮样囊肿 137
病例 32 肾脏后肾腺瘤 141
病例 33 肾集合管癌 145
病例 34 透明细胞乳头状肾细胞癌 149
病例 35 肾炎性假瘤 154
病例 36 肾平滑肌瘤 158
病例 37 肾脏神经鞘瘤 163
病例 38 脐尿管癌 168
病例 39 腹膜后淋巴管瘤 172
病例 40 腹膜后囊性成熟性畸胎瘤 176
病例 41 回盲部肉芽肿性病变 180
病例 42 叶外型肺隔离症 183

第二章 · 浅表疑难病例

病例 1 甲状腺嗜酸细胞癌 188
病例 2 甲状腺透明变梁状肿瘤 192
病例 3 甲状腺未分化癌 196
病例 4 甲状腺转移性低分化癌 200
病例 5 结缔组织病涎腺受累 204
病例 6 颌下腺血管瘤 208
病例 7 多模态超声诊断乳腺结外 NK/T 细胞淋巴瘤 212
病例 8 乳腺包裹性乳头状癌 218
病例 9 乳腺良性纤维 / 肌纤维母细胞肿瘤 221
病例 10 乳腺腺肌上皮瘤 224
病例 11 乳腺硬化性腺病 228
病例 12 大腿滑膜血管瘤 232
病例 13 小腿结节性筋膜炎 236
病例 14 大腿肌间梭形细胞血管瘤 240
病例 15 臀部良性平滑肌瘤 244
病例 16 前纵隔神经鞘瘤 247

第三章 · 妇产科疑难病例

病例 1 瘢痕妊娠 252
病例 2 低级别子宫内膜间质肉瘤 256
病例 3 富于细胞性子宫平滑肌瘤 260
病例 4 宫颈妊娠 264
病例 5 子宫内膜息肉 267
病例 6 卵巢浆液性囊腺瘤合并卵泡膜纤维瘤 270
病例 7 卵巢卵泡膜细胞瘤 275

病例 8 卵巢未成熟性畸胎瘤 278

第四章 · 心脏疑难病例

病例 1 超声心动图诊断心内异位甲状腺 284
病例 2 超声右心造影诊断巨大右心耳瘤 288
病例 3 冠状静脉窦内上皮样血管内皮瘤 293
病例 4 三维经食管心超诊断瓣膜病性房颤伴房间隔左侧囊袋血栓 298
病例 5 细小右冠状动脉左室瘘 302

第五章 · 介入疑难病例

病例 1 肝脓肿穿刺引流术后并发腹膜炎 308
病例 2 妊娠期合并盆腔肿物穿刺活检 311
病例 3 超声引导下肾盂淋巴瘤穿刺活检 315
病例 4 超声引导下腱鞘炎松解及注射治疗 319
病例 5 乳腺化生性癌穿刺活检误诊 322

第一章 腹部疑难病例

病例 1　肝内胆管癌伴肝内多发转移

董彩虹　王文平

病例介绍

患者男性，38 岁，因“肝多发占位 1 周”入院。患者 1 个月前出现腰腹部隐痛不适，对症治疗后未缓解。3 天前行常规超声检查，发现肝内多发实质占位，遂来我院进一步诊治。实验室检查：血常规正常。CA19-9 升高 288.1 U/mL，CA125 升高 37.49 U/mL。

超声所见

超声检查发现肝内弥漫分布大小不等低回声团块，部分融合，较大者约 27 mm × 25 mm，边界尚清，中央呈高回声，周边见低回声晕环，呈“牛眼征”，部分肿块中央见无回声区，CDFI 示内部短线状彩色血流，RI 0.63（图 1-1-1）。超声造影显示：病灶 18 s 开始整体均匀高增强，25 s 达峰值，29 s 呈等回声，34 s 开始整体减退，门脉期及延迟期呈低回声（图 1-1-2，视频 1-1-1）。

超声提示：肝内多发占位，考虑转移性 MT 可能。

其他影像学检查

增强 MRI 检查：肝内弥漫多发大小不一的结节灶，直径为 0.6~2.5 cm，T2WI 呈稍高信号，部分病灶中央见小斑片明显高信号，T1WI 呈稍低信号，DWI 呈高信号，ADC 图呈低信号，增强扫描病灶呈边缘强化（图 1-1-3）。肝门区及后腹膜见多发结节异常信号灶，部分融合，最大者 4.7 cm × 3.2 cm，增强扫描轻中度强化。诊断：肝脏弥漫转移性 MT，肝门及后腹膜多发肿大淋巴结。

处置经过

患者行超声引导下肝穿刺活检，病理显示为上皮样恶性肿瘤。参考免疫组化结果，诊断为低分化癌，倾向低分化胆管细胞癌。免疫组化：AFP（−），CD34（血管 +），

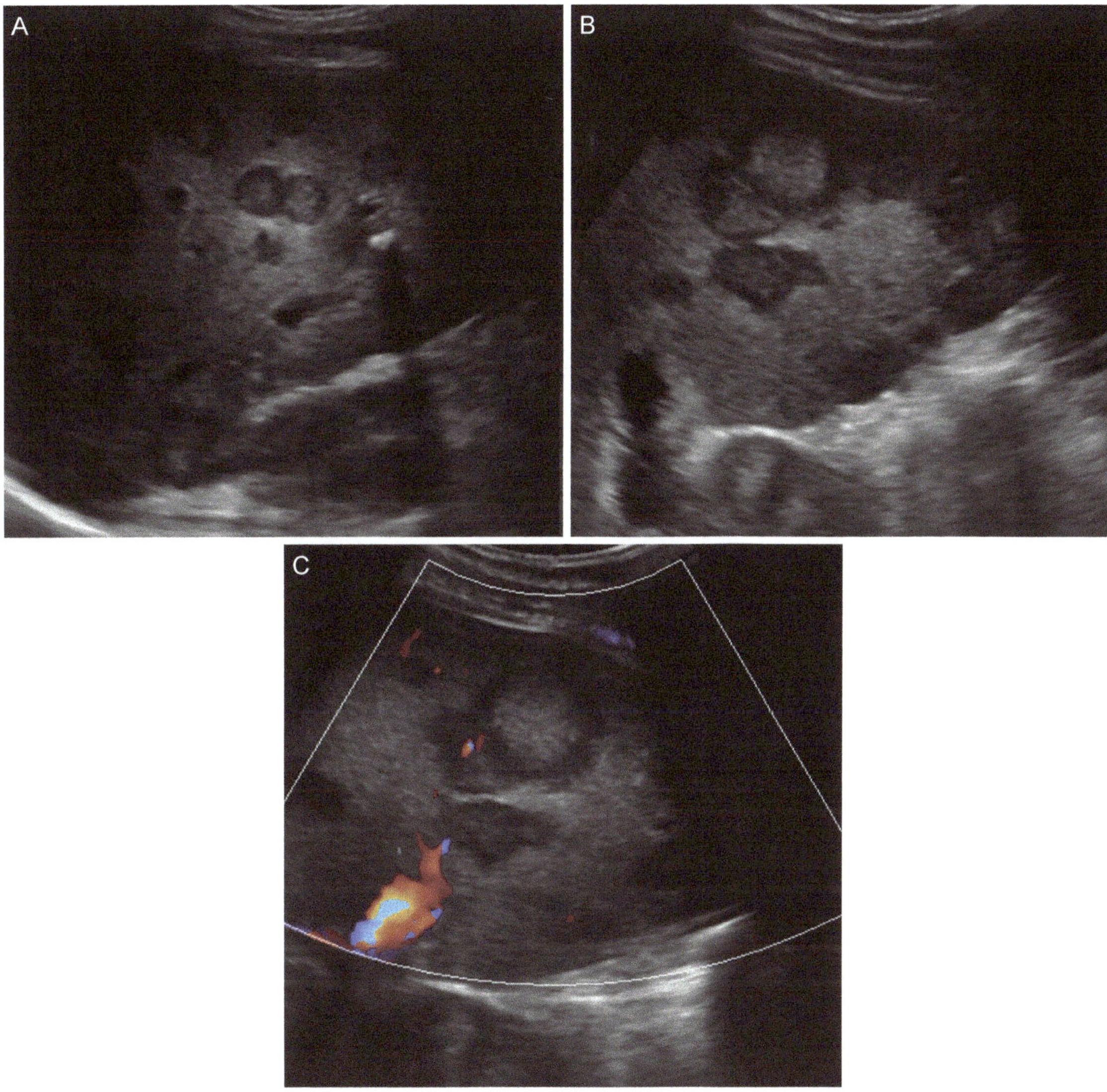

图 1-1-1 常规超声表现

A、B. 肝内弥漫分布大小不等低回声团块，部分融合；C. CDFI 示内部短线状彩色血流

视频 1-1-1 超声造影表现

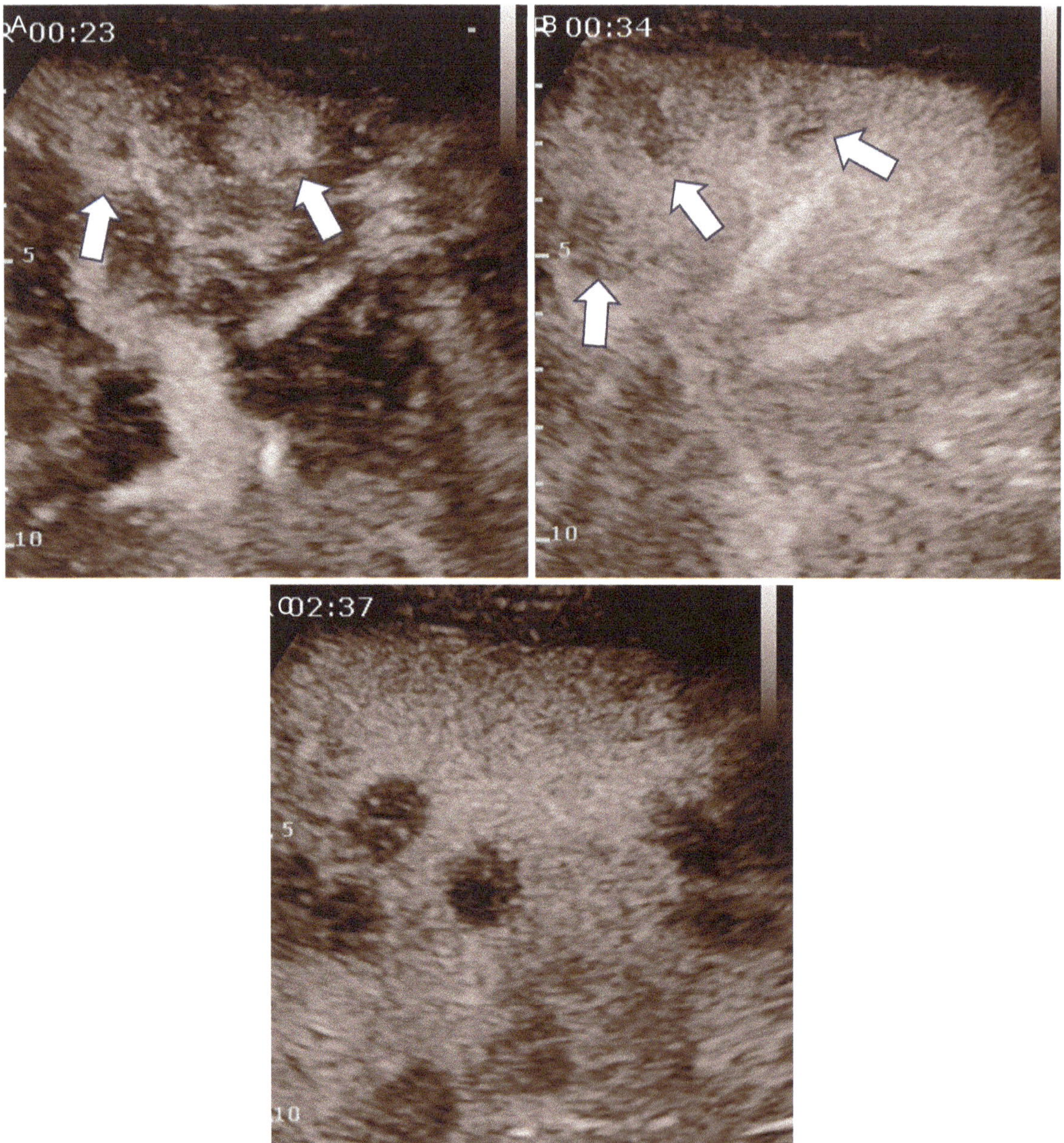

图 1-1-2　**超声造影表现**

A. 病灶动脉期呈整体均匀高增强；B. 34 s 减退呈稍低回声；C. 延迟期呈明显低回声

CD56（−），CK19（+），CK7（−），GATA3（−），S100p（+），Hsp70（−），Ki-67（80% 阳性），VIM（+），GPC3（−），CHG（−），Syn（−）。

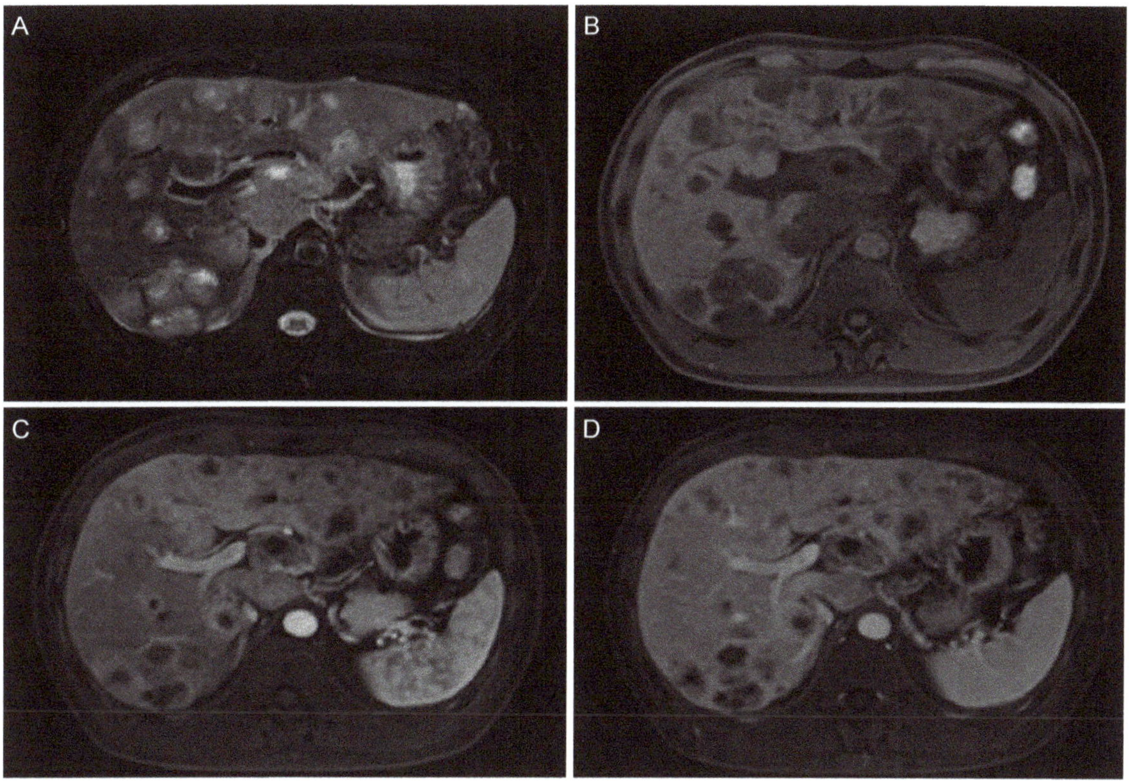

图 1-1-3 增强 MRI 表现

A. 肝内见多个病灶，T2WI 呈稍高信号，部分病灶中央见小斑片明显高信号；B. T1WI 呈稍低信号；C、D. 增强扫描病灶呈边缘强化

分析讨论

肝内胆管癌（intrahepatic cholangiocarcinoma，ICC）是第二大肝脏原发性恶性肿瘤，起源于肝内小胆管或末梢胆管被覆上皮，占原发性肝癌的5%~30%。患者早期通常无特异性临床表现，随着疾病进展可出现腹部不适、体重减轻、消化不良、肝功能异常等非特异性临床症状。手术切除是ICC唯一有效的治疗手段，患者术后5年生存率为15%~40%。病理上，根据形态学可分为肿块型、管周浸润型和管内生长型。肿块型ICC，肿块周边可出现卫星结节，偶尔可见肿块内部钙化灶，中央经常出现液化。肿块起源于黏膜层，向管腔内生长，侵犯和浸润胆管壁，并向管外生长形成肿块。肿瘤细胞沿肝板传播，经肝窦状隙转移。胆管受阻或狭窄导致阻塞性黄疸。管周浸润型ICC

沿管壁生长，形成长条状、针状、分支状表现，边界不清，容易漏诊。管内生长型 ICC 表现为胆管内呈乳头状生长的肿块，低度恶性。肿瘤可产生不同量的黏液。

常规超声 ICC 表现为边界欠规则的低回声肿块，内部回声可均匀或不均匀，内部可显示彩色血流，RI 通常较高。肿块周边出现胆道扩张是一个有意义的征象，有助于提示 ICC 的诊断。超声造影呈“快进快退”表现，减退快速且明显，通常在动脉晚期及门脉早期就出现强化减退。动脉期增强模式可有整体均匀高增强、整体不均匀高增强、整体等低增强、周边厚环状增强（中心大部分呈低增强或无增强）等，内部稀疏羽毛状增强是 ICC 的超声造影特点。超声造影增强模式与肿块的大小有关，一般来说，小于 3 cm 的肿块多表现为整体高增强，大于 3 cm 的肿块多表现为环状增强及整体不均匀高增强。其病理基础是肿瘤边缘以肿瘤细胞为主而纤维组织含量较少，故周边血供丰富，中央区则肿瘤细胞较少而纤维组织含量丰富，血管分布较稀疏，多被包埋在间质纤维中，或由中心坏死所致。

与 HCC 的生物学行为不同，ICC 极易发生肝内和肝外转移，即使是相对较小的肿瘤，因此 ICC 患者预后不佳。本例是一例伴有广泛肝内转移的 ICC 病例，超声表现为中央回声增高伴周边低回声晕环的“牛眼征”，与胃肠道来源的转移性肝癌表现十分相似。转移性肝癌常规超声可表现为低回声，高回声，混合回声，因中央坏死液化，可出现无回声区。超声造影增强模式包括环状增强，整体均匀高增强，整体不均匀高增强等，增强模式与不同的原发肿瘤有关，与肿瘤的大小有关。特点为“早进与早退且全退”，其典型表现为“面包圈样改变”。本例 ICC 伴肝内多发转移的病例，超声造影表现为整体高增强后快速减退，与转移性肝癌的超声造影表现也很相似，因此最后选择穿刺来明确诊断。

本病例提示我们，对于原发病灶不明的肝内多发实质占位，还要考虑肝内胆管癌肝内转移的可能，穿刺是鉴别诊断的重要手段。

参考文献

[1] Mavros M N, Economopoulos K P, Alexiou V G, et al. Treatment and prognosis for patients with intrahepatic cholangiocarcinoma: systematic review and meta-analysis[J]. JAMA Surg, 2014, 149(6):565-574.

[2] Bridgewater J, Galle P R, Khan S A, et al. Guidelines for the diagnosis and management of intrahepatic cholangiocarcinoma[J]. J Hepatol, 2014, 60(6):1268-1289.

[3] Claudon M, Cosgrove D, Albrecht T, et al. Guidelines and good clinical practice recommendations for contrast enhanced ultrasound (CEUS)—update 2008[J]. Ultraschall Med, 29(1):28-44.

[4] Lu Q, Xue L Y, Wang W P, et al. Dynamic enhancement pattern of intrahepatic cholangiocarcinoma on contrast-enhanced ultrasound: the correlation with cirrhosis and tumor size[J]. Abdom Imaging, 2015, 40(6):1558-1566.

[5] Kong W T, Ji Z B, Wang W P, et al. Evaluation of liver metastases using contrast-enhanced ultrasound: enhancement patterns and influencing factors[J]. Gut and Iiver, 2016, 10(2):283-287.

病例2　肝胆管内乳头状肿瘤

孙　培　王文平

病例介绍

患者男性，46 岁，体检时偶然发现肝左叶囊实性占位，为进一步治疗收入我院。既往体健，无发热、畏寒、腹痛、腹胀等。体格检查腹平软，无压痛，无反跳痛。否认糖尿病、高血压、心脏病等病史。入院后胆红素持续升高，总胆红素由 20.7 μmol/L 升至 50.3 μmol/L。

超声所见

肝左外叶见 76 mm × 65 mm 混合回声团块，壁上见乳头状实质回声，范围约 34 mm × 23 mm，边界尚清，CDFI 示实质部分未见明显彩色血流（图 1-2-1）。超声造影：病灶实质部分 19 s 开始与周边肝实质同步增强，30 s 达峰值，45 s 与周边肝实质同步减退（图 1-2-2）。

超声提示：肝左外叶囊实性占位，考虑良性病变，囊腺瘤可能。

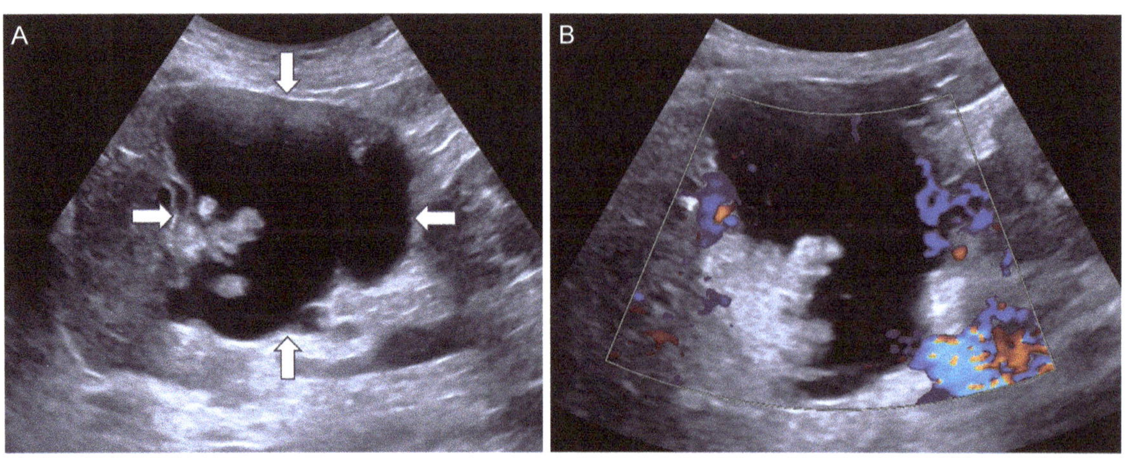

图 1-2-1　**常规超声表现**

A. 肝左外叶见混合回声团块，壁上见乳头状实质回声；B. CDFI 示实质部分内未见明显彩色血流

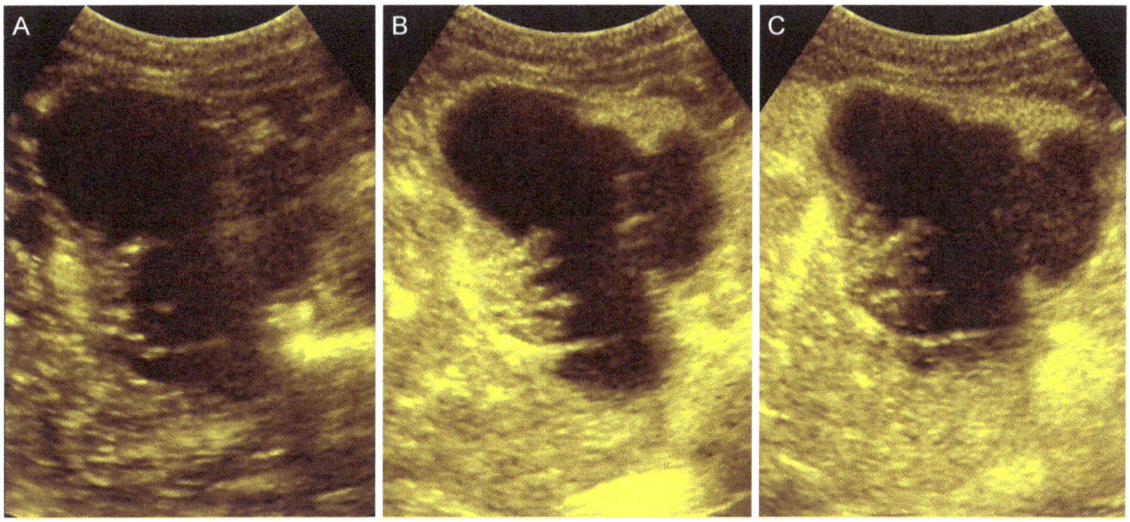

图 1-2-2 **超声造影表现**

A. 肝左外叶病灶实质部分 19 s 开始与周边肝实质同步增强；B. 30 s 达峰值呈等回声；C. 45 s 与周边肝实质同步减退

其他影像学检查

增强 MRI 检查：肝左外叶见囊实性分叶状异常信号灶，囊性成分 T1WI 呈低信号，T2WI 呈明显高信号，实性成分 T1WI 呈稍低信号，T2WI 呈稍高信号，边界清，最大截面约 65 mm × 97 mm，壁薄光滑，增强后囊性成分未见强化，实性成分及囊壁持续强化（图 1-2-3），病灶与胆管未见相通。MRI 提示：肝左外叶胆管源性 MT 机会大。

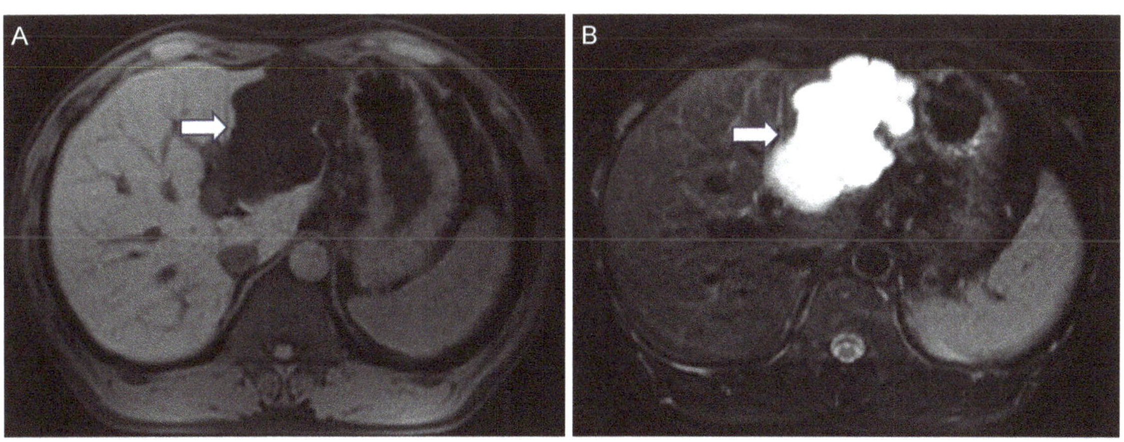

图 1-2-3 MRI 表现

A. T1WI 显示肝左外叶囊实性分叶状异常信号灶，边界清，壁薄光滑，囊性成分呈低信号，实性成分呈稍低信号；B. T2WI 囊性成分呈明显高信号，实性成分呈稍高信号

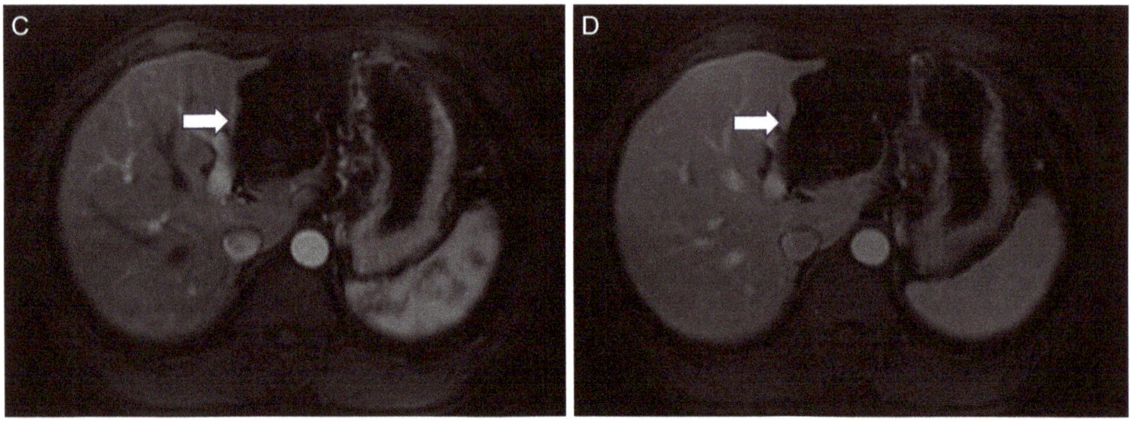

图 1-2-3 （续）MRI 表现
C. 动脉期实性成分及囊壁明显强化；D. 门脉期实性成分及囊壁持续强化

手术结果

患者行特殊肝段切除术。巨检显示：病变范围 9.5 cm × 8 cm，质软，其中少数胆管内见乳头状肿物，肿物最大者 3 cm × 2.5 cm × 2 cm，余囊内壁尚光滑，囊内含有清亮黏稠液体。免疫组化：CK7、CK19、MUC5AC 均（+++）。病理诊断提示：胆管内乳头状肿瘤，伴上皮内瘤变高级别，嗜酸细胞型为主。

随访结果

术后无不适主诉，胆红素逐渐下降至正常，术后定期随访，2021 年至今无复发。

分析讨论

肝内胆管乳头状肿瘤（intraductal papillary neoplasms of bile duct，IPNB）是一种起源于胆管上皮并具有恶性潜能的肿瘤，属癌前病变，临床少见且误诊率较高。该疾病多见于老年男性患者，临床表现为持续性右上腹或上腹部胀痛不适、黄疸，部分患者伴有发热。多数研究认为该病的发病机制是由于胆管结石、炎症及胰液的长期反复刺激，导致胆管上皮柱状细胞增生以及组织异位，进一步导致乳头状增生，形成乳头状瘤。IPNB 质脆、易脱落，可种植于其他胆管黏膜，于胆管树内形成大量的乳头状瘤而称为胆管乳头状瘤病。IPNB 分泌的胶冻状黏液容易堵塞胆管，若不及时引流，晚期可出现胆汁性肝硬化、门静脉高压及肝功能衰竭等。

常规超声显示 IPNB 病灶多形态不规则，内部可呈单房囊性、多房囊性、囊实性，部分病灶囊性成分可见与肝内胆管相通，伴癌变的 IPNB 实性成分占比更高，多≥ 50%。若局部肝叶或肝段测及不明原因的胆管簇状扩张，其内透声极差，尤其是胆管内充满大量胶冻状黏液时应高度怀疑此病。因其附着在胆管内膜上，超声造影时病灶与胆管壁同步增强；与肝实质相比，缺少门静脉血供，因而在门脉期及延迟期相对肝实质为低增强。伴异型增生或瘤变及癌变的 IPNB 超声造影以“快进快出”为主，即动脉期呈高增强、门静脉期及延迟期呈低增强；动脉期增强形态多样，多数为不均匀增强伴乳头状强化，其内囊性成分无增强；部分病灶周边厚环状增强或分隔样增强，囊壁或分隔可见壁结节。

该疾病通常需与肝内胆管囊腺瘤（intrahepatic biliary cystadenoma，IBC）鉴别：IBC 是一种罕见的胆管上皮源性良性囊性肿瘤，多分布于肝内胆管，与胆管不相通。CA19-9 可出现不同程度的升高。影像学多表现为单发、多房囊性肿瘤，囊壁、分隔较薄且均匀强化，壁结节少见。本例病灶壁上见乳头状实质回声，且其在超声造影后可见明显增强，有助于两者鉴别。除此之外，还可行经胆道超声造影进行鉴别诊断，若堵塞胆管可行超声引导下胆管引流术，选择尽量粗的（10F）引流管、反复冲管可保持胆汁引流通畅，有效减黄，保护肝功能，通常持续冲管 3 天后结合胆红素及总胆红素可明显下降。

IPNB 在常规超声及超声造影下具有特征性表现，如病灶与胆管相通、“快进快出”增强模式及乳头状强化等，结合临床症状可提高诊断准确性。对于伴胆管梗阻的患者，超声引导下胆管引流术是缓解症状的有效手段。早期识别与干预对避免疾病进展至肝硬化、肝功能衰竭等具有重要意义。

参考文献

[1] Zheng Q, Ruan S M, Shan Q Y, et al. Clinicopathological findings and imaging features of intraductal papillary neoplasm of the bile duct: comparison between contrast-enhanced ultrasound and contrast-enhanced computed tomography[J]. Abdom Radiol(NY), 2019, 44(7):2409-2417.

[2] 赵青 , 陈昌伟 , 夏丽丽 , 等 . 肝内胆管内乳头状肿瘤临床病理特征分析 [J]. 齐齐哈尔医学院学报 , 2020, 41(9):1100-1103.

[3] 陈帅 , 申素纲 , 魏荣 , 等 . 胆管乳头状瘤病 1 例报道并文献复习 [J]. 中国现代医生 , 2017, 55(5):122-123, 126.

[4] 马琳 , 凌文武 , 杨蕗璐 , 等 . 肝内胆管乳头状肿瘤常规超声及超声造影表现 [J]. 中国医学影像技术 , 2023, 39(2):226-229.

[5] 马力 , 谢晓燕 , 王伟 , 等 . 胆管内乳头状瘤的双重超声造影表现及 PTCD 策略探讨 [J]. 中国医师杂志 , 2018, 120(8):1187-1189.

病例 3 肝内胆源性囊肿

毛 枫 王文平

病例介绍

患者男性，27 岁，体检发现肝占位 1 个月入院。患者 1 个月前体检超声检查提示肝右叶囊实性占位，考虑良性病变可能。CT 提示肝右叶囊实性占位，考虑囊腺瘤或错构瘤的可能性大。患者无腹痛，无呕血黑便，无乏力纳差，无皮肤巩膜黄染等，否认体重下降，否认高血压、糖尿病、心脏病史，否认乙肝、结核等病史。实验室检查 AFP、CEA、CA19-9 均在正常范围内。

超声所见

常规超声显示：肝右叶见 100 mm × 75 mm × 65 mm 混合回声团块，边界尚清，形态欠规则，内可见多个较厚分隔，肿块后方回声无改变，彩色多普勒超声显示肿块周边线状彩色血流，肿块分隔部分见少量点状彩色血流（图 1-3-1）。

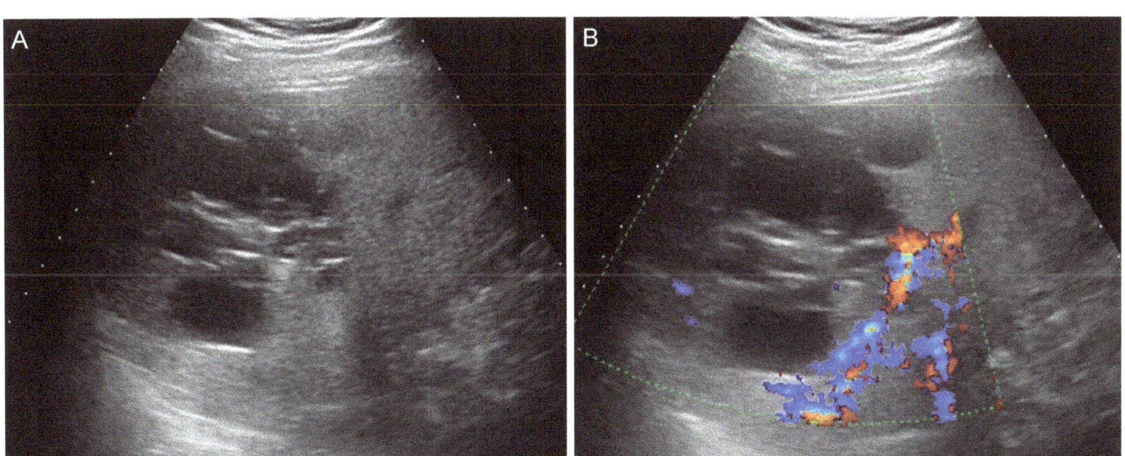

图 1-3-1 **超声图像**

A. 肝右叶见一囊实性团块，内见较多分隔，分隔较厚；B. 彩色多普勒超声显示病灶周边线状彩色血流，分隔部分可见少量点状血流

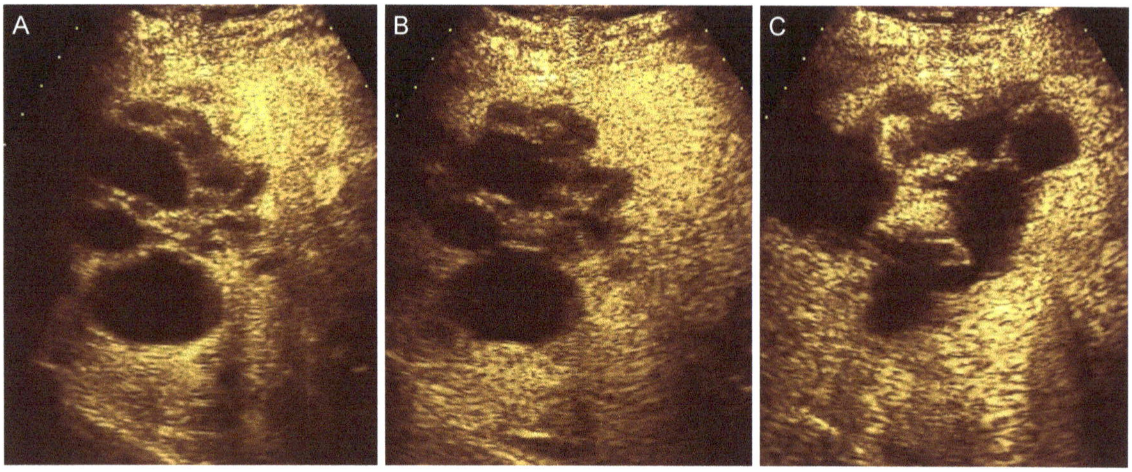

图 1-3-2 超声造影图像
A. 动脉期见病灶分隔部分与肝实质同步增强，达峰时强度基本相同；B. 门脉期呈等回声；C. 延迟期亦呈等回声，分隔部分未见明显减退

超声造影显示：肝右叶肿块分隔部分 16 s 开始增强，29 s 达峰，基本与肝实质同步增强同步减退，中央囊性区始终未见增强，50 s 呈等回声，门脉期及延迟期基本呈等回声改变（图 1-3-2）。

超声提示：肝右叶囊实性占位，考虑良性病变，胆管错构瘤或局限性胆管扩张可能。

其他影像学检查

增强 CT：肝右叶见一较大囊性病变，大小约 92 mm × 76 mm，内见分隔，增强后分隔部分见强化。CT 提示肝囊腺瘤或错构瘤可能性大。

增强 MRI：肝右叶见一较大蜂窝状囊实性异常信号灶，边界清楚，范围约 100 mm × 80 mm × 75 mm，T1WI 为低信号，T2WI 为蜂窝状多房囊状高信号，DWI 及 ADC 高信号，内见分隔，增强后实性分隔见强化，囊性部分未见明显强化，分隔持续性强化，呈等低信号。MRI 提示肝囊腺瘤可能性大。

手术结果

患者行特殊肝段切除（Ⅷ段）+ 膈肌修补术。术中探查无腹水，无肝硬化，肿瘤位于Ⅷ段，肿瘤无包膜，境界清楚，质地软，大小约 120 mm × 100 mm × 100 mm。肝门淋巴结无肿大，门静脉主干及左右支无癌栓。

病理结果：（巨检）部分肝切除标本，见一多房囊性肿物，大小 110 mm × 60 mm ×

45 mm，囊内含有微黄色液体，内壁光滑，壁厚 0.5~1 mm，与周围肝组织界限尚清，周围肝土黄色，细腻。病理诊断：镜下纤维囊壁组织，内衬单层扁平－立方上皮，符合胆管源性囊肿。

随访结果

患者连续随访 8 年，均显示肝内未见明显占位，实验室检查也均在正常范围内。

分析讨论

肝内胆源性囊肿是一类相对罕见的先天性胆管发育异常疾病，以肝内胆管局部囊状扩张为特征，其发病机制主要与胚胎期胆管板发育异常有关，导致胆管上皮异常增殖及管腔扩张。

肝内胆管源性囊肿的分型主要基于其解剖特征、与胆管的关系及临床特点，目前常用的分型方法为按是否合并肝外胆管病变，可分为：

1. 单纯型肝内胆管源性囊肿　不合并肝外胆管扩张，特点是仅肝内胆管发生囊性扩张，与肝外胆管无交通或仅有细微连通，其又分为：①单房型，肝内单个囊肿，少见，本病例即为此种类型。②多房型，肝内多发囊肿，呈“串珠状”或“葡萄状”，可局限于某一肝叶或弥漫分布。

2. 合并肝外胆管病变型　特点是肝内胆管囊性扩张同时合并肝外胆管的先天性异常，肝内胆管囊肿常与胆总管囊肿并存，影像学上需同时评估肝内外胆道系统。

肝内胆源性囊肿的临床表现呈现多样化，早期多无明显症状，部分患者因囊肿压迫周围组织出现右上腹隐痛、腹胀等非特异性症状。文献报道 10%~30% 的肝内胆源性囊肿会发展为胆管癌。

对于肝内胆源性囊肿影像学检查是关键，首选超声及超声造影，它不仅经济便捷，且可以清晰地显示肝内囊肿的大小、形态、位置以及与肝内外胆管之间的关系。增强 CT 及 MRI 亦能够清晰显示囊肿的形态、位置及与胆管树的关系，为临床分型和治疗方案制定提供依据。

肝内胆源性囊肿需与肝脓肿、肝内胆管囊腺瘤等鉴别，肝脓肿囊壁不规则，增强扫描环形强化，临床常有发热、腹痛等感染症状；与肝内胆管囊腺瘤鉴别点主要包括病灶是否与胆管相通、囊肿内有无实质回声，实质内有无血流等。本例肝内胆源性囊肿属于肝内囊肿，单发型，但囊肿分隔较多，超声造影显示分隔有血流，因此诊断较为困难。

对于肝内胆源性囊肿的治疗策略，需根据囊肿分型、患者年龄及并发症情况个体化制定。对于局限性囊肿，肝叶 / 段切除术是根治性治疗手段，可有效降低复发及恶变风险；对于弥漫性或无法切除的囊肿，囊肿空肠 Roux-en-Y 吻合术有助于缓解症状、预防感染。此外，针对合并胰胆管合流异常的患者，需同期行胆肠吻合或胰胆管重建术，以纠正解剖异常。

参考文献

[1] 袁洁，韩国宏 . 2022 年欧洲肝病学会临床实践指南：囊性肝病的管理 [J]. 2023, 1:65-78.

[2] 徐学勇，王景华 . 肝内胆管囊肿误诊为肝包虫 1 例 [J]. 人民军医，2014, 57(05):586-590.

[3] 尹明，王春洪 . 先天性肝内胆管囊肿 (Caroli 病) 的超声诊断价值 [J]. 海南医学，2010, 21(02):109-110.

[4] 孙丽丽，谭晓天 . 胆道系统影像学诊断的现状 [J]. 中国医疗设备，2011, 026(006): 23-27.

病例4 肝内胆管腺鳞癌

李翠仙　王文平

病例介绍

患者男性，67 岁，体检发现肝占位 2 周，患者无明显自觉症状，体格检查示腹部无异常。既往有血吸虫肝病史，无肝炎史及疫区生活 / 旅居史。否认其他遗传性及肿瘤性疾病家族史。实验室检查：CA19-9 2 527 U/mL，CA242 ＞ 150 U/mL，SCC、NSE、CEA、LDH、γ-GT 及 CRP 均较正常值稍增高。AFP、异常凝血酶原、血尿常规无异常。

超声所见

常规超声显示：肝区回声增强、增粗呈网状，肝左内叶矢状段旁见 43 mm × 32 mm 稍低回声不均质团块，边界欠清，形态欠规则，内部见范围约 19 mm × 17 mm 极低回声区，CDFI 示病灶周边少许点状彩色血流（图 1-4-1）。

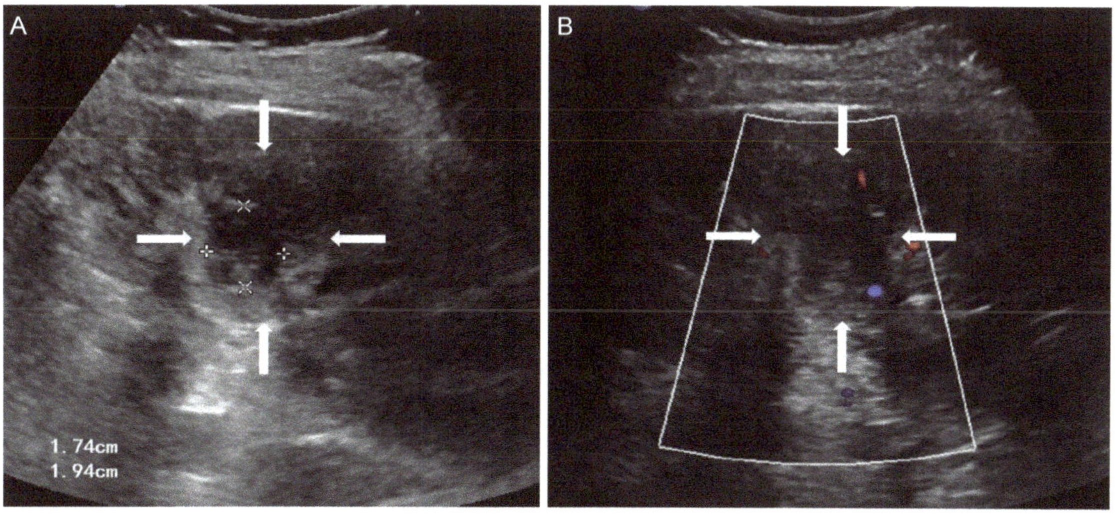

图 1-4-1　**常规超声表现**

A. 肝左内叶见不规则低回声团块，边界不清，内部回声不均匀，见小片状极低回声区；B. CDFI 显示病灶周边少许点状彩色血流，内部未见明显血流信号超声造影所见：病灶 26 s 开始周边轻度增强，快于周边肝实质，44 s 达峰值，呈稍高回声，内部增强不均匀，见片状不增强区，48 s 开始减退，快于肝实质，门脉期及延迟期均呈低回声改变（图 1-4-2）。

超声提示：肝左叶实质占位，考虑恶性肿瘤可能性大。

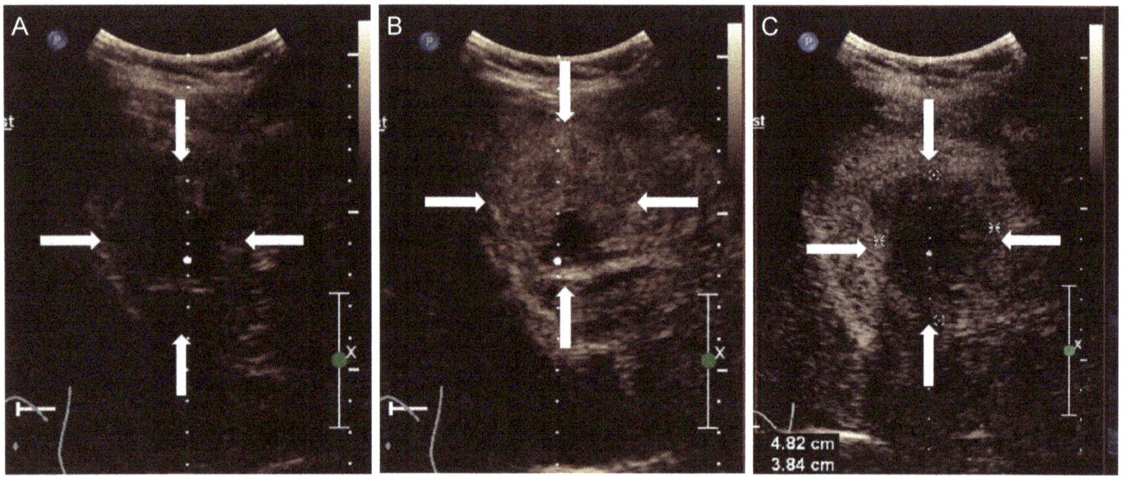

图 1-4-2 **超声造影表现**

A. 动脉期病灶周边区域不规则环状增强，稍快于肝实质；B. 达峰时，病灶呈稍高回声，内部回声不均匀，见小片状不增强区；C. 病灶减退快于肝实质，门脉期呈低回声

其他影像学检查

增强 MRI 检查显示：肝左叶病灶大小 5.7 cm × 4.1 cm，T1WI 呈低信号，T2WI 稍高信号，DWI 高信号，边界清，内见囊变坏死，动态增强呈持续强化（图 1-4-3）。MRI 提示：肝左叶实质占位，考虑恶性肿瘤可能。

手术结果

患者行“特殊肝段切除术（左半肝切除，Ⅰ、Ⅲ、Ⅳ段）+ 复杂肠粘连松解 + 肝门淋巴结银夹标记术”。术中探查：肝无硬化，无腹水，肿瘤位于Ⅳ段，大小 5.4 cm × 4.1 cm × 4 cm，肿瘤质地硬、境界清、无包膜，肝门淋巴结无肿大，门脉主干及左、右分支无癌栓。术后病理示：（肝左叶）上皮性恶性肿瘤，结合病理形态及免疫组化结果，为胆管腺鳞癌。腺癌成分约占 30%，分化Ⅱ级，鳞癌成分约占 70%，为角化型鳞状细胞癌，分化Ⅰ~Ⅱ级。

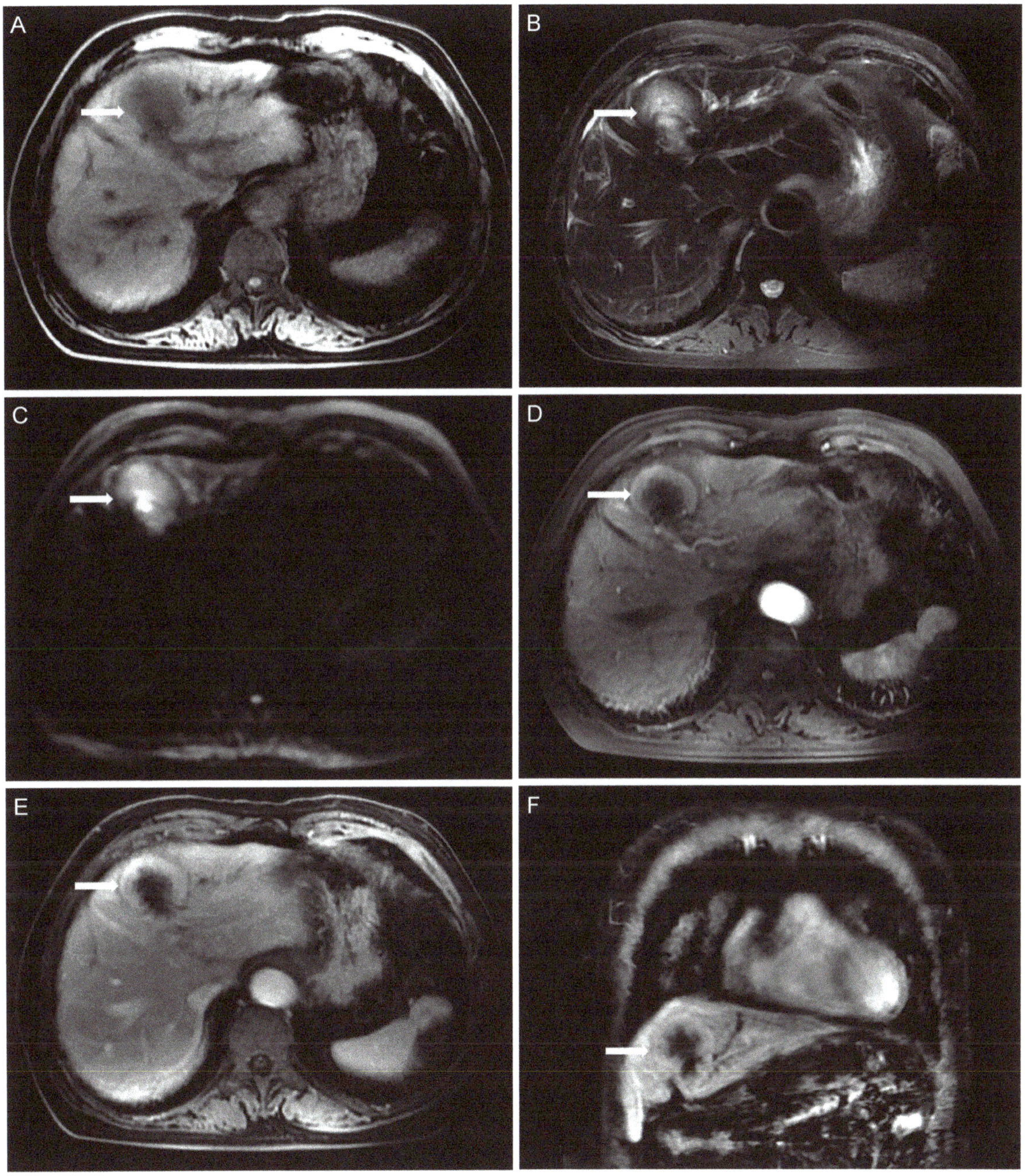

图 1-4-3 病灶 MRI 表现

A. T1WI 呈低信号，边界清；B. T2WI 呈稍高信号；C. DWI 弥散受限，呈高信号；D. 动脉期周边快速环状增强，中央见不增强区；E、F. 为门脉期及延迟期，病灶周边区域持续增强，呈高信号，内部始终未见增强，呈低信号

分析讨论

肝内胆管腺鳞癌（adenosquamouscarcinoma）是胆管癌的一种罕见变异型，占所有胆管癌的1.4%，迄今为止，全球范围内仅有少数个案或小宗病例报道。根据以往文献结果，胆管腺鳞癌以老年男性多见，多发生于胰腺及胆囊，肝脏极其少见。肝内胆管腺鳞癌的发生可能与单纯性良性非寄生性肝囊肿、畸胎瘤、肝内胆管结石等有关。多数患者无明显临床症状，部分以上腹痛为首发症状，可伴有发热、体重下降及乏力等症状；实验室检查可提示肝功能有不同程度损害，患者可有CA19-9、CA125、CEA等肿瘤指标增高，但均缺乏特异性。

胆管腺鳞癌由腺癌和鳞癌两种成分及两者之间的移行区域构成，腺癌成分类似胆管腺癌，鳞癌成分有明确角化和（或）细胞间桥。免疫组织化学结果中腺癌部分通常表达CK7、CK8、CK18和CK19，鳞癌部分则多表达CK903、CK5/6、P40和P63。

CT、MRI、超声造影及PET/CT等多种影像学检查有助于肝内胆管腺鳞癌的诊断，该病的影像学表现介于肝内胆管细胞腺癌及鳞癌之间，特征取决于腺癌及鳞癌细胞所占比例，鳞癌成分越多，坏死越明显，越容易表现出质地不均匀的影像特征。灰阶超声检查时多表现为与肝实质分界不清的混合回声团块，内部常可见形态不规则的弱回声或无回声区，CDFI多仅能在周边区域测及少许血流信号。超声造影检查时可具有“快进快出”、环状增强和（或）树枝状增强多种特征，与肝内胆管癌类似，病灶内可见不增强坏死区。在CT或MRI增强检查时，呈渐进性、持续性不均匀环状强化及延迟强化，分隔厚薄不均呈蜂窝状，内缘凹凸不平，可见强化的结节状突起。

肝内胆管腺鳞癌的发病率低并且早期诊断困难，所以目前并没有建立明确的诊疗策略，以往病例报道中其影像学表现有一定特征性，但易与肝脓肿等良性疾病相混淆，延误治疗。此外，该疾病侵袭性高，易复发转移，预后差，无论是手术还是手术辅以放化疗，均无法有效延长患者生存期，改善预后。因此，未来仍需通过大样本研究进一步探讨肝内胆管腺鳞癌的有效诊疗方案。

参考文献

[1] Nagtegaal I D, Odze R D, Klimstra D, et al. The 2019 WHO classification of tumours of the digestive system[J]. Histopathology, 2020, 76(2):182-188.

[2] Ruffat A, Monnien F, Molimard C, et al. Characterization and clinical outcomes of rare biliary adenosquamous carcinoma[J]. Eur J Surg Oncol, 2025, 51(8):110015.

[3] Song H, Chen C, Shen H, et al. Squamous/adenosquamous carcinoma of the gallbladder: Analysis of 34 cases and comparison of clinicopathologic features and surgical outcomes with adenocarcinoma[J]. J Surg Oncol, 2015, 112(6):677-680.

[4] Trikudanathan G, Dasanu C A. Adenosquamous carcinoma of the pancreas: a distinct clinicopathologic entity[J]. South Med J, 2010, 103(9):903-910.

[5] 段纪成，李明峰，杨家和，等. 肝内胆管鳞癌、腺鳞癌的诊断与治疗（附 5 例报道与文献复习）[J]. 肝胆外科杂志，2014, 22(5):399-400.

[6] 杜立红，李莉娜，原宁，等. 肝内胆管腺鳞癌 1 例报道并文献复习 [J]. 肝胆外科杂志，2022, 30(4):305-307.

[7] Yeh C, Jan Y, Chen M. Adenosquamous carcinoma of the liver: clinicopathologic study of 10 surgically treated cases[J]. World J Surg, 2003, 27(2):168-172.

病例5 肝局灶性炎性病变

王飞航　王文平

病例介绍

患者男性，64岁，因“发现肝占位半月余”入院。既往因胆囊结石行腹腔镜胆囊切除术及因胃十二指肠溃疡出血行胃大部切除术。实验室检查：HBsAg（−），CA19-9 300 U/mL（↑），AFP、DCP、AFP-L3、CEA、血常规均未见异常。

超声所见

常规超声显示：肝左外叶见33 mm×33 mm稍低回声团块，边界欠清，内见点状强回声，CDFI受心脏搏动干扰显示不清。超声造影显示：肝左叶病灶19 s开始增强，23 s达峰值，呈稍高回声，34 s呈稍低回声，门脉期及延迟期均呈稍低回声改变，减退范围约36 mm×24 mm（图1-5-1）。

超声提示：肝左叶实质占位，考虑MT。

其他影像学检查

增强MRI显示：肝左外叶可见一类圆形异常信号灶，T1WI为低信号，T2WI为高信号，边界较清楚，大小约48 mm×35 mm，增强扫描动脉期明显强化，延迟期呈相对高信号，邻近肝内胆管扩张，门静脉左支远端及肝左静脉远端显示欠清。诊断为肝左外叶MT可能性大（图1-5-2）。

手术结果

患者行手术切除，术后病理示：镜下见大量纤维组织增生伴急慢性炎细胞浸润，脓肿形成，可见胆管扩张，结合免疫组化结果，考虑炎症性病变。免疫组化：Ki-67（10%

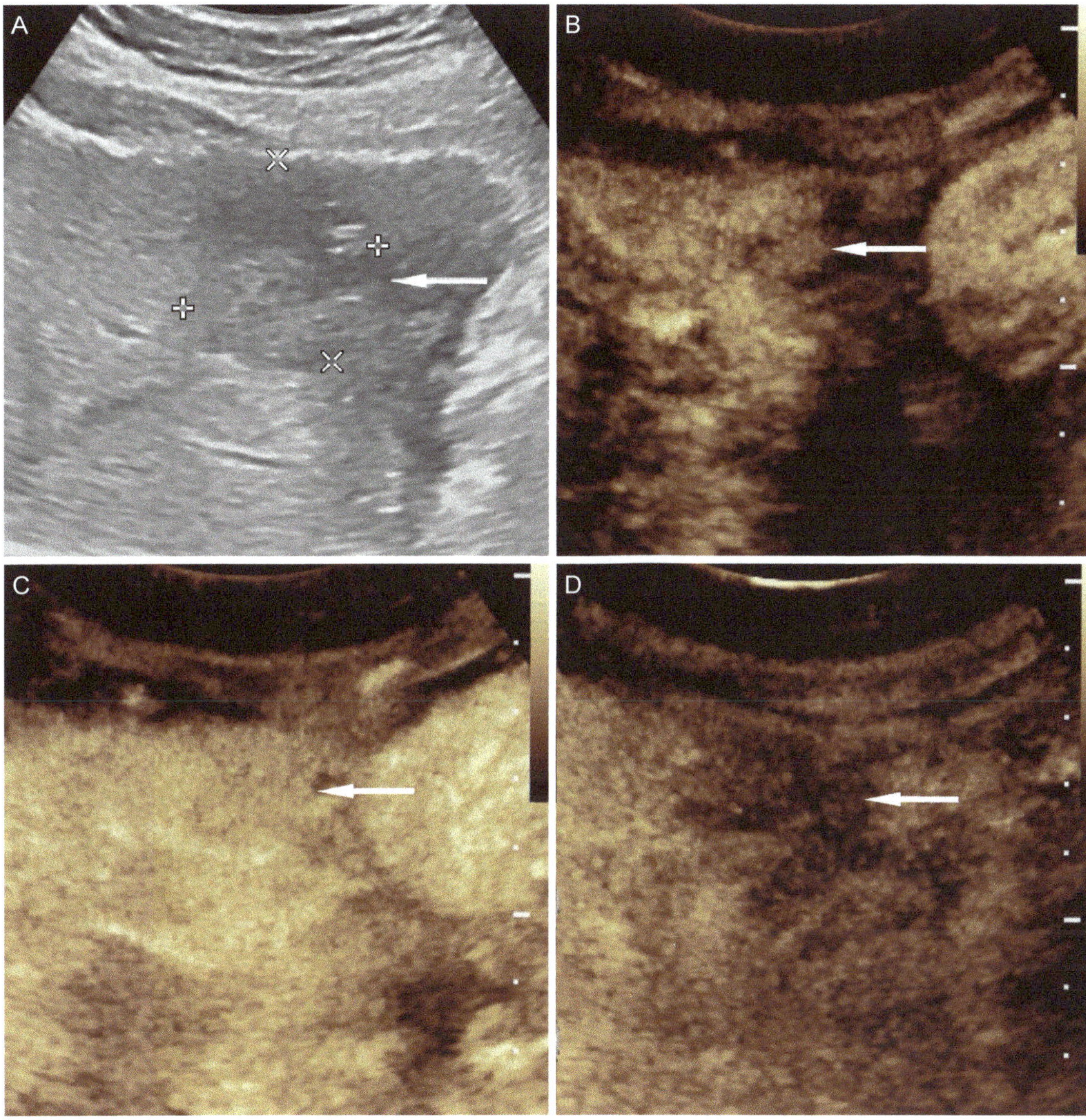

图 1-5-1 **二维超声及超声造影图像**

A. 肝左外叶见稍低回声团块（箭头），边界欠清，内见点状强回声；B. 超声造影动脉期病灶呈不均匀高增强；C. 34 s 开始呈稍低回声；D. 延迟期（2 min）呈轻度减退

阳性）；CK7（胆管 +）；CK19（胆管 +）；GPC3（−）；GS（+）；P53[D07]（强弱不等 +）；CD68[KP1]（组织细胞 +）；SMA（+）；CD34（血管 +）；CD21（−）；S-100（−）；ALK-N（−）；ALK[D5F3，Ventana]（−）。

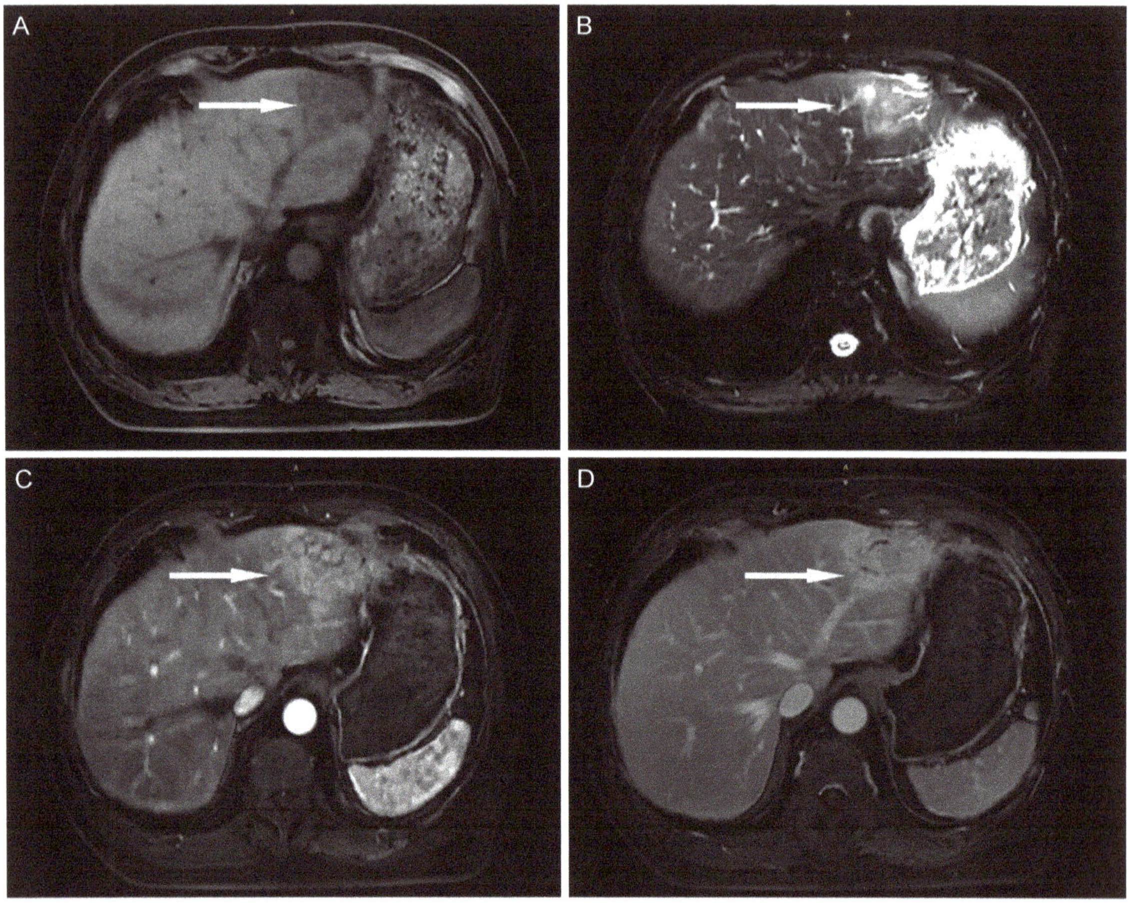

图 1-5-2 **增强 MRI 图像**

A. 肝左外叶可见一类圆形异常信号灶，T1WI 为低信号（箭头）；B. T2WI 为高信号；C. 增强扫描动脉期明显强化；D. 延迟期呈相对高信号

分析讨论

肝脏局灶性炎性病变为各种原因引起的肝组织局灶性炎症反应，主要包括肝脓肿、肝炎性假瘤、胆管周围炎症、结核、真菌感染、寄生虫感染等。在病理学上，炎症主要分为急性和慢性，急性炎症是机体对致炎因子的快速反应，分为浆液性炎、纤维素性炎、化脓性炎和出血性炎，少数急性炎症可迁延为慢性炎症，其浸润的炎症细胞主要为淋巴细胞和单核细胞，慢性肉芽肿性炎的中心常为干酪样坏死，周围见放射状排列的上皮样细胞。由于炎症产生的原因众多，发生、发展及转归过程复杂，导致其临床症状、影像学表现亦是复杂

多变。在赵华群等的研究中，33 例肝局灶性炎性病变患者中仅 7 例患者有上腹痛或发热表现，其余均为偶然发现。在另一项研究中，55 例肝局灶性炎性病变患者中 30 例为体检发现，23 例因腹痛或发热就诊。本例患者也为体检发现，并无相应临床症状。

肝脏局灶性炎性病变病理类型多样解释了其在超声表现上的多样性。常规超声多表现为低回声、边界不清、形态不规则、无明显占位效应，部分内部可见液化区。超声造影增强模式包括整体增强型、部分增强型及完全不增强型，其中整体增强型包括整体均匀及不均匀高增强（大部分呈“快进快退”）及整体低增强，部分增强型包括周边不规则增强、粗环状增强、细环状增强及蜂窝状增强。

肝局灶性炎性病变需要与恶性肿瘤进行鉴别诊断。绝大多数恶性肿瘤在门脉期或延迟期呈低增强，但是由于炎性病变的表现多样，部分炎性病变在延迟期也可表现为低增强。因此，仅以门脉期或延迟期低增强难以准确鉴别炎性病变与恶性肿瘤。在鉴别诊断时，可结合下列要点：①部分肝炎性病变有较明显的临床症状，如发热、腹痛、白细胞升高等，结合临床表现和实验室检查综合判断，可提高诊断准确率。②肝炎性病变虽然有类似于恶性肿瘤的增强表现，但是炎性病变部分病灶内可见分隔样强化，内部可见液化坏死，且占位效应不明显。③在难以鉴别时，可行病灶内液化坏死区穿刺抽液或超声造影引导下穿刺活检。

参考文献

[1] 赵华群，杨红，何云，等 . 肝脏局灶性炎性病变的灰阶超声及超声造影图像特征 [J]. 广西医科大学学报，2013, 30:881-883.

[2] 沈海云，孔文韬，韩浩，等 . 肝脏局灶性炎性病变的超声造影表现研究 [J]. 中国超声医学杂志，2018, 34:532-534.

[3] 严燕琼，谢晓燕，郑荣琴，等 . 肝脏局灶性炎性病变超声造影误诊分析 [J]. 肿瘤影像学，2014, 23:127-129.

[4] Dietrich C F, Nolsoe C P, Barr R G, et al. Guidelines and good clinical practice recommendations for contrast-enhanced ultrasound (CEUS) in the liver-update 2020 WFUMB in cooperation with EFSUMB, AFSUMB, AIUM, and FLAUS [J]. Ultrasound Med Biol, 2020, 46(10):2579-2604.

[5] 周建华，李安华，操隆辉，等 . 肝脏局灶

性炎性病变超声造影分析 [J]. 中华医学超声杂志（电子版), 2008, 5:33-40.
[6] Liu G J, Lu M D, Xie X Y, et al. Real-time contrast-enhanced ultrasound imaging of infected focal liver lesions [J]. J Ultrasound Med, 2008, 27(4):657-666.
[7] Moller K, Gorg C, Krix M, et al. Washout on contrast-enhanced ultrasound of benign focal liver lesions-a review on its frequency and possible causes [J]. Diagnostics (Basel), 2025, 15(8):998.

病例 6　肝上皮样血管平滑肌脂肪瘤

沈　文　王文平

病例介绍

患者女性，26 岁，1 年前发现肝多发占位，考虑良性可能。1 个月前复查腹部增强 MRI 示肝脏多发占位，肝右叶病灶伴瘤内出血，较前有增大。患者无腹痛、腹胀，无恶心、呕吐，无发热、黄疸。

超声所见

肝左右叶见多个高低混合回声团块，最大 93 mm × 85 mm，位于右后叶，内部回声不均匀，CDFI 示周边丰富线状彩色血流，RI0.35（图 1-6-1）。超声造影显示：肝右后叶较大病灶 9 s 开始周边环形增强，15 s 达峰值，呈整体增强，41 s 呈等回声，门脉期及延迟期均呈等回声改变，内见小片状始终不增强区。肝右后叶较小病灶 11 s 开始增强，13 s 达峰值，呈整体均匀增强，21 s 呈等回声，70 s 呈稍低回声，门脉期及延迟期呈稍低回声改变（图 1-6-2，视频 1-6-1）。

超声提示：肝内多发实质占位，考虑良性病变，AML 可能性大。

视频 1-6-1　肝右叶较大病灶超声造影动脉期表现

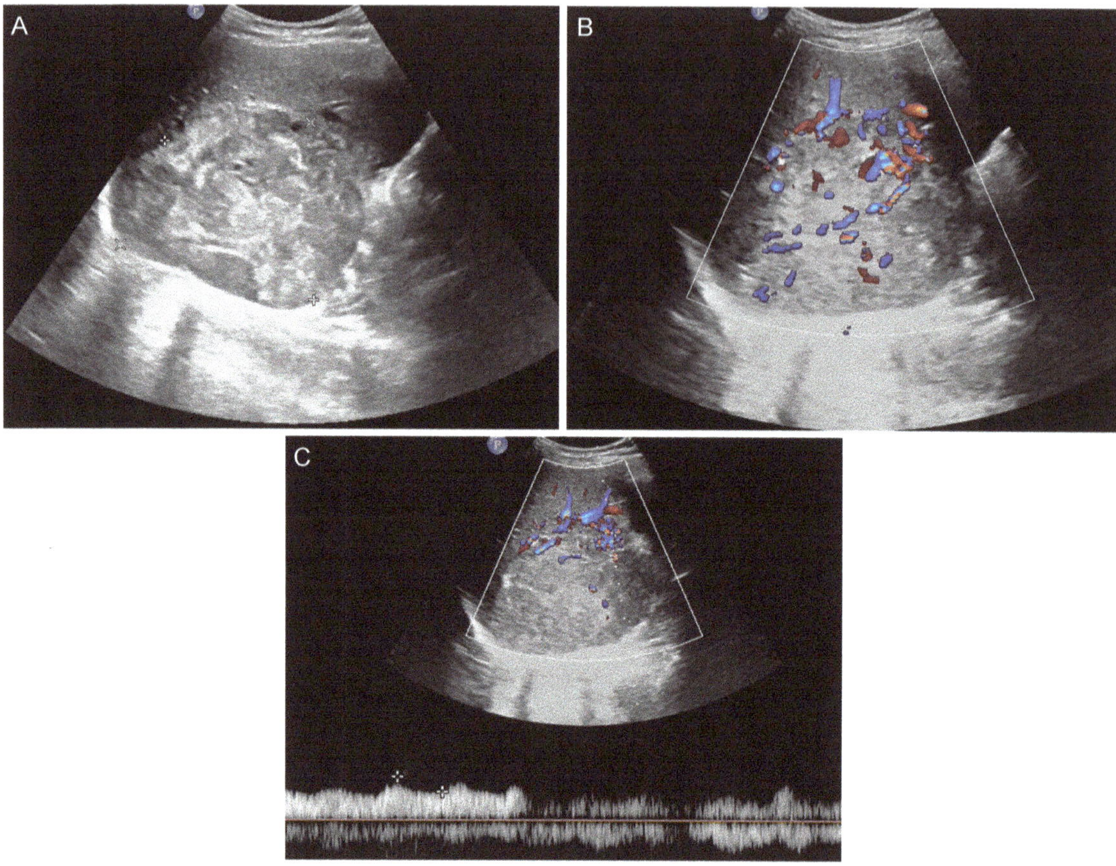

图 1-6-1　**超声图像**

A. 肝右后叶见高低混合回声团块，内部回声不均匀；B. CDFI 示周边丰富线状彩色血流；C. 测及低阻动脉频谱，RI 0.35

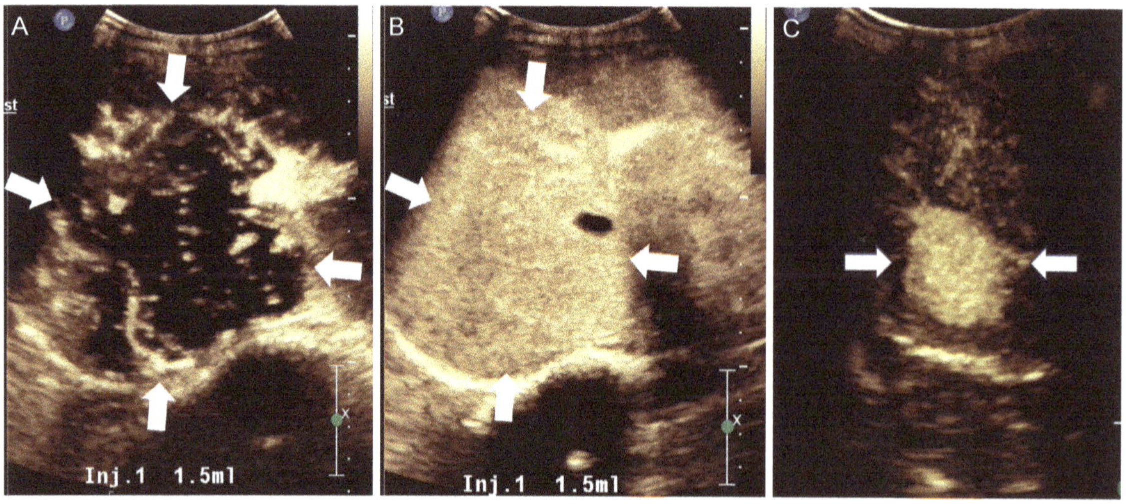

图 1-6-2　**超声造影图像**

A. 右叶较大病灶 9 s 开始周边环形增强；B. 门脉期呈等回声改变；C. 右叶一枚较小病灶呈整体均匀增强

其他影像学检查

MRI 检查：肝左右叶多发类圆形异常信号，较大者直径约 8 cm，位于肝右后叶，病灶信号不均匀，T1WI 以低信号为主，部分病灶正反相位信号减低，部分病灶内见环状高信号，T2WI 以不均匀高信号为主，部分病灶内见圆形低信号，病灶内可见点条状流空血管影，增强后动脉期可见强化，门静脉期病灶呈持续强化，延迟期呈相对高信号，病灶内可见强化的血管影（图 1-6-3）。诊断：肝脏多发 AML 机会大。

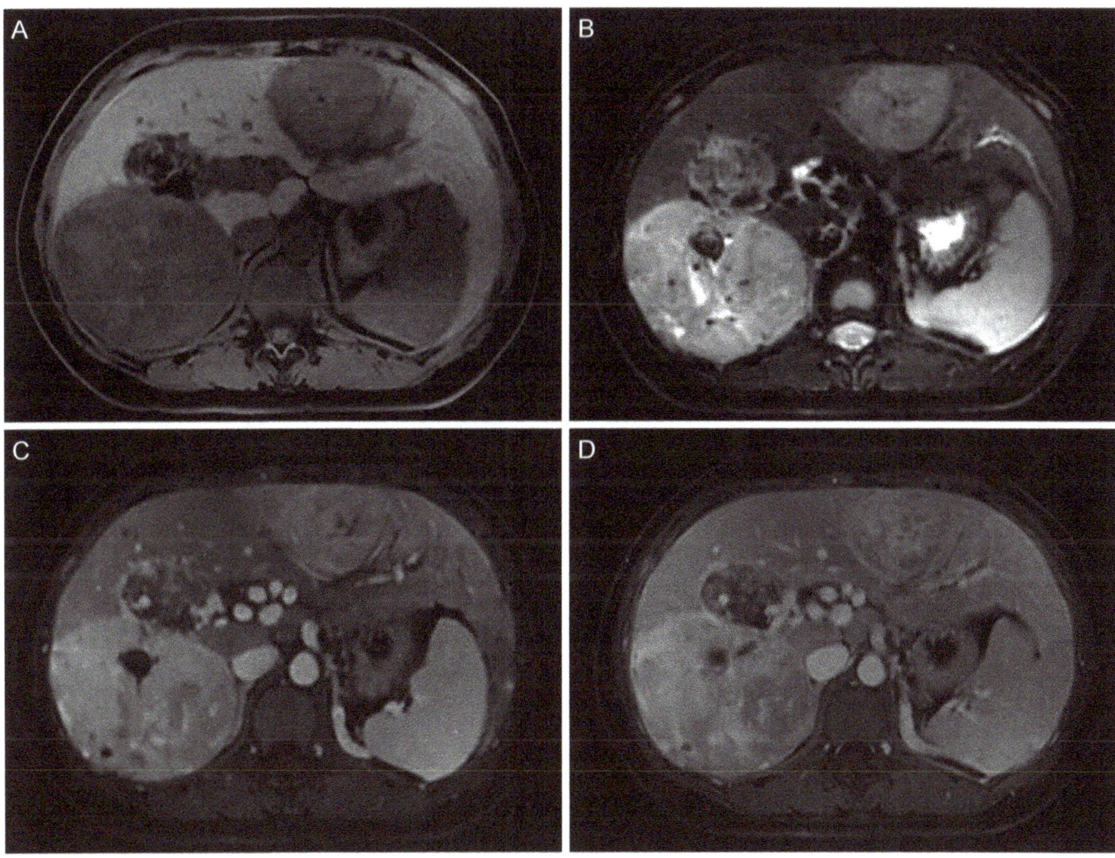

图 1-6-3　增强 MRI 图像

A. 病灶 T1WI 以低信号为主；B. T2WI 以不均匀高信号为主；C. 动脉期可见强化；D. 延迟期呈相对高信号

手术结果

行特殊肝段切除术。术后病理示：（肝）上皮样血管平滑肌脂肪瘤。

分析讨论

上皮样血管平滑肌脂肪瘤（epithelioid angiomyolipoma，EAML）曾被认为是一种良性间叶源性肿瘤，多发生于肾脏和肾周围的脂肪组织，肝脏是肾外好发部位。当肿瘤由大致相同比例的畸形厚壁血管、平滑肌细胞及脂肪组织构成时为经典型 AML，若其中某一种成分占 50% 以上时，可分为肌细胞型、脂肪细胞型和血管瘤型，其中肌细胞型按其细胞形态又可分为：①上皮样细胞型；②中间细胞型；③梭形细胞型；④嗜酸细胞型；⑤多形细胞型，肝 AML 以上皮样多见。EAML 与经典的 AML 不同，主要由弥漫的上皮样细胞构成，细胞胞质丰富，淡红染色呈透明状，细胞可表现出不同程度的多形性。EAML 可以是经典型 AML 的构成部分，也可以是肿瘤的单一成分。

EAML 的明确诊断依赖于组织形态学检查及免疫表型。肉眼所见：肿瘤表面部分可见纤维性假包膜或无包膜，界清，切面呈灰白、灰黄色，部分可见出血，呈现灰褐色，质中。镜下：很多学者认为 EMAL 为血管周围上皮样细胞瘤，黑色素细胞标记（HMB45、Melan-A）被肿瘤细胞表达，且平滑肌源性标记（SMA）被不同程度的表达，镜下主要以上皮样平滑肌细胞为主。近来有文献报道 Ki-67 的表达亦是 EAML 的特征之一。

肝 EAML 女性易发，以中年女性为主。无特征性临床表现，较大病灶可有腹痛、腹胀等上腹部不适感。

肝 EAML 以低回声为主，这与肝 EAML 以上皮样细胞为主，脂肪含量少或缺乏有关，故肝 EAML 很少出现经典 AML 的显著高回声这一特征性超声表现，也是导致术前超声较难诊断的原因。

肝 EAML 的血供非常丰富，多表现为血管扭曲，较为杂乱，部分可见病灶周边血管包绕，反映了肿瘤血管丰富的特点，仔细观察可见病灶周边的供血动脉，这一血流特点有助于诊断。有研究显示 MRI 增强后病灶内细小扭曲的血管以及异常的供血动脉和引流静脉对肝 EAML 诊断有较大帮助。而与肝脏恶性肿瘤不同，肝 EAML 的 RI 值较低，可能与 AML 的静脉回流类似于动静脉瘘，且以肝静脉或下腔静脉引流为主有关。

鉴别诊断如下。

（1）肝细胞肝癌：患者多有肝炎、肝硬化病史和 AFP 增高，病灶较大时可有门脉癌栓，CDFI 示病灶内多为高阻动脉血流信号。

（2）肝血管瘤：病灶内部回声不均匀，呈网状，病灶周边回声可增强，大部分病灶边界清楚，CDFI 常显示病灶内无血流信号或以少量周边静脉为主的血流信号。

（3）肝局灶性结节增生：病灶周边可见低回声晕环，内部可见星状回声区，CDFI 显示病灶内放射状动脉血流信号为其特征性表现。

参考文献

[1] Huang Y M, Wei P L, Chen R J. Epithelioid angiomyolipoma of the liver[J]. J Gastrointest Surg, 2018, 22(1):175-176.

[2] Li J H, Zhang H X, Guo J J, et al. Hepatic epithelioid angiomyolipoma: magnetic resonance imaging characteristics[J]. Abdom Radiol (NY), 2023, 48(3):913-924.

[3] Demyashkin G A, Zibirov R F, Anurova O A, et al. Angiomiolipoma pecheni [Angiomyolipoma of the liver][J]. Arkh Patol, 2023, 85(1):70-73.

[4] Yamasaki S, Tanaka S, Fujii H, et al. Monotypic epithelioid angiomyolipoma of the liver[J]. Histopathology, 2000, 36(5):451-456.

病例 7　肝梭形细胞肉瘤

王飞航　王文平

病例介绍

患者男性，37 岁，因“体检发现肝占位 5 月余”入院。既往无手术外伤史及感染史。实验室检查显示：乙肝病毒表面抗原阴性，CA19-9、甲胎蛋白、异常凝血酶原、甲胎蛋白异质体、癌胚抗原均未见异常。

超声所见

常规超声显示：肝左外叶见 86 mm × 66 mm 混合回声团块，内见少量弱回声区，CDFI 内见线状分支状彩色血流，RI 0.53~0.62。超声造影显示：病灶 19 s 开始呈整体增强，27 s 达峰值，32 s 呈等回声，45 s 呈稍低回声，门脉期及延迟期均呈低回声改变（图 1-7-1）。肝

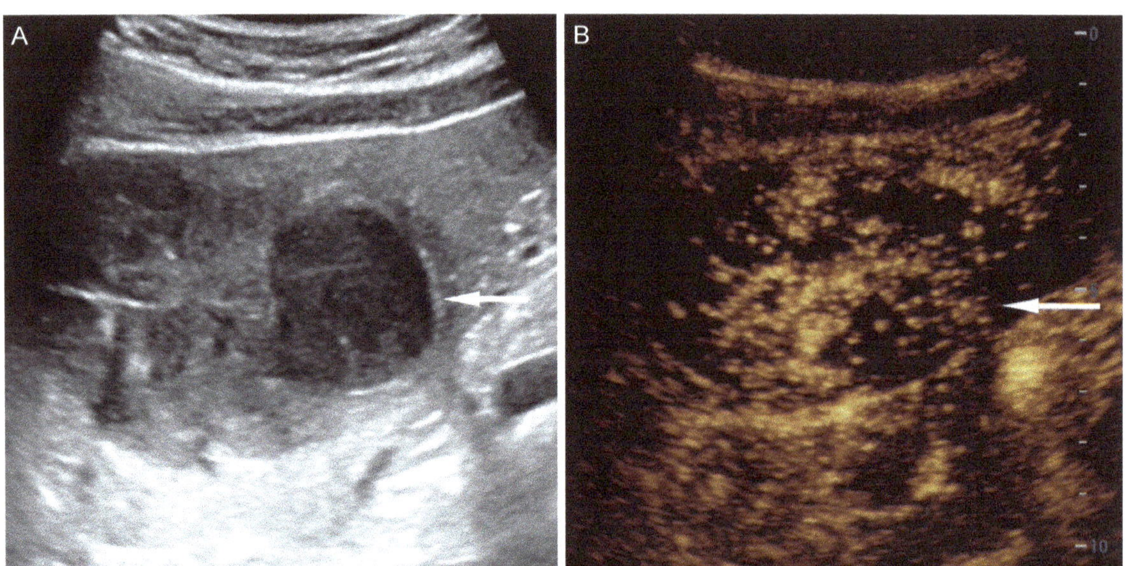

图 1-7-1　**灰阶超声及超声造影图像**

A. 肝左外叶混合回声团块，内见少量弱回声区；B. 超声造影动脉期病灶呈高增强

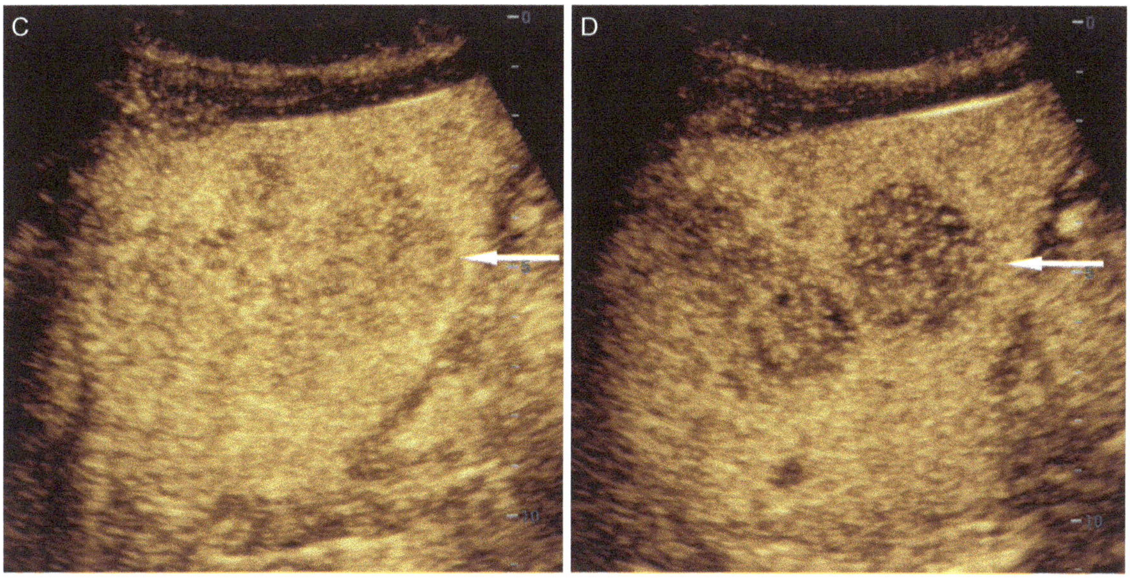

图 1-7-1 （续）灰阶超声及超声造影图像
C. 45 s 开始呈稍低回声；D. 2 min 时呈明显减退

脏弹性成像显示肝右叶实质的弹性硬度测值平均为 5.6 kPa，硬度测值正常。

超声提示：肝左外叶实质占位，考虑 MT 可能性大，少见类型良性肿瘤不能除外。

其他影像学检查

增强 MRI 显示：肝左外叶见团片状异常信号灶，大小约 73 mm × 58 mm，T1WI 为等低混杂信号，T2WI 为等高混杂信号，DWI 高信号，动态增强动脉期明显强化，门脉期及延迟期持续性强化，内见小斑片状无强化影（图 1-7-2）；肝门区稍大淋巴结；腹腔内无积液。诊断为肝 MT 伴部分液化坏死可能性大。

手术结果

患者行手术切除，术后病理结果：间叶源性恶性肿瘤，未见坏死，核分裂象＜ 5 个 / 10 HPF，结合现有免疫组化结果，考虑梭形细胞肉瘤，NOS，FNCLCC 分级Ⅱ级（总分 4 分：肿瘤分化 3 分，核分裂象 1 分，肿瘤坏死 0 分）。免疫组化：ALK[克隆号 5A4]（−）；CD34（血窦丰富）；CK[pan]（−）；Des（−）；Ki-67（5% 阳性）；LCA（+）；SMA（−）；CD68[KP1]（组织细胞 +）；CD117（−）；CD68[KP1]（部分 +）；HMB-45（−）；INI-1（未见缺失）；MyoD1（−）；Myogenin（−）；S-100（−）。

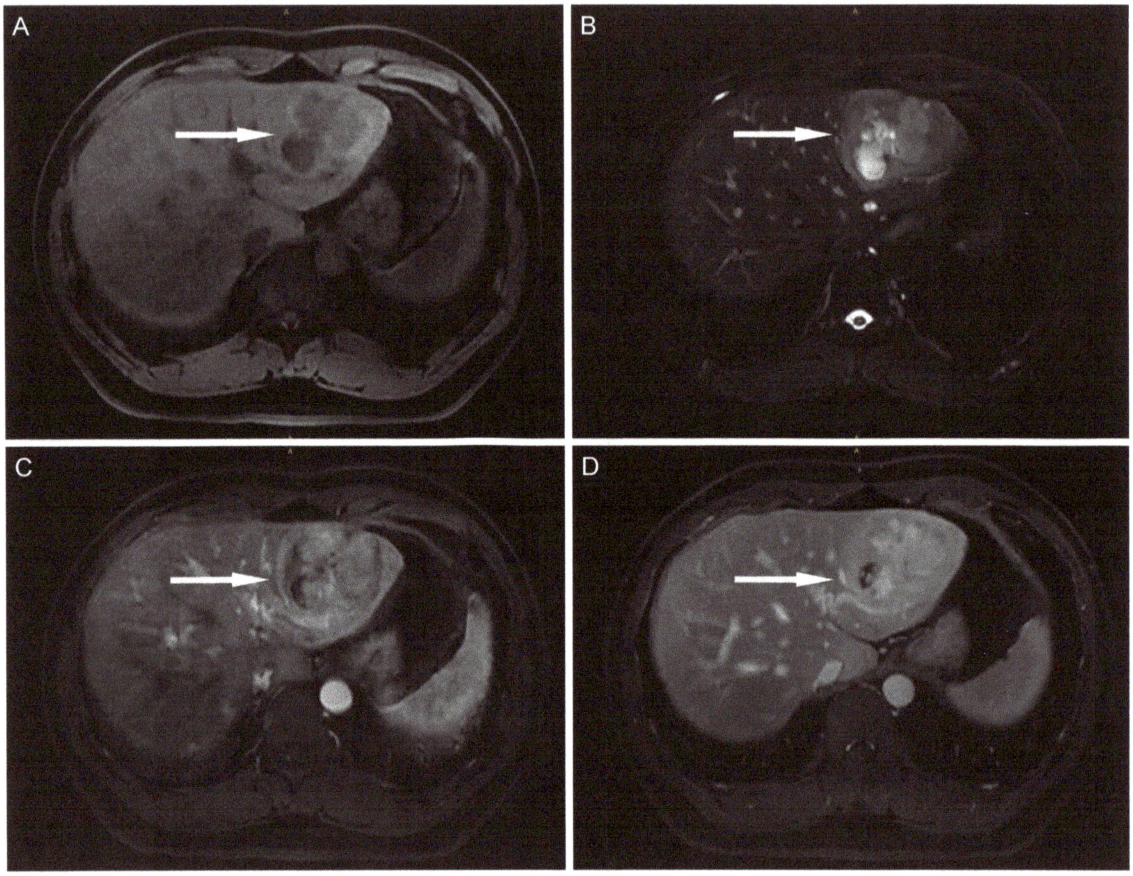

图 1-7-2 **增强 MRI 图像**

A. 肝左外叶可见一类圆形异常信号灶，T1WI 为等低混杂信号；B. T2WI 为等高混杂信号；C. 增强扫描动脉期明显强化；D. 延迟期持续性强化，内见小斑片状无强化影

分析讨论

根据 2019 年 WHO 消化系统肿瘤分类，对肿瘤以组织学来源进行划分，肝脏原发肿瘤主要可分为上皮性、间叶性、淋巴造血系统以及少见类型等。在肝脏原发恶性肿瘤中，上皮性肿瘤约占 98%，恶性间叶性肿瘤占 1%~2%。肝恶性间叶性肿瘤主要包括肝血管肉瘤、平滑肌肉瘤、纤维肉瘤、横纹肌肉瘤、恶性纤维组织细胞瘤等。该类肿瘤缺乏特异性临床症状及肿瘤标志物。并且由于病理类型繁多，影像表现较为复杂，且与上皮性肿瘤的影像表现有所重叠，因此较难准确诊断。

肝恶性间叶性肿瘤的超声表现多样，诊断率较低。但影像学检查有助于确定肿瘤的范围、大小、与周围结构的解剖关系以及判断可切除性。既往有研究分析了 3 例恶性间叶性肿瘤的超声特点，总结为：单发的、体积巨大的类圆形或不规则形混合回声团块，呈膨胀性生长，界限清楚；彩色多普勒超声可见少许血流信号。该肿瘤恶性程度高，生长速度快，多为囊实性，实性成分多位于肿瘤边缘，囊性成分由厚薄不均的不规则软组织分隔，且与囊壁实性成分相延续。

恶性间叶性肿瘤的超声造影征象可包括以下几点：①病灶实性部分或周边动脉期呈不均匀稍高或高增强，肿瘤内部动脉期表现为条索或纤维间隔样强化，呈“火焰”征，可能是因为肿瘤外周实质延续的向心性纤维样分隔呈放射状分布，其内伴行有肿瘤血管，动脉期造影剂快速灌注所致。②病灶门脉期开始缓慢廓清，呈低增强，整体廓清较肝转移瘤速度慢、程度低，始终未呈“黑洞”征，这与肿瘤内血管走行迂曲，静脉管径小、密度低，缺乏回流的淋巴网，或者存在大量癌栓导致造影剂滞留在肿块微血管床内有关。③较大病灶中多有坏死、液性区等。④多数无肝硬化背景。⑤极少见到门脉瘤栓，此项可与肝癌等常见恶性肿瘤相鉴别 [5]。

肝恶性间叶性肿瘤主要需与下列疾病相鉴别。

（1）巨块型肝癌：病灶多以实性成分为主，囊性坏死区多位于中心，多伴乙肝或丙肝病史，甲胎蛋白或异常凝血酶原升高，超声造影呈“快进快出”，可伴癌栓形成。

（2）肿块型胆管细胞癌：可伴黄疸等胆道梗阻症状，常见肝包膜回缩、“靶环状”外观和周围胆管扩张，CA19-9 升高，超声造影呈边缘轻度强化，中心无或有轻度分隔，廓清速度较快。

（3）肝脓肿：临床表现常为右上腹疼痛、高热寒战、白细胞增高，超声造影多呈厚环状不均匀高增强，内部呈“蜂窝状”或“分隔状”，且脓肿壁多持续强化，廓清缓慢。

（4）肝转移瘤：多表现为肝内多发大小不等结节或团块，呈“牛眼”征或

“空泡”征，由于转移瘤血供来源于肝动脉，基本无门静脉参与供血，动脉期早期迅速增强，均匀或呈环状，典型者表现为厚环样增强，门脉期及延迟期增强迅速消退，呈“黑洞”征。

参考文献

[1] Nagtegaal I D, Odze R D, Klimstra D, et al. The 2019 WHO classification of tumours of the digestive system [J]. Histopathology, 2020, 76(2):182-188.

[2] 梁玉梅, 李向红, 吕亚莉, 等. 肝脏梭形细胞恶性肿瘤的临床病理及免疫组织化学特点 [J]. 中华医学杂志, 2005, 85:96-100.

[3] Poggio J L, Nagorney D M, Nascimento A G, et al. Surgical treatment of adult primary hepatic sarcoma [J]. Br J Surg, 2000, 87(11):1500-1505.

[4] 臧加伟, 李丽, 陈晓, 等. 原发性肝脏肉瘤 3 例超声造影特征及病理分析并文献复习 [J]. 肝脏, 2022, 27:1284-1287.

[5] 赵宏, 蔡建强, 毕新宇, 等. 肝肉瘤 16 例临床诊治分析 [J]. 中华医学杂志, 2008, 88:1537-1539.

[6] 王宝元, 黎金葵, 金伟堂, 等. 肝脏原发罕少见肿瘤的影像诊断思路 [J]. 中国中西医结合影像学杂志, 2025, 23:262-8.

病例 8　原发性肝 MALT 淋巴瘤

陈妍旎　闻捷先

病例介绍

患者男性，74 岁，因“体检发现肝占位 1 周余”入院。患者 5 年前因肝囊肿在我院行腔镜手术治疗，后定期随访。1 周余前患者查 MRI 提示：肝左叶病变，考虑胆管 MT 可能性大，门脉左支瘤栓，肝、肾多发囊肿。实验室检查提示 CA125、CA19-9、碱性磷酸酶及 γ- 谷氨酰转移酶升高，其余实验室检查未见明显异常。

超声所见

肝左内右前叶见多枚无回声团块，相互融合，大小约 20 mm × 40 mm，左内叶似见扩张管状结构，宽约 9 mm，左外叶见胆管扩张，较宽处约 8 mm，门脉左支矢状段受压变细，最宽约 5 mm，肝左外叶矢状段上方水平隐约见等回声不均匀区，范围约 30 mm × 28 mm。超声造影显示：肝左叶扩张胆管旁见一同步增强实质团块，大小约 29 mm × 23 mm，二维图像呈等回声，36 s 开始减退，门脉期呈稍低回声，延迟期呈低回声。

超声提示：肝左外叶等回声实质占位 – 考虑 MT 可能，其旁胆管扩张；肝左内叶右前叶多发囊性占位，考虑囊肿，部分伴有胆管扩张可能（图 1-8-1）。

其他影像学检查

MRI 表现：肝左叶见团片异常信号灶，T2WI 稍高信号，T1WI 低信号，DWI 信号明显增高，肝左叶胆管明显扩张，局部腔内见结节；增强扫描见强化，门脉左支见充盈缺损，肝左静脉欠清；肝内另见多发类圆形囊性无强化灶（图 1-8-2）。

手术结果

患者行全麻下左半肝切除术 + 胆囊切除术。术中探及肿块包绕门脉左支，累及第一肝门区门脉主干、肝动脉及胆管。肝门区淋巴结轻度肿大。胃、肠、脾等腹腔其他器官未

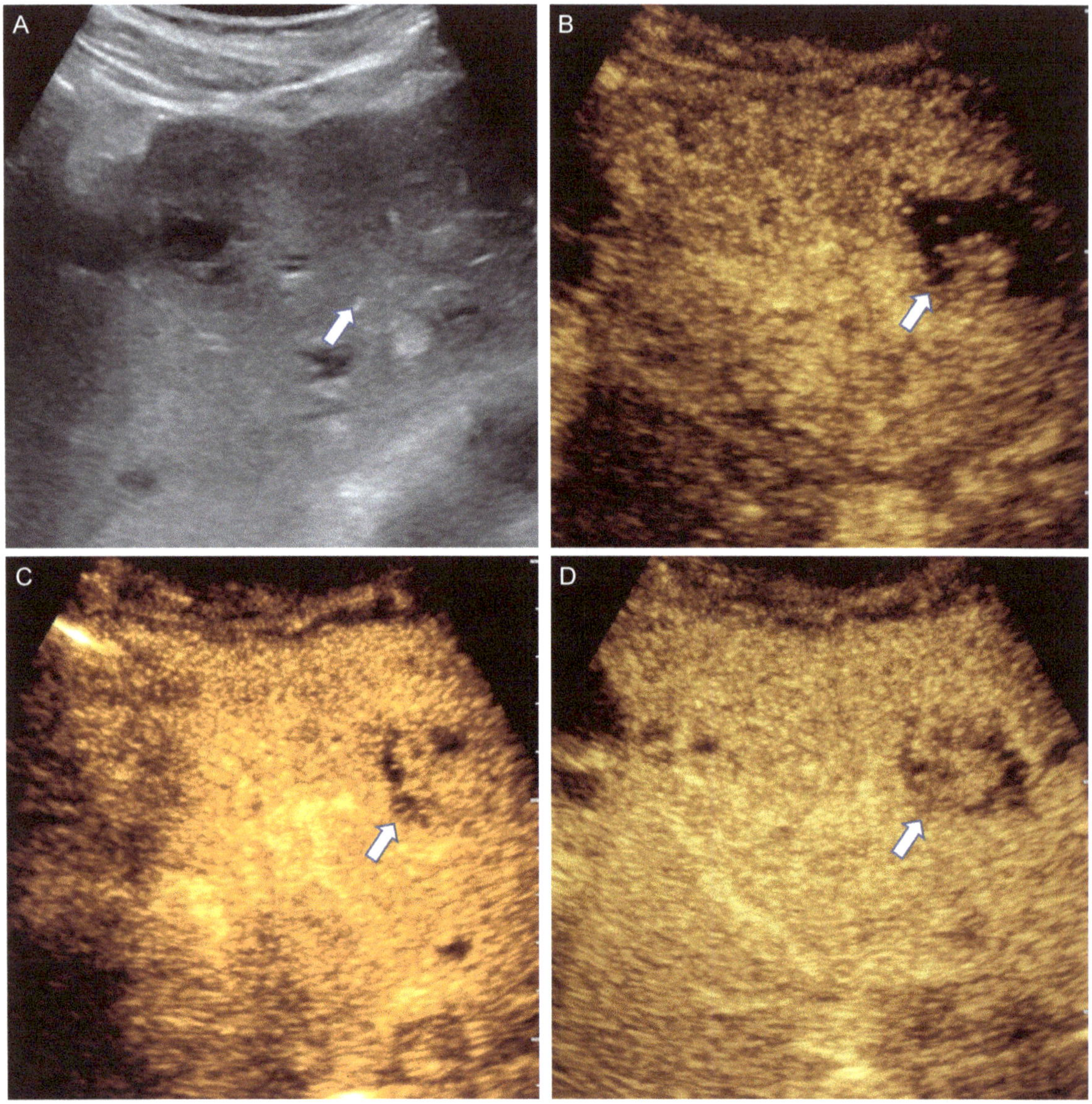

图 1-8-1 灰阶及超声造影图像

A. 灰阶超声显示肝左外叶矢状段上方水平隐约见等回声不均匀区；B. 肝左叶扩张胆管旁见一同步增强实质团块；C. 病灶增强达峰时呈等回声；D. 病灶早于肝实质减退呈稍低回声

见异常。术后病理示：（肝左叶肿瘤）淋巴组织增生性病变，结合免疫组化及分子病理检测结果，考虑黏膜相关淋巴组织结外边缘区 B 细胞淋巴瘤（MALT Lymphoma），广泛浸润汇管区和肝实质。免疫组化：Bc1-2（+）；Bc1-6（少数 +）；CD10（毛细胆管 +）；CD20（+）；CD21（滤泡树突状细胞 +）；CD23（滤泡树突状细胞 +）；CD3（部分淋巴细胞 +）；CD5（部分淋巴细胞 +）；CD56（−）；CK19（可见淋巴上皮病变）；CK7（可见淋巴上皮病变）；Cyclin-D1（−）；Kappa（部分 +）；Lambda（部分 +）；LEF-1（散在少数淋巴细胞 +）；MUM-1（少数 +）；Ki-67（约 10% 阳性）；原位杂交：EBER（−）。

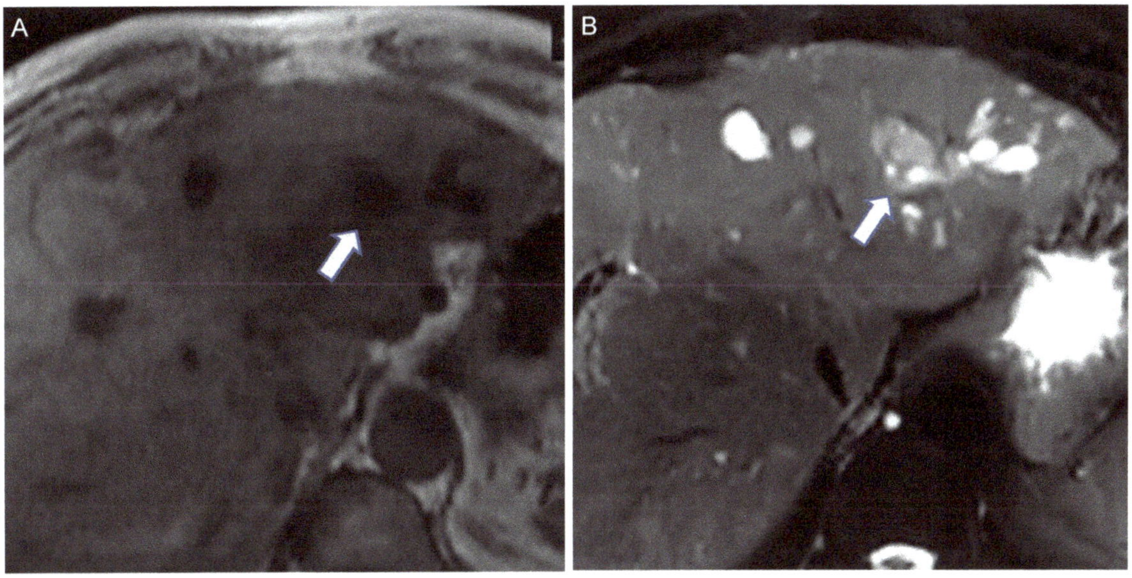

图 1-8-2 MRI 表现
A. T1WI 显示肝左叶见团片状低信号灶；B. T2WI 显示病灶呈稍高信号

分析讨论

黏膜相关淋巴组织淋巴瘤是 B 细胞来源的非霍奇金淋巴瘤，其发生主要与感染、基因突变等相关，常见发病部位为胃肠道。肝原发性淋巴瘤（primary hepatic lymphoma，PHL）指病灶局限于肝脏，早期无淋巴结、脾脏、骨髓或全身其他淋巴组织及器官累及的结外淋巴瘤，其发病率仅占肝恶性肿瘤的 0.1%，占结外淋巴瘤的 0.4%，目前报道最多的病理类型是弥漫大 B 细胞淋巴瘤。而肝原发性 MALT 淋巴瘤更为罕见，只占 PHL 的 3%。

影像学上，肝原发性 MALT 淋巴瘤超声检查多表现为肝内形态规则的低回声结节，超声造影表现为动脉期不均匀高增强，门脉期、延迟期呈低增强。CT 平扫多表现为密度均匀，边界清楚的低密度影，增强可见动脉期病灶轻度强化。MRI 多表现为 T1WI 低信号，T2WI 等或稍高信号，DWI 出现特异性的高信号，增强扫描后呈轻度强化或环形强化，门静脉期及延迟期强化程度均低于正常肝实质。其相对特异的影像学表现是存在“血管漂浮征”，它是由于原发性肝淋巴瘤起源于肝脏间质，肿瘤跨越或沿脏器解剖结构生长，而原有的解剖结构残留，因此病灶内可见细小血管穿行，而血管本身无狭窄、扭曲。

本例患者 MRI 表现 T1W1 呈低信号，T2W1 呈高信号，DWI 呈高信号，超声造影表现呈“快退”模式，与上述影像学表现基本一致。但上述所见均无特异性，因此诊断较为困难，需与原发性肝癌、肝转移瘤等肝脏常见恶性肿瘤进行鉴别。肝细胞肝癌在超声造影不同时相表现与肝原发性淋巴瘤类似，但原发性淋巴瘤患者出现的“血管漂浮征”，可能是与 HCC 鉴别的一个要点。此外，HCC 患者常有肝硬化背景，伴有甲胎蛋白的明显升高，亦可见动静脉瘘或门静脉癌栓形成。转移性肝癌有典型的“牛眼征”，而肝原发性 MALT 病灶多表现为低回声病灶，造影上转移性肝癌存在“快进更快退”的表现，结合其原发病史及特征性表现可进行鉴别。

参考文献

[1] 陆丹蕾，谢万灼．黏膜相关淋巴组织淋巴瘤的发病机制及治疗策略 [J]. 国际输血及血液学杂志，2017, 40(3):236-240.

[2] 袁建勇，卢军华．肝脏黏膜相关淋巴组织结外边缘区 B 细胞淋巴瘤 [J]. 中华肝胆外科杂志，2017, 23(3):190, 210.

[3] Foschi F G, Dall'Aglio A C, Marano G, et al. Role of contrast-enhanced ultrasonography in primary hepatic lymphoma[J]. J Ultrasound Med, 2010, 29(9):1353-1356.

[4] Dong A, Xiao Z, Yang J, et al. C T, MRI, and 18F-FDG PET/CT findings in untreated pulmonary and hepatic B-cell lymphoma of mucosa-associated lymphoid tissue (MALT) over a five-year period: a case report[J]. Medicine (Baltimore), 2016, 95(12):e3197.

[5] 张春芸，于海燕，杨丽，等．肝脏黏膜相关淋巴组织结外边缘区淋巴瘤的 MRI 表现 [J]. 中华普通外科杂志，2023, 38(11): 841-843.

病例 9　肝孤立性纤维性肿瘤

毛丽娟　闻捷先

病例介绍

患者男性，63 岁，体检发现肝脏占位 3 个月。患者 3 个月前于外院体检发现肝右叶占位，考虑胆管细胞癌可能，现为手术治疗就诊我院。病程中患者无腹痛腹胀、恶心呕吐，无皮肤巩膜黄染，体重无明显减轻。否认肝炎、结核等病史。乙肝标志物阴性，AFP、CEA、CA19-9 均在正常范围内。

超声所见

肝左右叶交界近第二肝门处见 72 mm × 63 mm 低回声团块，边界清，形态欠规则，呈分叶状，CDFI 示其内短线状彩色血流，RI 0.54。超声造影：肝内病灶 18 s 开始增强，与肝实质同步增强，23 s 达峰值，呈稍高回声，30 s 呈等回声，39 s 呈稍低回声，门脉期及延迟期均呈低回声改变（图 1-9-1）。

超声提示：肝左右叶交界处实性占位，考虑 MT 可能。

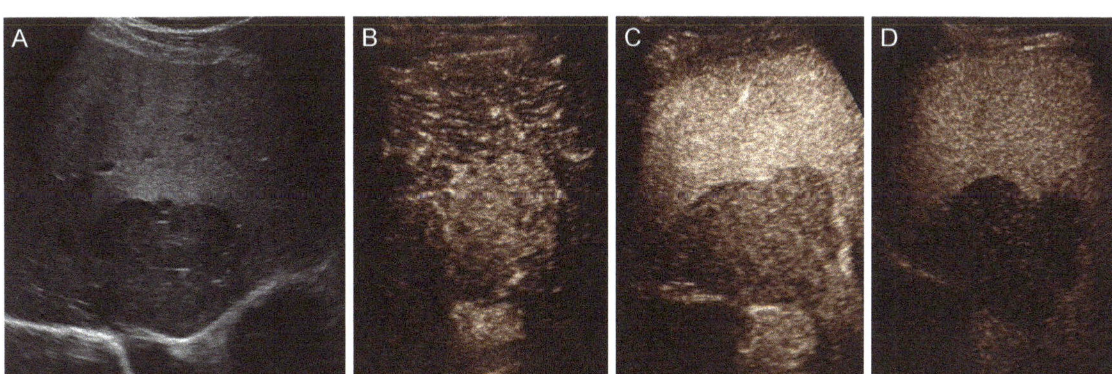

图 1-9-1　灰阶超声及超声造影表现

A. 肝左右叶交界近第二肝门处见低回声团块，边界清，呈分叶状；B~D. 超声造影显示肝内病灶 23 s 达峰值，呈稍高回声，门脉期及延迟期均呈低回声改变（图示分别为造影剂注入后 23 s、51 s 和 254 s）

其他影像学检查

增强 MRI 检查：肝左右叶交界处见 7.2 cm × 5.5 cm 异常信号灶，边界清，形态欠规则，T1WI 低信号，T2WI 混杂高信号，DWI 高信号，ADC 低信号，增强扫描后动脉期局部轻度强化，门脉期及延迟期渐进性强化，上缘少量囊变区未见明显强化，未见明确包膜显示（图 1-9-2）。MRI 诊断：肝脏占位，倾向良性，AML 可能。

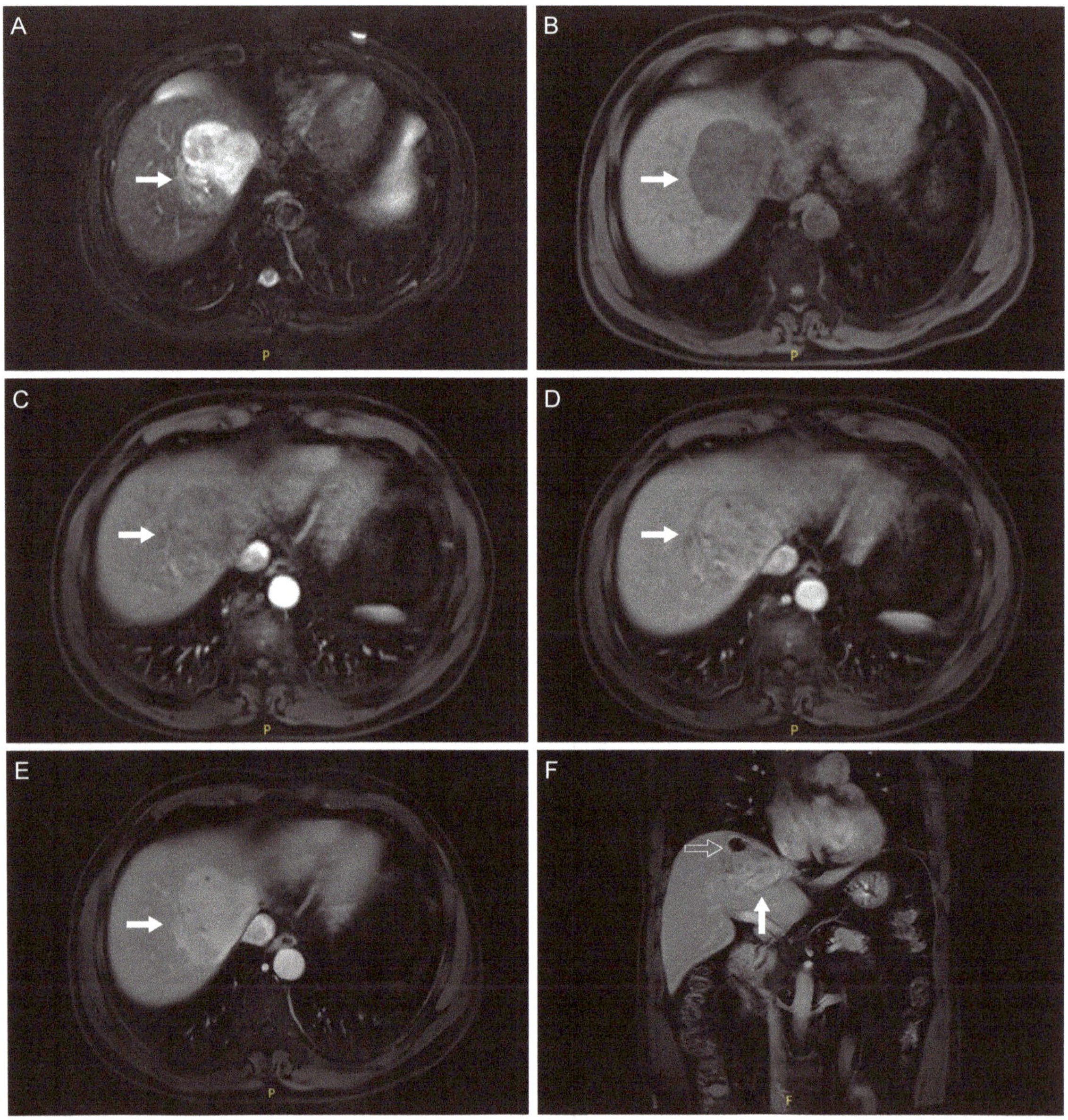

图 1-9-2　**增强 MRI 表现**

A. 肝左右叶交界处异常信号灶，T2WI 呈混杂高信号；B. T1WI 呈低信号；C~E. 分别为动脉期、门脉期和肝胆特异期，增强扫描后动脉期局部轻度强化，门脉期及肝胆特异期渐进性强化；F. 病灶上方少量囊变区未见明显强化（空心箭头）

手术结果

患者行特殊肝段切除术（Ⅳ、Ⅷ段）。病理巨检：紧邻肝被膜及切缘见一肿块，大小 6.5 cm × 5 cm × 4 cm，切面灰白色，质中，界不清，部分区稍软，周围肝土黄色细腻。病理诊断：间叶源性肿瘤，主要由短梭形及卵圆形细胞构成，部分区细胞丰富，核轻度异形，可见少数核分裂象（局灶区 2~3 个 /50 HPF），结合形态及免疫组化结果，首先考虑细胞丰富的恶性潜能未定的孤立性纤维性肿瘤，建议临床密切随诊。免疫组化：ARG-1（−），CK34（血管 +），CK19（−），CK7（−），CD99（+），GS（+），Hepa（−），MyoD1（−），SATB2（−），Ki-67（30% 阳性），S-100（−），CK[pan]（−），CD68[PGM1]（组织细胞 +），SMA（−），Syn（−），CgA（−），CD56（部分 +），Des（−），MG（−），Bcl2（+），CD21（−），CD35（−），Des（−），SMA（−），STAT6（+）。

分析讨论

孤立性纤维性肿瘤（solitary fibrous tumors，SFT）是一种罕见的间叶组织来源的肿瘤，其特征是梭形细胞增殖伴鹿角型薄壁血管。SFT 多见于中年群体，发病率高峰出现在 50~60 岁年龄段，儿童患者较为罕见，男女患病率基本持平。该病通常发生于胸腔及胸膜区域，偶见于胸骨后肌层、皮肤、脑膜、眼眶、上呼吸道、乳腺、甲状腺及腹膜等，发生于肝脏部位者极为罕见。

该类肿瘤通常表现为缓慢生长的包块，临床表现受肿瘤大小和位置的影响，早期患者通常无明显症状，肿瘤发展至较大体积压迫腹部脏器时可能引起腹痛、腹胀、消化不良以及体重下降、恶心呕吐等非特异性症状。虽然多数 SFT 具有良性特征，但部分可能表现出恶性特征，包括转移性扩散和局部复发。

既往有研究报道 SFT 常表现为边界清楚、边缘光滑的肿块，体积小者多呈圆形或椭圆形，而体积较大者多呈不规则状或者分叶状，超声表现通常为低回声或中等回声，其回声均匀或欠均匀，血流丰富，多呈分枝状彩色血流，血流阻力指数较低。有文献报道 SFT 超声造影表现为动脉期高增强，造影剂快速廓清，门脉期和延迟期均呈低增强；CT 和 MRI 增强扫描均呈不均匀强化。本病例超声及超声造影表现与既往报道类似。

参考文献

[1] Sasaki S, Veloza L, Sempoux C, et al. Primary solitary fibrous tumor of the liver: an uncommon neoplasm[J]. Gastroenterol Rep (Oxf), 2025, 13:goaf012.

[2] Badawy M, Nada A, Crim J, et al. Solitary fibrous tumors: clinical and imaging features from head to toe[J]. Eur J Radiol, 2022, 146:110053.

[3] Chen N, Slater K. Solitary fibrous tumour of the liver-report on metastasis and local recurrence of a malignant case and review of literature[J]. World J Surg Oncol, 2017, 15(1):27.

[4] Xie G Y, Zhu H B, Jin Y, et al. Solitary fibrous tumor of the liver: a case report and review of the literature[J]. World J Clin Cases, 2022, 10(20):7097-7104.

[5] 周盛，齐青，韩红，等．孤立性纤维性肿瘤的超声表现：附 10 例报告 [J]. 中国临床医学，2014, 21(5):575-577.

[6] 汪林，姜增誉．CT 和 MRI 在胸腹部孤立性纤维性肿瘤诊断中的应用[J]. 临床放射学杂志，2017, 36(12):1771-1774.

病例 10 肝脏淋巴上皮瘤样癌

秦 红 王文平

病例介绍

患者男性，58 岁，右上腹胀半月余，外院 CT 提示肝癌可能。患者无高血压及糖尿病病史。有乙肝病史，既往服用恩替卡韦和富马酸替诺福韦二吡呋酯片治疗。无丙肝病毒感染史，无手术及外伤史。患者无腹痛，无恶心、呕吐，无呕血、黑便，无皮肤巩膜黄染，无反酸、嗳气等。近期体重下降 4 斤余。患者治疗前 AFP、CEA 在正常范围内，CA19-9 升高。

超声所见

肝右后叶 S6 段见 51 mm × 48 mm 低回声实质团块，边界不清，形态不规则，彩色多普勒超声见病灶内部短线状彩色血流，可测及动脉频谱，RI 0.76~0.82。超声造影：肝右后叶病灶 11 s 开始增强，呈整体不均匀树枝状增强，22 s 达峰值，29 s 呈等回声，44 s 开始消退，门脉期及延迟期呈稍低回声改变（图 1-10-1）。

超声提示：肝右叶实质占位，考虑 ICC。

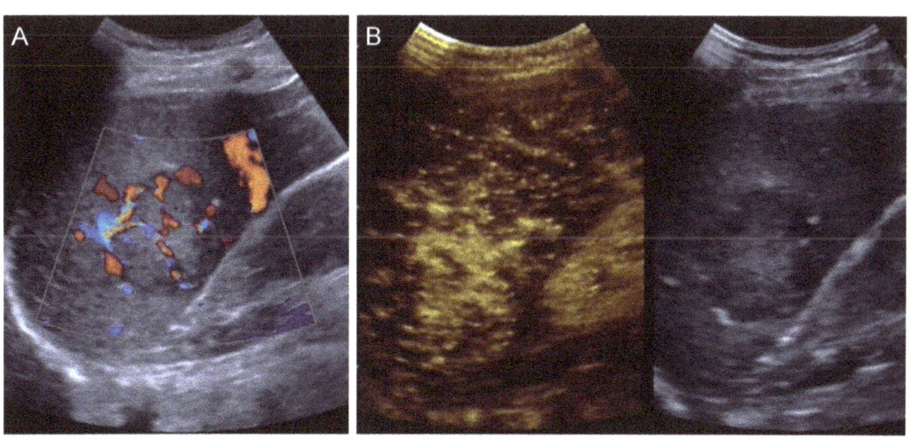

图 1-10-1 **超声图像**

A. 常规超声显示肝右后叶下段低回声团块，彩色多普勒超声测及短线状彩色血流；B. 超声造影动脉期呈不均匀树枝状增强

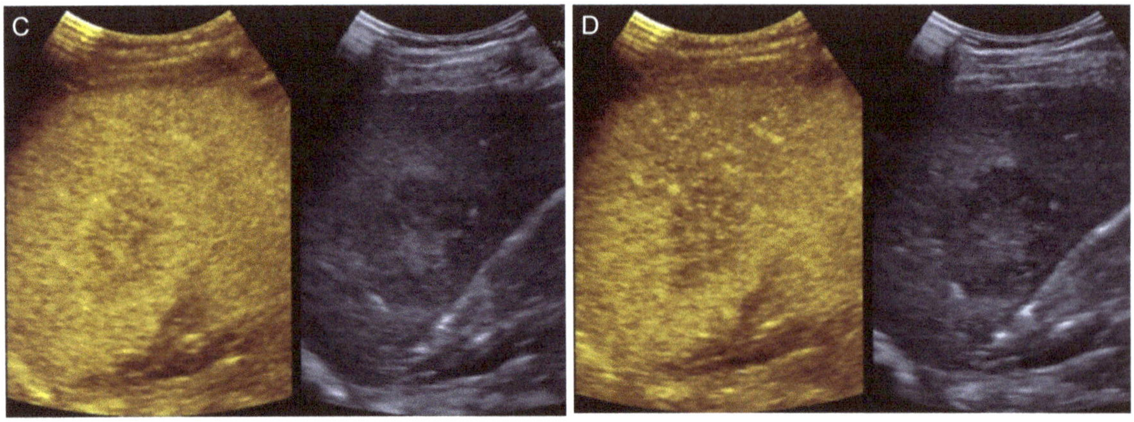

图 1-10-1 （续）超声图像

C. 门脉期病灶减退呈稍低回声改变；D. 延迟期进一步减退呈低回声改变

其他影像学检查

增强 MRI 检查：肝右后叶下段见类圆形异常信号灶，T1WI 低信号，T2WI 高信号，大小约 31 mm × 45 mm，动态增强后不均匀强化，实质期呈低信号（图 1-10-2）。MRI 考虑肝右后叶 MT。

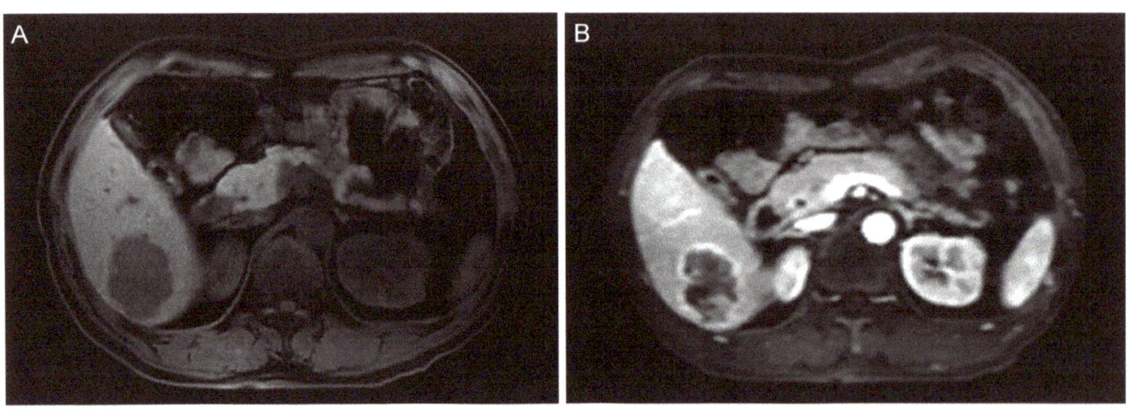

图 1-10-2 增强 MRI 图像

A. 肝右后叶见一 T1WI 低信号团块；B. 动脉期病灶呈不均匀强化

手术结果

患者行肝叶切除术（特殊肝段Ⅵ、Ⅶ段部分）及肝十二指肠韧带淋巴结清扫术。术后病理示：（肝右后叶）低分化癌，伴大片坏死，肿瘤呈实性生长，间质较多炎症细胞浸润，肿瘤形态呈淋巴上皮瘤样癌改变，周围肝组织结节性肝硬化（G3S4），伴肝细胞脂肪变性（约 10%）。肝门淋巴结检出 1 枚，未见癌转移。免疫表型为 CK19（部分 +），CK7（+），Ki-67（90%+），CA19-9（−），CEA（−），EBER（−）。

分析讨论

淋巴上皮瘤样癌（lymphoepithelioma-like carcinoma，LELC）是一种罕见的肿瘤，最初报道发生于肺、乳腺、前列腺、子宫等部位，原发肝脏淋巴上皮瘤样癌更为罕见。2010 年世界卫生组织将原发肝脏淋巴上皮瘤样癌定义为肝癌的一种亚型，显微镜下可见大量的淋巴细胞和浆细胞浸润包裹未分化的肿瘤上皮细胞，根据其细胞组成可分为淋巴上皮瘤样肝细胞癌和淋巴上皮瘤样胆管细胞癌。

在文献报道的肝脏淋巴上皮瘤样癌患者中，男性稍多于女性，无特异性临床表现，AFP 等肿瘤标志物无明显升高。胆管亚型 LELC 病例可有 EB 病毒和乙肝病毒感染史。LELC 预后相对较好，可能与大量淋巴细胞和浆细胞浸润有关。超声检查显示病灶为单发低回声团块，内部回声较均匀。超声造影显示病灶多数呈动脉期早期增强，且峰值回声强度高于周围正常肝实质，门脉期及延迟期病灶中央回声减退呈稍低回声或低回声改变，病灶周边回声不减退或轻度减退呈高回声表现。

肝细胞癌是肝癌中最常见的类型，肝脏淋巴上皮瘤样癌的常规超声和超声造影表现与肝细胞癌类似，但肝脏淋巴上皮瘤样癌在门脉期或延迟期可出现病灶中央回声减退，周边回声不减退的特殊表现，这可能是与肝细胞癌鉴别的一个特征，需要更多的病例来验证。此外，肝脏淋巴上皮瘤样癌肿瘤标志物多无明显升高，且无肝硬化等背景。

参考文献

[1] Sathirareuangchai S, Hirata K. Pulmonary Lymphoepithelioma-like Carcinoma[J]. Arch Pathol Lab Med, 2019, 143(8):1027-1030.

[2] Nagtegaal I D, Odze R D, Klimstra D, et al. The 2019 WHO classification of tumours of the digestive system[J]. Histopathology, 2020, 76(2):182-188.

[3] Chan A W, Zhang Z, Chong C C, et al. Genomic landscape of lymphoepithelioma-like hepatocellular carcinoma[J]. J Pathol, 2019, 249(2):166-172.

[4] Chiang N J, Hou Y C, Tan K T, et al. The immune microenvironment features and response to immunotherapy in EBV-associated lymphoepithelioma-like cholangiocarcinoma[J]. Hepatol Int, 2022, 16(5): 1137-1149.

[5] 陶常诚，张凯，荣维淇，等．肝淋巴上皮瘤样癌的研究进展 [J]. 中华肿瘤杂志，2020, 42(12):996-1000.

[6] Ling W, Lu C, Huang H, et al. Ultrasonographic findings of intrahepatic lymphoepithelioma-like cholangiocarcinoma associated with Epstein-Barr virus: two cases report[J]. Medicine (Baltimore), 2019, 98(3):e14206.

[7] Liu F, Xu Q, Regmi P, et al. Case report: primary lymphoepithelioma-like intrahepatic cholangiocarcinoma[J]. Front Oncol, 2023, 13:1146933.

[8] Liu L H, Wang M L, Jiang F, et al. Distinct radiological features of lymphoepithelioma-like intrahepatic cholangiocarcinoma: comparison with classical intrahepatic cholangiocarcinoma[J]. Abdom Radiol (NY), 2023, 48(6):2038-2048.

病例 11　肝脏淋巴上皮瘤样胆管细胞癌

秦　红　王文平

病例介绍

患者女性，45 岁，发现肝占位 1 年余。于外院行 CT 检查提示肝左叶血管瘤。患者后行 MRI 检查提示肝脏左叶占位，考虑局灶性结节性增生。发病以来偶有右上腹隐痛，体格检查未见阳性体征。治疗前血清肿瘤标志物均在正常范围内。

超声所见

肝左外叶下段见 45 mm × 31 mm 不均质低回声团块，边界欠清，向表面突起，彩色多普勒超声示病灶内部较丰富彩色血流。示卓安超声造影显示肝左外叶病灶 13 s 开始增强，26 s 达峰值，呈不均匀高增强，周边包膜样增强，48 s 病灶开始部分减退，门脉期及延迟期均呈等回声及稍低回声改变，血管后相呈低回声改变（图 1-11-1）。

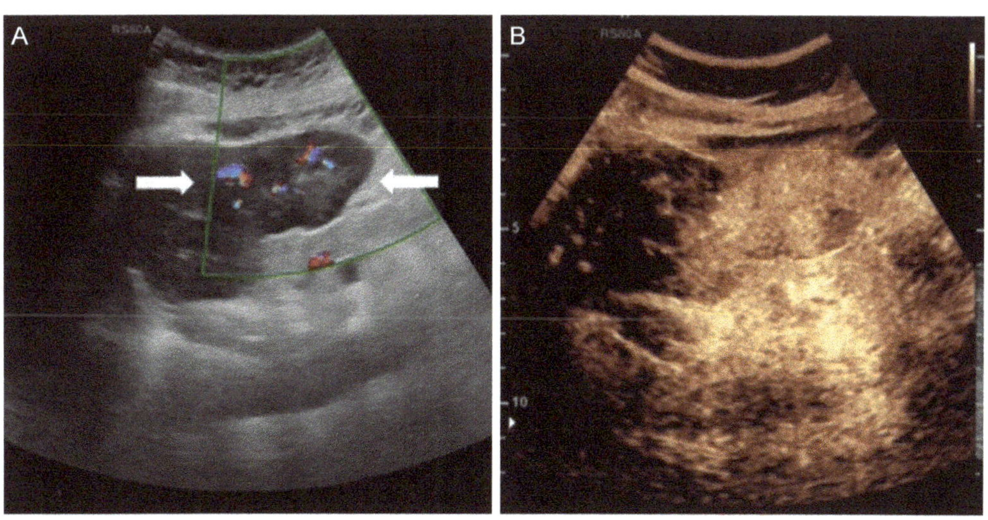

图 1-11-1　常规超声及超声造影表现

A. 肝左外叶下段不均质低回声团块，边界欠清，向表面突起，彩色多普勒超声示病灶内部较丰富彩色血流；B. 超声造影动脉期团块呈高回声增强

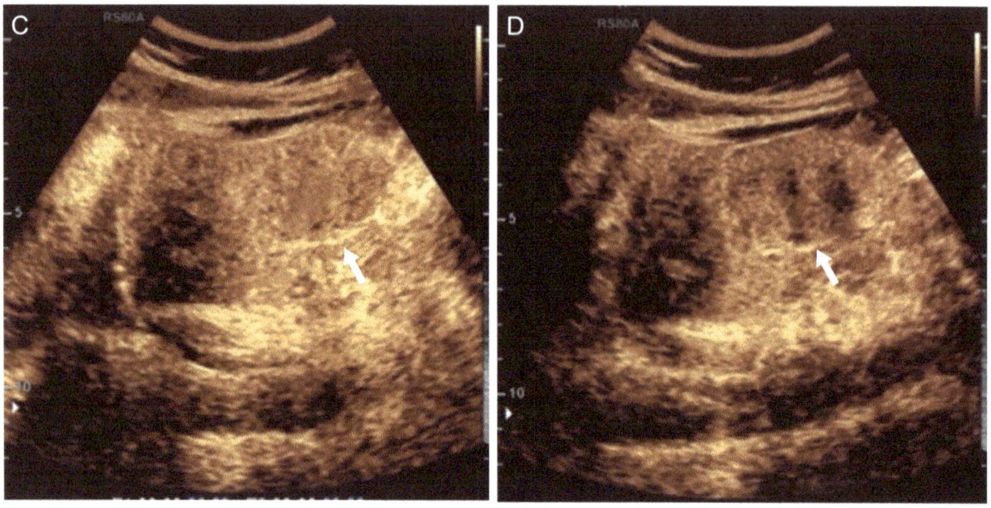

图 1-11-1 （续）常规超声及超声造影表现

C. 门脉期病灶内部回声减退而周边回声未减退呈高增强环（箭头）表现；D. 延迟期病灶内部回声进一步减退而周边回声轻度减退呈高增强环（箭头）表现

超声提示：肝左叶实质占位，考虑 MT 可能性大。

其他影像学检查

增强 MRI 检查：肝 S3 段团块状异常信号，边界清晰，大小约 34 mm × 39 mm，T1WI 呈低信号，T2WI 呈稍高信号，内见点状高信号及星芒状低信号瘢痕影，DWI 呈高信号，ADC 值轻度减低，增强后动脉期明显强化，门脉期、延迟期持续强化（图 1-11-2）。提示肝 S3 段占位，考虑良性－交界性病变，肝腺瘤较 FNH 可能性大。

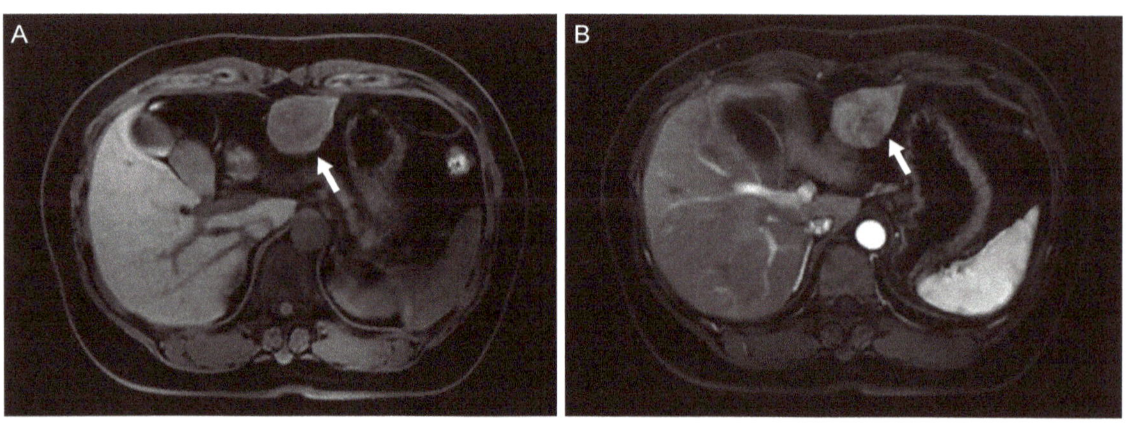

图 1-11-2 增强 MRI 图像

A. 肝左外叶下段 T1WI 低信号团块；B. 动脉期团块不均匀强化

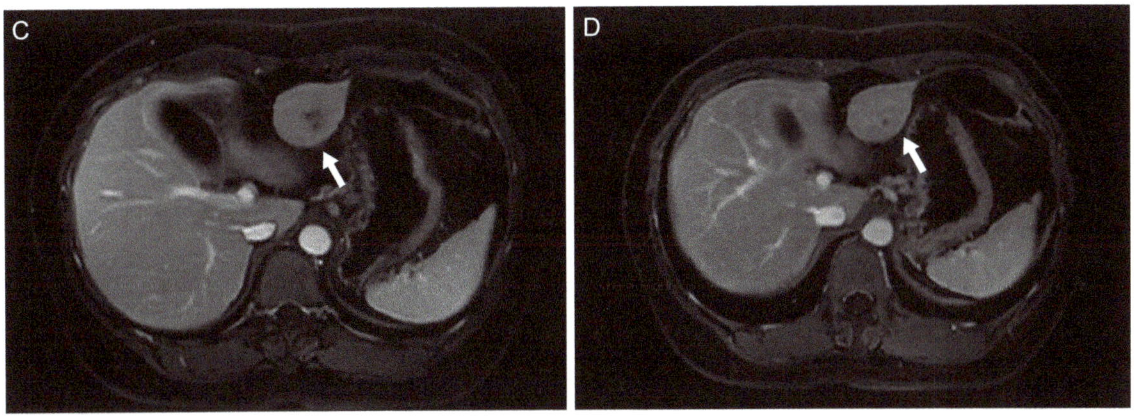

图 1-11-2 （续）增强 MRI 图像
C、D. 门脉期及延迟期病灶持续强化

手术结果

患者行腹腔镜下肝部分切除术。术中探查：肝脏无肝硬化，无腹水，肿瘤位于Ⅲ段，大小约 4 cm × 4 cm × 4 cm，界清，包膜完整，肝门淋巴结无肿大，门脉主干及左、右分支无癌栓。术后病理示：（肝Ⅲ段）肝内胆管癌，分化Ⅱ级，伴大量淋巴样间质浸润，原位杂交示 EBER 阳性，为淋巴上皮瘤样癌（胆管癌）。免疫组化：AFP（-），精氨酸酶 -1（ARG-1）（-），细胞角蛋白 19（CK19）（+），细胞角蛋白 7（CK7）（+），磷脂酰肌醇蛋白聚糖 3（GPC-3）（-），肝细胞（Hepatocyte）（-），Ki-67（20% 阳性）。

分析讨论

肝脏原发性淋巴上皮瘤样胆管细胞癌（lymphoepithelioma-like cholangiocarcinoma，LEL-CC）是由大量淋巴细胞浸润的未分化肿瘤。2010 年世界卫生组织将肝脏淋巴上皮瘤样癌（lymphoepithelioma-like carcinoma，LELC）定义为肝癌的一种特殊亚型，在肝细胞癌（hepatocellular carcinoma，HCC）和肝内胆管癌（intrahepatic cholangiocarcinoma，ICC）中均可发现 LELC，因此肝脏 LELC 可分为淋巴上皮瘤样肝细胞癌（lymphoepithelioma-like hepatocellular carcinoma，LEL-HCC）和 LEL-CC。肝脏 LEL-CC 较 LEL-HCC 少见，多数患者以女性为主，发病年龄≤ 60 岁。肝脏 LEL-CC 临床表现不典型，诊断主要

依靠病理表现和免疫组化。研究发现，多数肝脏 LEL-CC 患者有 EBV 感染史，但 EBV 与肝脏 LEL-CC 发生之间的具体机制尚未明确，需要大样本多中心研究进一步探讨。本例患者性别年龄和病毒感染史与既往报道一致。

影像学检查对肝脏良恶性病变的诊断和治疗具有重要意义。CT 和 MRI 是临床常见的检查方法，Yang 等回顾性描述了 11 例肝脏 LEL-CC 的增强 CT 和增强 MRI 表现，结果显示肝脏 LEL-CC 病灶动脉期高强化，病灶内部廓清，出现中心瘢痕或不规则强化，在延迟期表现为包膜样强化。而在 Shi 等的研究中，肝脏 LEL-CC 病灶在增强 MRI 中主要表现为持续性强化。出现这种差异表明肝脏 LEL-CC 病变在 CT 和 MRI 中表现多样。

除了 CT 和 MRI 外，超声造影也广泛应用于临床肝脏病变的诊断，与 CT 和 MRI 相比，超声造影不仅实现动态实时观察肝脏病变血流灌注情况，而且可应用于不耐受增强 CT 和增强 MRI 造影剂的患者。文献显示，肝脏 LEL-CC 的常规超声表现为低回声团块，内部回声不均匀，超声造影动脉期表现为高增强，门脉期及延迟期病灶内部增强强度减退。本例病灶在动脉期呈整体不均匀高增强，门脉期和延迟期病灶内部回声减退而周边回声轻度减退呈高增强环表现，与既往报道一致。正常肝实质由门静脉和肝动脉双重供血，且以门静脉为主，而肝脏恶性肿瘤主要由肝动脉供血，肝脏 LEL-CC 在超声造影动脉期表现为高增强与其恶性肿瘤的病理基础相符。病变在超声造影门脉期、延迟期形成高增强环的原因可能是不同的细胞组织结构导致的差异。此外，超声造影中的高增强环与增强 MRI 中延迟期包膜样强化的表现类似，但两种检查方法的造影剂成分不同，是否是病变的相同结构导致尚不清楚。总的来说，肝脏 LEL-CC 是一种临床表现不典型，预后较好的罕见恶性肿瘤，在超声造影上有一定的特异性表现。

参考文献

[1] Labgaa I, Stueck A, Ward S C. Lymphoepithelioma-like carcinoma in liver[J]. Am J Pathol, 2017, 187(7):1438-1444.

[2] Nagtegaal I D, Odze R D, Klimstra D, et al. The 2019 WHO classification of tumours of the digestive system[J]. Histopathology,

2020, 76(2):182-188.
[3] Yang Q, Cai Q, Wen H, et al. The CT and MRI features of primary intrahepatic lymphoepithelioma-like cholangiocarcinoma[J]. AJR Am J Roentgenol, 2021, 216(2):393-402.
[4] Khandakar B, Liu J R, Thung S, et al. Lymphoepithelioma-like neoplasm of the biliary tract with ‘probable low malignant potential’ [J]. Histopathology, 2022, 80(4): 720-728.
[5] 施姗，王明亮，陈伶俐，等. 淋巴上皮瘤样肝内胆管癌的 MRI 征象 [J]. 中华肝脏病杂志，2022, 30(11):1188-1193.
[6] Ling W, Lu C, Huang H, et al. Ultrasonographic findings of intrahepatic lymphoepithelioma-like cholangiocarcinoma associated with Epstein-Barr virus: Two cases report[J]. Medicine (Baltimore), 2019, 98(3):e14206.
[7] Dietrich C F, Nolsøe C P, Barr R G, et al. Guidelines and good clinical practice recommendations for contrast-enhanced ultrasound (CEUS) in the liver-update 2020 WFUMB in Cooperation with EFSUMB, AFSUMB, AIUM, and FLAUS[J]. Ultrasound Med Biol, 2020, 46(10):2579-2604.

病例 12　肝脏平滑肌肉瘤

杨　萍　闻捷先

病例介绍

患者男性，37 岁，因无明显诱因腹痛于外院就诊发现肝占位。否认乙肝、高血压、糖尿病等。体格检查全身皮肤无黄染、无肝掌、蜘蛛痣，全身浅表淋巴结未及肿大，肝脾肋下未及，肝区无叩痛。实验室检查血常规、肝功能、AFP、CEA、CA19-9 均在正常范围内。

超声所见

肝左右叶见多个低回声团块，较大者 115 mm × 57 mm，位于尾状叶，边界尚清，CDFI 内见短线状彩色血流，RI 0.75（图 1-12-1）。腹膜后见数个低回声团块，最大 40 mm × 37 mm，CDFI 内见短线状彩色血流。超声造影：肝尾状叶病灶 18 s 开始增强，24 s 达峰值，32 s 呈等回声，40 s 呈稍低回声，门脉期及延迟期均呈低回声改变（图 1-12-2，视频 1-12-1）。

超声提示：肝内多发占位，考虑 MT 可能；腹膜后淋巴结肿大。

视频 1-12-1　超声造影表现

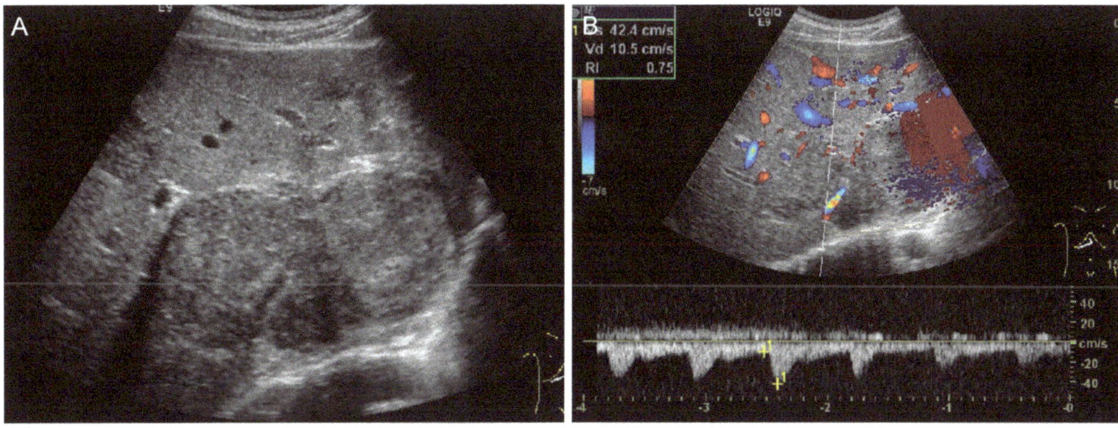

图 1-12-1 **常规超声图像**

A. 肝尾叶见低回声团块，内部回声欠均匀，形态欠规则，边界尚清，延伸至肝门部；B. CDFI 显示病灶内部短线状彩色血流，测及动脉频谱，RI 0.75

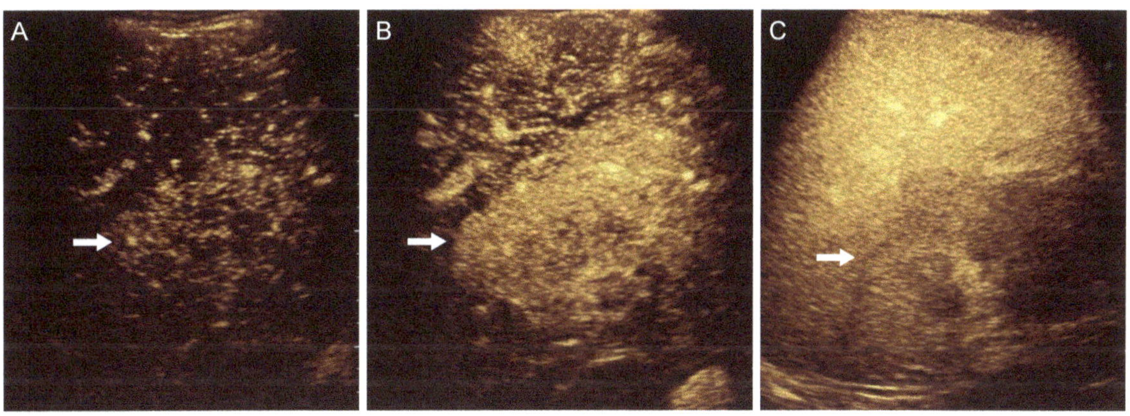

图 1-12-2 **超声造影图像**

A. 病灶 18 s 开始早于肝实质增强；B. 24 s 达峰值呈不均匀高增强；C. 早于肝实质减退，门脉期呈稍低回声改变

手术结果

患者行超声引导下肝穿刺活检。病理结果：梭形细胞肿瘤，倾向 GIST，结合免疫组化后，考虑平滑肌肉瘤。免疫组化：CD117（−），CD34（+），Des（+），DOG-I（少数 +），Ki-67（70% +），S-100（−），SDHB（+），SMA（+），SOX10（−），Caldesmon（+），MSA（+），HMB-45（−）。

分析讨论

原发性肝平滑肌肉瘤（primary hepatic leiomyosarcoma，PHL）是一种罕见的来源于间叶组织的恶性肿瘤，组织发生尚不明确，可能来源于胚胎结缔组织发育异常的肝内血管、胆管、圆韧带的平滑肌。肿瘤恶性程度高，生长迅速，缺乏特异性临床症状，无特异性肿瘤标志物，远处转移多见。

PHL 常规超声表现为体积较大的低回声或混合回声团块，内部可有大小不等、形态不规则的无回声区，呈膨胀性生长，特征性表现可见肿块周边纤细整齐的包膜回声。彩色多普勒超声可测及血流信号。超声造影多表现为“快进快出”，增强强度高于周围肝实质。CT 表现为界限清晰的不均匀低密度灶，周边环状密度增高且有一定厚度，病灶周围可见强化，中心区域为密度减低且无强化区（坏死液化区），或表现为壁增厚的囊性肿块。MRI 表现为病灶信号不均匀，与正常肝组织相比，T1WI 以低信号为主，中间可夹杂高信号区，T2WI 可见肿瘤假包膜，病灶以高信号为主。

鉴别诊断如下。

（1）肝细胞癌：病灶增强呈“快进快出”，且多伴有肝硬化背景，AFP 阳性。若发生坏死，以中央坏死为主，周边坏死较少见，淋巴结转移主要集中在肝门部及腹膜后。PHL 有特征性的周边纤细包膜回声，且淋巴结转移常见于肠系膜。

（2）囊腺癌：以囊性成分为主，肿瘤边缘可见强化的结节突向腔内，平滑肌肉瘤以中央区坏死液化常见。

（3）神经内分泌肿瘤：表现为边界清楚、回声不均的肿块，内部可见坏死液化区，超声造影动脉期呈高增强，部分病灶可有特异性的向心性增强方式，延迟期呈低增强。此外 PHL 还应与纤维肉瘤、横纹肌肉瘤等少见肝脏肉瘤鉴别。

肝平滑肌肉瘤的治疗以手术切除为主，对化疗和放疗均不敏感，预后欠佳。术前诊断困难，如超声表现出特征性的周边纤细包膜回声，超声造影呈“快进快出”且中央见未增强区，应考虑该病的可能，最终诊断仍依赖病理检查。

参考文献

[1] Ahmed H, Bari H, Nisar Sheikh U, et al. Primary hepatic leiomyosarcoma: a case report and literature review[J]. World J Hepatol, 2022, 14(9):1830-1839.

[2] Tsai P S, Yeh T C, Shih S L. Primary hepatic leiomyosarcoma in a 5-month-old female infant[J]. Acta Radiol Short Rep, 2013, 2(7): 2047981613498722.

[3] Liu Q W, Huang Z Q, Meng X J. Simultaneous occurrence of sarcomatoid hepatocellular carcinoma and hepatocellular carcinoma[J]. J Can Res Ther, 2015, 11(3): 665.

[4] Kim Y K, Kim J A, Ryu S H, et al. Synchronous primary leiomyosarcoma in the thoracic vertebra and the liver[J]. Korean J Gastroenterol, 2019, 74(1):57-62.

[5] Garrido I, Andrade P, Pacheco J, et al. Not all liver tumors are alike-an accidentally discovered primary hepatic leiomyosarcoma:a case report[J]. World J Hepatol, 2022, 14(4):860-865.

[6] 王红波 . 分析肝脏神经内分泌癌 MSCT 及 MRI 的影像表现 [J]. 大家健康（学术版), 2015, 9(8):58-59.

[7] 王凯飞 , 牟怡平 , 李晓辉 , 等 . 原发性肝平滑肌肉瘤临床病理特征及疗效分析 [J]. 中华肝脏外科手术学电子杂志 , 2024, 13(3):357-362.

病例 13　肝脏肉瘤样肝细胞癌

赵倩楠　闫捷先

病例介绍

患者女性，64 岁，因“体检发现肝占位半月余”入院。外院彩超提示肝占位，无腹胀腹痛，无畏寒发热。既往乙肝病史 5 年，口服恩替卡韦，既往无饮酒史，无恶性肿瘤病史。体格检查无阳性体征。实验室检查：甲胎蛋白异质体 12.3%（正常值< 10%）、乙肝病毒表面抗原（+）、乙肝病毒 e 抗体（+）、乙肝病毒核心抗体（+）；异常凝血酶原、甲胎蛋白、癌胚抗原、糖类抗原 19-9、糖类抗原 125 均阴性；肝功能正常。

超声所见

肝区回声增粗减低不均匀；肝左内叶见 38 mm × 29 mm 低回声团块，边界不清，形态不规则；彩色多普勒超声示病灶内可见少量短线状彩色血流（图 1-13-1）。超声造影：病灶 14 s 开始增强，呈整体不均匀高增强，17 s 达峰值，27 s 开始减退，门脉期及延迟期始终呈低回声改变（视频 1-13-1、视频 1-13-2，图 1-13-2）。

超声提示：肝左内叶实质占位，考虑 MT；肝硬化。

视频 1-13-1　病灶超声造影动脉期增强表现

视频 1-13-2　病灶超声造影 27 s 开始减退

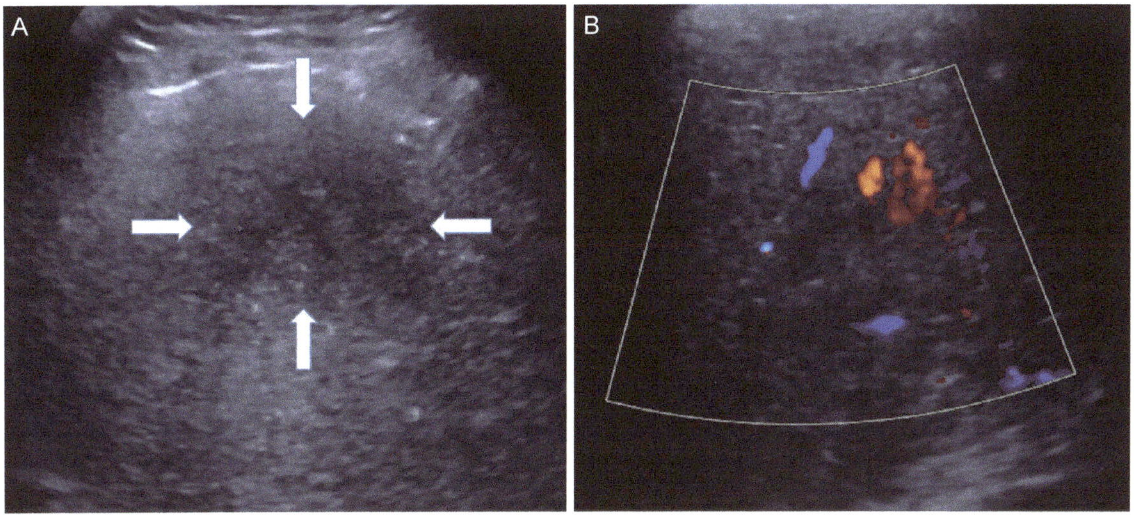

图 1-13-1　**常规超声图像**

A. 病灶呈低回声，边界不清，形态不规则；B. CDFI 示病灶内见少量短线状彩色血流

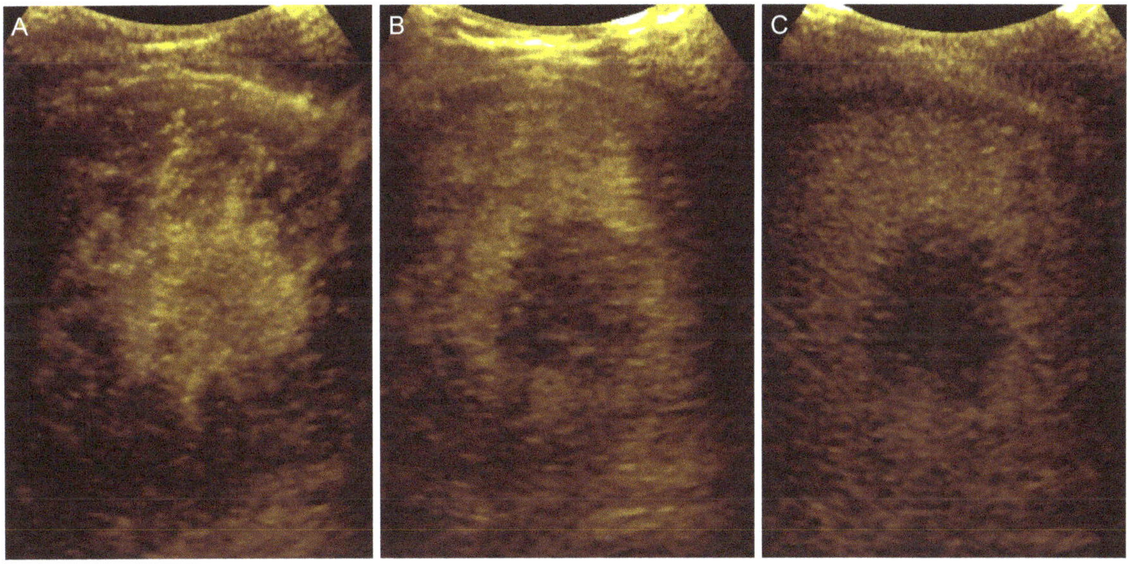

图 1-13-2　**超声造影图像**

A. 动脉期病灶呈整体不均匀高增强；B. 27 s 病灶开始减退；C. 延迟期病灶呈低回声改变

其他影像学检查

增强 MRI 检查：肝左内叶见一类圆形病灶，大小约 31 mm × 40 mm，T1WI 呈低信号，T2WI 呈高信号，信号均匀，边缘清楚，增强扫描呈明显强化，具有延时强化特点，其内见片状不强化灶。肝门区及腹膜后见数个稍大淋巴结。MRI 提示：肝左内叶恶性肿瘤；肝门及腹膜后稍大淋巴结。

PET/CT 检查：肝左内叶病灶呈稍低密度，伴糖代谢异常增高，平均 CT 值约为 28.6 Hu，早期相及 1.5 小时延迟相最大 SUV 值分别为 12.5 和 16.6。PET/CT 提示：肝左内叶恶性肿瘤。

手术结果

患者行肝左叶部分切除术及肝门淋巴结切除术。病理结果：肿块质韧、灰白色、颗粒状，镜下见低分化癌伴坏死，结合免疫组化结果，为肉瘤样癌。免疫组化：Ki-67（40% 阳性），CD34（血管+），CK19（部分+），CK7（−），Hepa（−），AFP（−），ARG-1（局灶弱+），CK[pan]（部分+），CD21（−），CD3（部分淋巴细胞+），S-100（−），S0X10（−），SMA（部分+），Des（−），A103（−），HMB-45（−）。

分析讨论

肉瘤样肝细胞癌（sarcomatoid hepatocellular carcinoma，SHC）是一种罕见且高度致命的 HCC 亚型，该类肿瘤中既包含肝细胞癌的恶性上皮细胞成分，也包含梭形细胞肉瘤样成分。肝细胞癌发生肉瘤样变的机制尚未明确，研究认为经肝动脉化疗栓塞术、射频消融、经皮无水乙醇注射等抗肿瘤治疗可能引起肝肿瘤肉瘤样变。SHC 侵袭性高，预后差，中位无复发生存期和总生存期显著低于高分化 HCC。SHC 患者甲胎蛋白水平往往不高，无特异性临床表现，其确诊主要依靠病理及免疫组化。

目前对肉瘤样肝细胞癌超声表现的报道较少，且多为病例报道。回顾文献并结合本病例，肉瘤样肝细胞癌的超声表现有以下特点：①病灶回声类型丰富，可为低回声、高回声、混合回声，病灶内部回声多不均匀，部分可见无回声区。②病灶内或周边多可测及血流信号。③超声造影多表现为“快进快出”，动脉期快速高增强，内部可见不增强区，门脉期早于周围肝实质减退。④动脉期增强模式与病灶肉瘤样变程度相关。整体肉瘤样变者表现为环状高增强，部分肉瘤样变者表现为整体高增强。

在病例报道中，SHC 多被误诊为 HCC 或肝脓肿。整体肉瘤样变 SHC 与

HCC 较易鉴别，前者动脉期环状高增强，而 HCC 多为动脉期整体高增强。部分肉瘤样变 SHC 与 HCC 较难鉴别，二者动脉期均呈整体高增强，但根据 Loria F 等的研究，低、中、高分化型 HCC 开始减退时间分别约为 50 s、65 s、140 s，而 SHC 的开始减退时间平均为 53.67+36.2 s，SHC 减退较中、高分化 HCC 早，或可作为二者鉴别依据。肝脓肿患者多有发热、炎症指标升高，超声造影表现为动脉期快速环状增强或整体增强呈蜂窝状，增强范围可比灰阶所见增大，门脉期和延迟期强化程度有所减弱，多数病灶略高于或等于肝实质回声，而 SHC 门脉期呈低回声改变；此外，肝脓肿的增强环常较厚且不规则，而 SHC 的增强环常较细且较规则。

肉瘤样肝细胞癌侵袭性高、易复发、死亡率高，早期识别并进行手术将改善患者预后。超声造影有实时成像、操作便捷、无辐射等优点，已广泛用于肝脏肿瘤的诊断。若病灶常规超声呈不均质回声，内部或周边可测及彩色血流，超声造影表现为“快进快出”，尤其是动脉期呈环状高增强，需考虑肉瘤样肝细胞癌的可能。

参考文献

[1] Zhang C, Feng S, Tu Z, et al. Sarcomatoid hepatocellular carcinoma: from clinical features to cancer genome[J]. Cancer Med, 2021, 10(18):6227-6238.

[2] 贺亚琼，姚景江，刘建滨，等. 肝肉瘤样癌的病理及影像表现 [J]. 中华放射学杂志，2014, 48(11):956-958.

[3] Kojiro M, Sugihara S, Kakizoe S, et al. Hepatocellular carcinoma with sarcomatous change: a special reference to the relationship with anticancer therapy[J]. Cancer Chemother Pharmacol, 1989, 23 Suppl: S4-8.

[4] Wang Q B, Cui B K, Weng J M, et al. Clinicopathological characteristics and outcome of primary sarcomatoid carcinoma and carcinosarcoma of the liver[J]. J Gastrointest Surg, 2012, 16(9): 1715-1726.

[5] Wang J P, Yao Z G, Sun Y W, et al. Clinicopathological characteristics and surgical outcomes of sarcomatoid hepatocellular carcinoma[J]. World J Gastroenterol, 2020, 26(29):4327-4342.

[6] 董彩虹，王文平，季正标，等. 肝肉瘤样癌的超声造影表现 [J]. 中华超声影像学杂志，2018, 27(10):855-859.

[7] Watanabe Y, Matsumoto N, Ogawa M, et al. Sarcomatoid hepatocellular carcinoma with spontaneous intraperitoneal bleeding[J]. Intern Med, 2015, 54(13): 1613-1617.

[8] 孙厚坦，滕红，赵威武. 超声诊断肉瘤样肝癌 1 例 [J]. 中国医学影像技术，2012, 28(9):1705.

[9] 赵斌，孙琰. 原发性肉瘤样肝细胞癌超声表现 1 例 [J]. 临床超声医学杂志，

2018, 20(10): 721.
[10] Yang Z, Lv K, Zhao Y, et al. Sarcomatoid hepatocellular carcinoma mimicking hepatic abscess: a case report[J]. Medicine (Baltimore), 2020, 99(39):e22489.
[11] Loria F, Loria G, Basile S, et al. Contrast-enhanced ultrasound of hepatocellular carcinoma: correlation between enhancement pattern and cellular differentiation on histopathlogy[J]. Updates Surg, 2012, 64(4):247-255.
[12] 邬冬芳 , 何文 , 张红霞 , 等 . 超声及超声造影在肝脓肿诊断中的应用价值 [J]. 临床超声医学杂志 , 2011, 13(8):544-546.
[13] 王文平 , 李超伦 , 季正标 , 等 . 实时超声造影诊断不典型肝脓肿 [J]. 中国医学科学院学报 , 2008, 30(1):31-34.
[14] 赵倩楠 , 董怡 , 王坤 , 等 . 肉瘤样肝细胞癌的超声造影表现一例 [J]. 中华医学超声杂志（电子版）, 2023, 20(11):1219-1220.

病例 14　肝脏神经鞘瘤

林希元　闻捷先

病例介绍

患者女性，71 岁，3 个月前因发热、咳嗽就医，行腹部超声检查时发现肝内多发低回声区，性质待定。当地医院予保肝对症治疗。2 个月后 MRI 检查提示肝左内叶实质占位，考虑胆管源性 MT，为行进一步治疗收治入院。

超声所见

肝左内叶门脉矢状段旁见 31 mm × 24 mm × 17 mm 稍低回声团块，边界清，形态不规则，部分切面周边见环状强回声，CDFI 未见明显彩色血流（图 1-14-1）。超声造影：肝左内叶病灶 13 s 开始早于周围肝实质增强，17 s 达峰值，33 s 减退，门脉期及延迟期呈低回声（图 1-14-2）。超声提示：肝左内叶实质占位，考虑炎性病变可能性大，胆管源性 MT 不除外。

其他影像学检查

增强 MRI 检查：肝左内叶矢状段旁见不规则异常信号灶，最大截面约 35 mm × 22 mm，T1WI 呈低信号，T2WI 呈高信号，增强扫描动脉期见病灶轻度不均匀强化，累及门脉左支；门脉期及延迟期信号减低（图 1-14-3）。提示肝左内叶实质占位，考虑胆管来源 MT 可能性大，门脉左支局部受累。

手术结果

患者行肝左叶部分切除术，术中见肿块呈分叶状，边界清，质软，切面呈金黄色，周围肝灰红细腻，门脉无癌栓。术后病理：肝左内叶梭形细胞肿瘤。免疫组化：SOX10（+），S-100（+），ALK（−），Des（−），HMB-45（−），A103（−），CD34（血管 +），Ki-67（3%+），SMA（−），CD21（−），CD35（−）。结合免疫组化结果考虑神经鞘瘤。核分裂象偶见（0~1 个 /50 HPF），未见肝实质内侵犯。

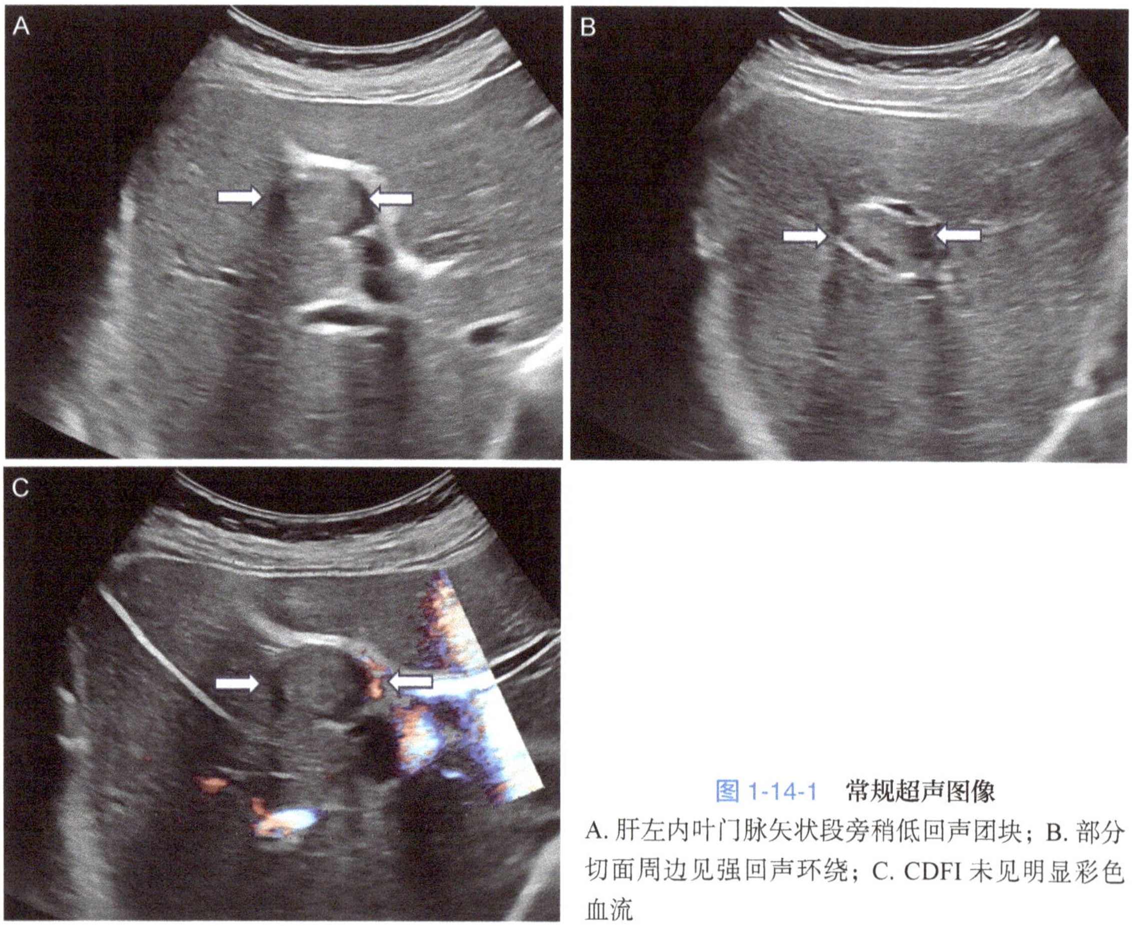

图 1-14-1　**常规超声图像**

A. 肝左内叶门脉矢状段旁稍低回声团块；B. 部分切面周边见强回声环绕；C. CDFI 未见明显彩色血流

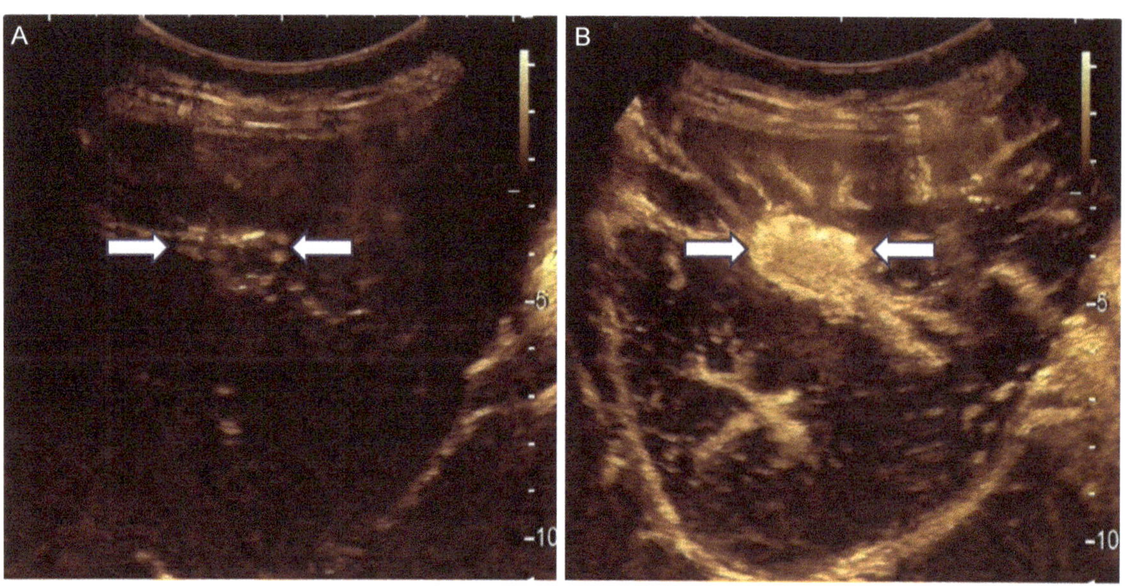

图 1-14-2　**超声造影图像**

A. 13 s 开始增强，早于肝实质；B. 17 s 达峰值

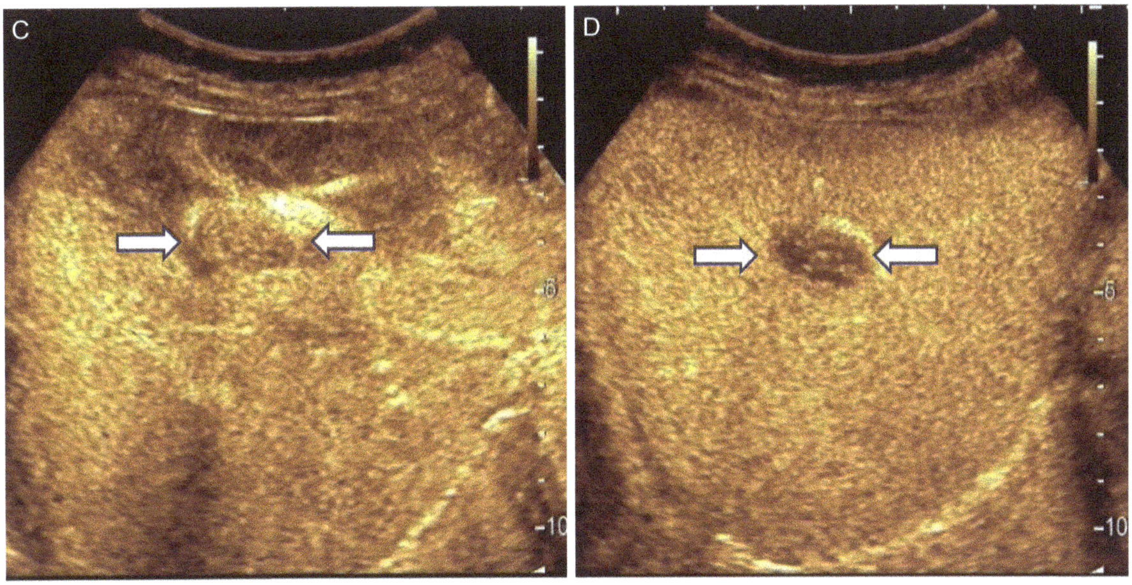

图 1-14-2 （续）超声造影图像
C. 33 s 减退；D. 84 s 呈低回声

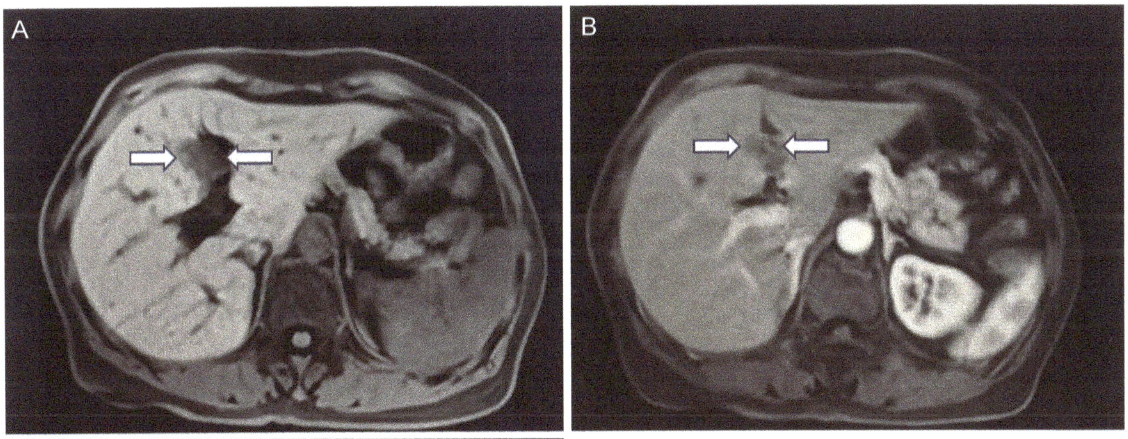

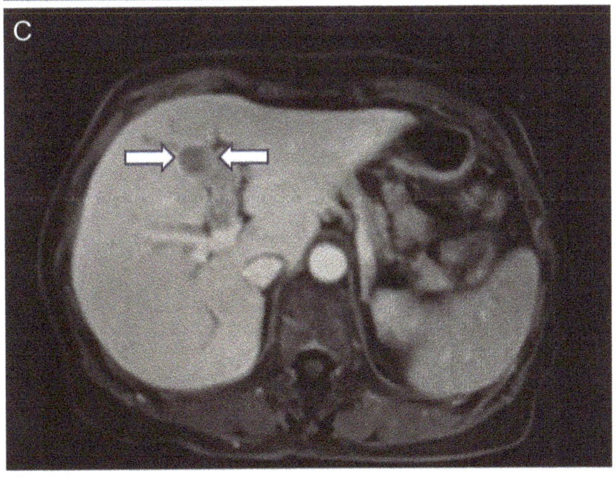

图 1-14-3 增强 MRI 图像
A. 肝左内叶矢状段旁不规则异常信号灶，T1WI 呈低信号；B. 增强扫描动脉期见病灶轻度不均匀强化，累及门脉左支；C. 延迟期病灶信号减低

分析讨论

神经鞘瘤是一种生长缓慢，起源于神经鞘膜施万细胞的肿瘤，绝大多数为良性，恶性极为罕见，可发生在任何年龄，无明显性别差异。周围型神经鞘瘤常见于头颈和四肢的屈侧，也可见于纵隔、腹膜后、胃肠道、膀胱等处，发生于肝脏者罕见。肝脏神经鞘瘤一般表现为孤立结节或多结节，沿肝门区、胆管、门静脉、肝动脉分布，病变周围无淋巴结增大，不同程度地推压周围管道结构，也可以包绕血管，文献中肝门部多见。

肿瘤大体标本多有完整包膜，切面为灰白或灰黄色，可伴有出血、囊变、钙化等改变。病理镜下特点：瘤体内细胞构成可分为 Antoni A 区和 Antoni B 区，Antoni A 区细胞紧密排列成栅状结构，束状交叉成漩涡结构或洋葱皮样结构。Antonl B 区细胞呈星芒状，排列疏松而零乱，细胞内和细胞间有许多空泡或水样液体，形成微囊或较大的囊腔。

因瘤体内两种细胞区的构成比不同，影像学表现呈多样性。肝内病灶单发多见，多为边界清楚的占位性肿块，可伴囊变和钙化。超声造影和 MRI 增强表现与其他部位的神经鞘瘤类似，多为早期快速增强，呈弥散性不均匀增强。

肝脏神经鞘瘤较为罕见，文献多以个例报道为主，常误诊为其他疾病。通常应与下列疾病相鉴别。

（1）肝囊腺瘤：以肝内囊性肿块为主要表现，边界清晰，囊内可见分隔及壁结节，增强时囊性成分不强化，分隔及壁结节呈延迟强化；而神经鞘瘤囊变时，增强后实性成分呈持续性强化。

（2）胆管源性肿瘤：肿块与胆管关系密切，周围肝内胆管可见扩张，增强后呈不均匀强化。实验室检查可伴有肿瘤标志物升高，患者可伴黄疸、发热等症状。

（3）转移性肿瘤：也可有回声不均，坏死部分也可表现为不增强，但多位于肿瘤中心，周边环状强化常见，多有原发肿瘤病史。

（4）肝门部巨淋巴结增生或淋巴结转移：也可有坏死囊变，多数边界清楚，巨淋巴结增生通常强化明显，神经鞘瘤多为轻中度增强，而淋巴结转移可伴有坏死，也可同时检出原发病灶。

（5）其他梭形细胞肿瘤（如胃肠道间质瘤、其他神经源性肿瘤，平滑肌瘤等）：影像学表现难以鉴别，往往依赖病理结果。

原发性良性肝神经鞘瘤的治疗可选择手术切除，不需要淋巴结清扫，也不需要化疗或放疗等额外治疗，复发也很少见，总体预后良好。临床仍需要对原发性肝神经鞘瘤的诊断、治疗和预后进行更多研究。

参考文献

[1] Zhu C, Wang Y, Pang Q, et al. Primary hepatic schwannoma in a patient with metabolic dysfunctionassociated steatotic liver disease (MASLD): a case report[J]. Asian J Surg, 2025, 48(4):2744-2745.

[2] Yin S Y, Zhai Z L, Ren K W, et al. Porta hepatic schwannoma: case report and a 30-year review of the literature yielding 15 cases[J]. World J Surg Oncol, 2016, 14:103.

[3] García P A, Vega N V, Gallardo G R, et al. Bile duct schwannoma, an uncommon cause of a bile duct tumor, diagnosis and therapeutic management[J]. Rev Esp Enferm Dig, 2023, 115(10):587-588.

[4] 朱丽 , 杨茂江 , 王朗 , 等 . 周围神经鞘瘤的影像学表现与病理对照分析 [J]. 实用放射学杂志 , 2019, 35(11):1779-1782.

[5] 郭成伟 , 全显跃 , 刘于宝 . 肝门部胆管神经鞘瘤的影像学表现 [J]. 中国医学影像学杂志 , 2014, 22(5):361-364.

[6] 武文卿 , 闻捷先 , 季正标 , 等 . 超声造影对原发性腹膜后神经鞘瘤的诊断价值 [J]. 中国临床医学 , 2019, 26(3):391-394.

[7] 周峰峰 , 陈玲 , 张超 , 等 . 不同部位周围神经鞘瘤的 CT、MRI 表现分析 [J]. 磁共振成像 , 2020, 11(2):145-148.

[8] Yazdi N A, Daneshvar M, Rasuli B, et al. Benign hepatic schwannoma in a patient with chronic hepatitis B infection: a case report[J]. Radiol Case Rep, 2024, 19(8): 3146-3151.

病例 15　肝胚胎性肉瘤

毛丽娟　闻捷先

病例介绍

患者女性，76 岁，患者半年前于外院体检发现肝脏占位，未予重视。20 余天前复查彩超提示肝脏及脾脏实性占位，考虑 MT 可能。腹部 MRI 示肝左叶为主巨大占位，考虑血管瘤可能，血管肉瘤不除外。病程中患者无腹痛腹胀、恶心呕吐等不适，体重无明显减轻。否认肝炎和结核病史。乙肝标志物阴性，AFP、CEA、CA19-9 均在正常范围内。

超声所见

肝左叶见 209 mm × 114 mm 高低混合回声不均质团块，边界欠清，形态不规则，彩色多普勒超声因心脏搏动干扰显示不清。超声造影：肝左叶病灶 20 s 开始周边增强，呈结节样缓慢向内填充，观察至 180 s 病灶完全填充（图 1-15-1）。超声提示：肝左叶实性占位，考虑血管瘤可能。

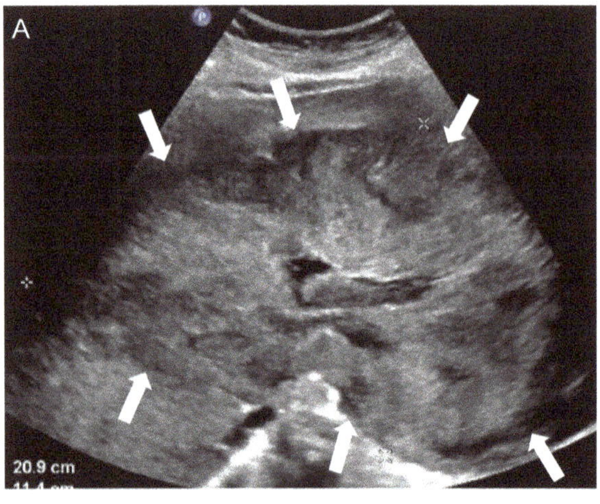

图 1-15-1　**灰阶超声及超声造影表现**
A. 肝左叶见巨大高低混合回声不均质团块，边界欠清，形态不规则

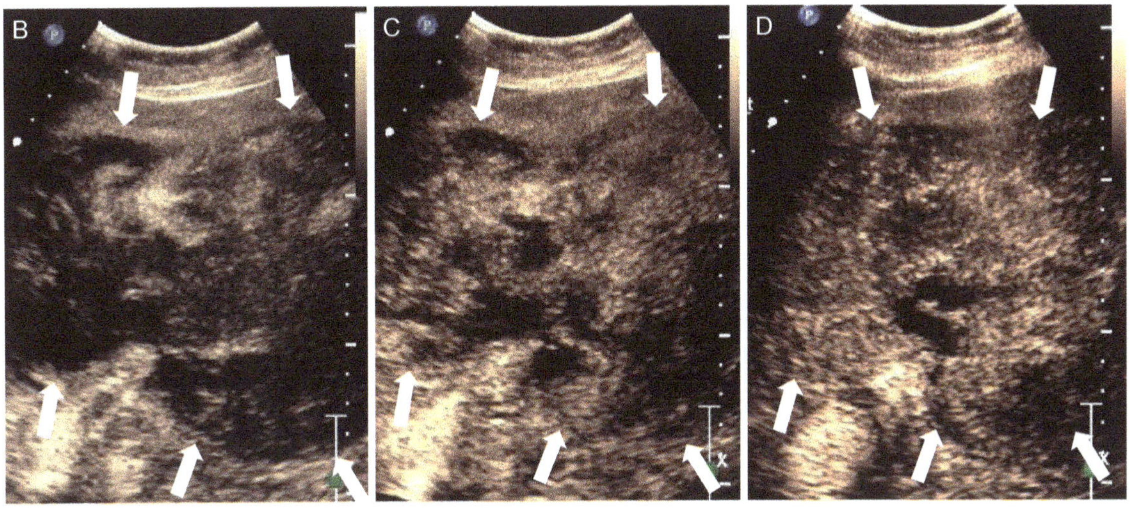

图 1-15-1 （续）灰阶超声及超声造影表现

B~D. 超声造影显示肝左叶病灶 20 s 开始周边增强，呈结节样缓慢向内填充，观察至 180 s 病灶完全填充（图示分别为造影剂注入后 36 s、86 s 和 142 s）

其他影像学检查

增强 MRI 检查：肝左叶明显增大，肝左叶及部分肝右叶见巨大团块状异常信号灶，边界清楚，形态不规则，部分突向腹腔，范围约 21.2 cm × 11.8 cm × 15.4 cm，T1WI 呈混杂低信号，T2WI 混杂高信号，内见不规则条索状低信号，DWI 高信号，ADC 高低混杂信号，动态增强后呈明显渐进性不均匀强化，肝左静脉及门脉左支显示不清，肝中静脉部分与肿块关系密切（图 1-15-2）。MRI 考虑血管瘤可能，血管肉瘤不除外。

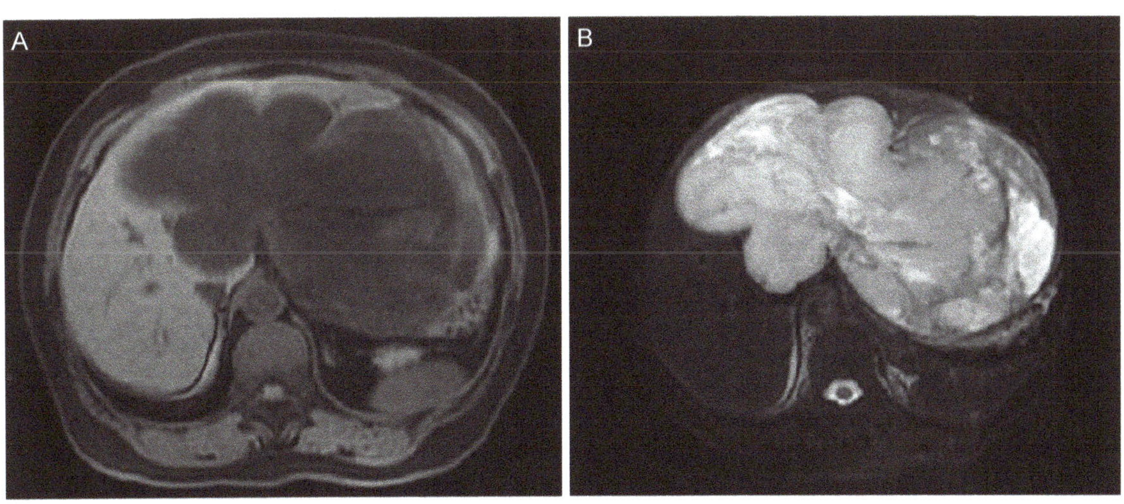

图 1-15-2 增强 MRI 表现

A. 肝左叶及部分肝右叶见巨大团块状异常信号灶，T1WI 呈混杂低信号；B. T2WI 呈混杂高信号

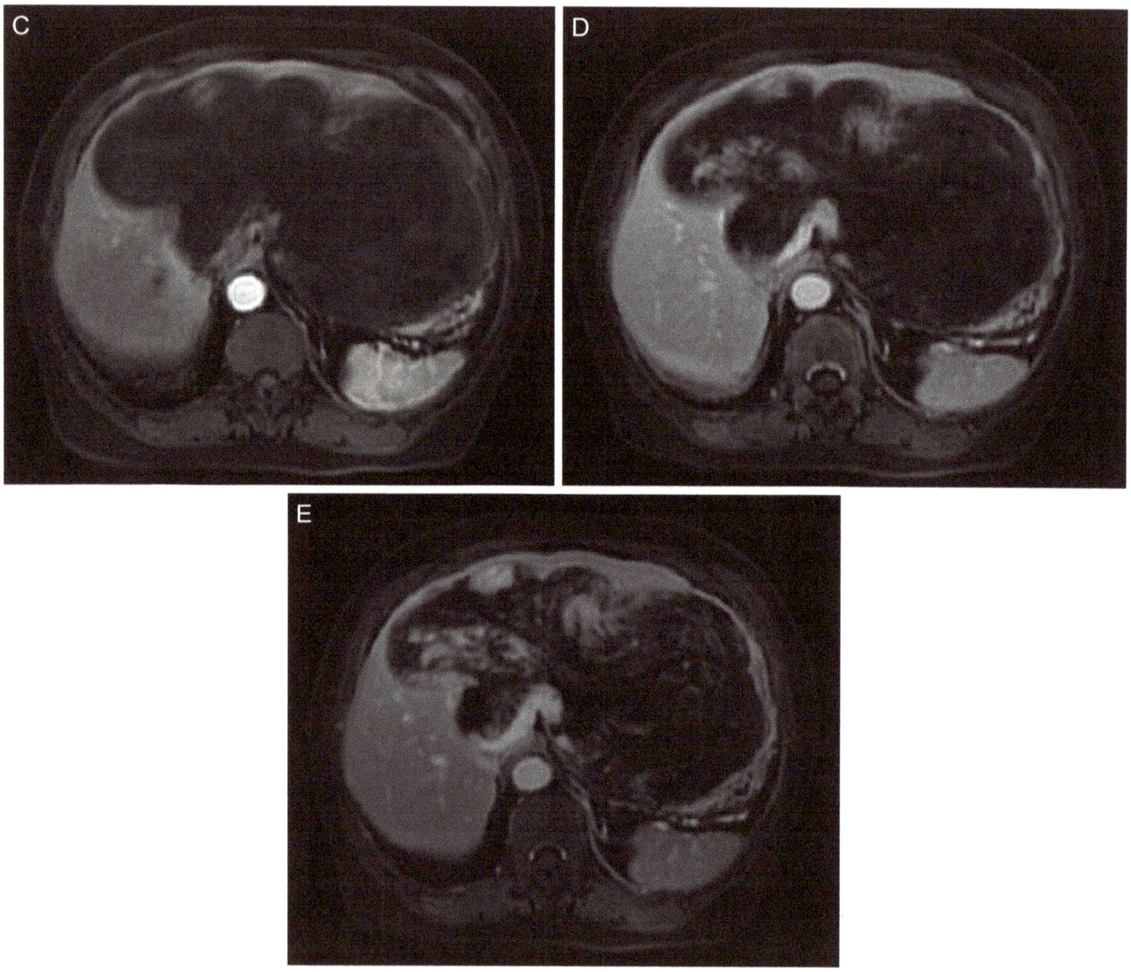

图 1-15-2 （续）增强 MRI 表现

C~E. 分别为动脉期、门脉期和肝胆特异期，病灶呈明显渐进性不均匀强化

手术结果

行剖腹探查术 + 肝肿瘤活检术。术中探查见腹腔内约 300 mL 淡血性腹水，肝脏肿瘤巨大，占据左半肝、尾叶及Ⅵ、Ⅷ段部分，与膈肌、胃壁等致密粘连，肿瘤表面有自发破裂口，周围有深红色凝固血块，大网膜覆盖包裹。因肿瘤侵及第一、第二肝门及下腔静脉，无法根治切除，与家属交代病情，予穿刺活检送快速冰冻及常规病理。病理结果：(肝穿刺）间叶源性恶性肿瘤，间质可见较多黏液成分，参考免疫组化结果，符合胚胎性肉瘤。免疫组化：a-ACT（+），a-AT（+），Calponin（个别 +），CD68（−），CD10（−），b-cat（膜浆 +），CK[pan]（−），SMA（−），Myo-DI（−），CK19（−），CK7（−），Des（+），Ki-67（30% 阳性）。

分析讨论

肝脏未分化胚胎性肉瘤（undifferentiated embryonal sarcoma of the liver，UESL）于 1978 年由 Stocker 和 Ishak 首次描述并命名，是一种间叶源性高度侵袭性恶性肿瘤，具有局部和远处转移倾向，好发年龄为 6~10 岁。病理上肿瘤切面呈灰白灰褐色、半透明胶冻样及鱼肉状，部分区域可见出血、坏死及囊性变。镜下见肿瘤细胞为梭形、卵圆形或星网状，核仁不明显，伴轻－中度异形，核分裂象易见，可见深染的瘤巨细胞；间质疏松、水肿伴黏液样变，部分病例可伴坏死、囊性变。特殊染色 PAS 呈阳性表达，耐淀粉酶消化；无特异性免疫组化抗体。

USEL 临床表现无特异性，早期常无症状，肿瘤增大时表现为腹部不适、疼痛、发热、恶心和厌食等非特异性症状。USEL 与乙型肝炎病毒感染无直接关系，肿瘤标志物常阴性，肝功能仅轻度受损。手术切除是该病首选治疗方式，但完整切除后复发、转移较常见，长期存活困难。

影像学检查具有以下特点：好发于肝右叶、单发及瘤体大（通常为 10~30 cm）。CT 示肿瘤多为囊性或囊实性，出血灶于肿瘤内呈斑片状散在分布。MRI 显示实性部分为长 T1、长 T2 混杂信号。增强方式为“快进快退”（动脉期明显强化，门脉期强化消退）或“延迟强化”（动脉期轻中度强化，门静脉期或延迟期强化更加明显）。超声检查通常为混合回声肿块，因黏液样基质中有很多小界面形成反射而表现为有回声区，因此超声与 CT 检查表现不一致可作为本疾病的诊断特点之一。

虽然本病在成人中极为罕见，但由于该肿瘤具有高度侵袭性且成人患者的预后较差，通常需与以下疾病鉴别。

（1）肝细胞癌：多有肝炎病史，血清 AFP 常升高，灰阶超声可见肝纤维化或肝硬化背景，肝内单发或多发低回声或高回声团块，边界通常较为清楚，周边见暗环，肿瘤较大时也可伴液化坏死，超声造影多表现为动脉期呈高增强，门脉期减退呈低回声。

（2）肝内胆管癌：通常无肝硬化背景，血清 CA19-9 常升高，灰阶超声肝内可见单发或多发稍低回声或中等回声团块，边界不清，其远端肝内胆管扩张，超声造影见动脉早期轻度不均匀高增强，动脉晚期或门脉早期快速减退，门脉期及延迟期呈明显低回声。

（3）肝血管瘤：肝内常见良性肿瘤，病灶较大时可呈混合回声，形态不规则，超声造影见动脉期呈周边环状或结节状增强，增强程度高于周围肝实质，逐渐向内填充。

参考文献

[1] Stocker J T, Ishak K G. Undifferentiated (embryonal) sarcoma of the liver: report of 31 cases[J]. Cancer, 1978, 42(1):336-348.

[2] 向娟，曲延刚．肝脏未分化胚胎性肉瘤临床病理特征分析并文献复习 [J]. 肝脏，2025, 30(1):46-49.

[3] Wu Z, Wei Y, Cai Z, et al. Long-term survival outcomes of undifferentiated embryonal sarcoma of the liver: a pooled analysis of 308 patients[J]. ANZ J Surg, 2020, 90(9):1615-1620.

[4] 潘佳佳，陈芳，张浩，等．成人肝脏未分化胚胎性肉瘤 CT 和 MRI 表现分析 [J]. 中华肝胆外科杂志，2019, 25(11):819-822.

[5] 刘蕾，顾伟忠，赵曼丽，等．肝脏未分化胚胎性肉瘤的研究进展 [J]. 肝胆胰外科杂志，2020, 32(4):253-256.

病例 16 肝脏原发性脉管瘤

汪瀚韬　王文平

病例介绍

患者男性，53 岁，7 年前体检发现肝占位，当时超声提示肝囊肿，患者未予进一步处理。后再次复查 CT 提示肝内多发占位，肿瘤性病变不除外。1 个月前，再次复查腹部 MRI 提示肝内多发占位性病变。发病以来，患者否认恶心、呕吐、疼痛、发热等症状，体重未见明显改变。既往体健，无乙肝肝炎病史。实验室检查：血常规、AFP、CEA、CA19-9 均在正常范围内。

超声所见

常规超声：肝内见多枚混合回声团块，最大者 95 mm × 60 mm，内见分隔样结构，边界不清晰，形态不规则，内见散在点状强回声，CDFI 显示团块内部线状彩色血流信号，RI0.70（图 1-16-1）。

超声造影：注射造影剂全氟丁烷（示卓安）后，团块内分隔部分 34 s 开始增强，与肝实质同步增强，42 s 达峰值，门脉期及延迟期呈等增强，其余部分未见增强。血管后相扫查余肝，未见异常减退区域（视频 1-16-1，图 1-16-2）。

视频 1-16-1　肝脏脉管瘤超声造影动脉期表现

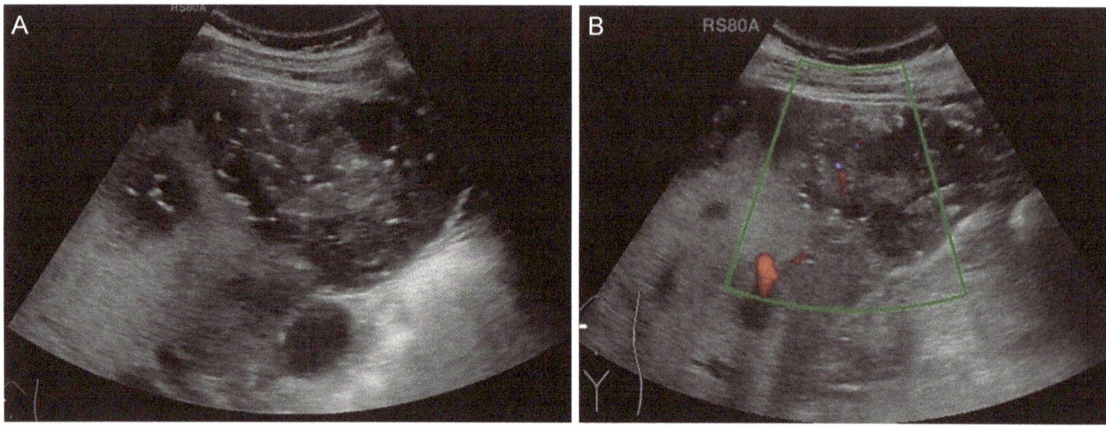

图 1-16-1　**常规超声表现**

A. 病灶二维超声呈混合回声，内见分隔样结构及散在点状强回声；B. CDFI 见内部短线状彩色血流

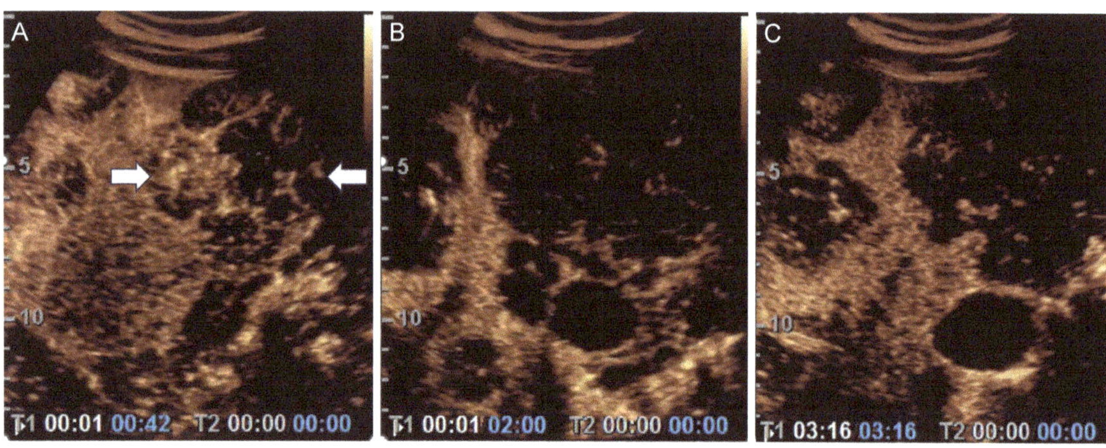

图 1-16-2　**超声造影表现**

A. 病灶内分隔部分与肝实质同步增强，42 s 达峰值；B、C. 门脉期及延迟期分隔部分呈等增强，其余部分未见增强

其他影像学检查

增强 MRI：肝实质内见多发异常信号结节，T1WI 低信号，T2WI 明显高信号，DWI 高信号，ADC 略低信号，动态增强后早期见边缘位置结节样强化，后逐渐有所充填，右叶下角最大者直径 94 mm（图 1-16-3）。

手术结果

行部分肝段切除术，肿块切面灰红、质软、海绵状。病理诊断为：脉管瘤。

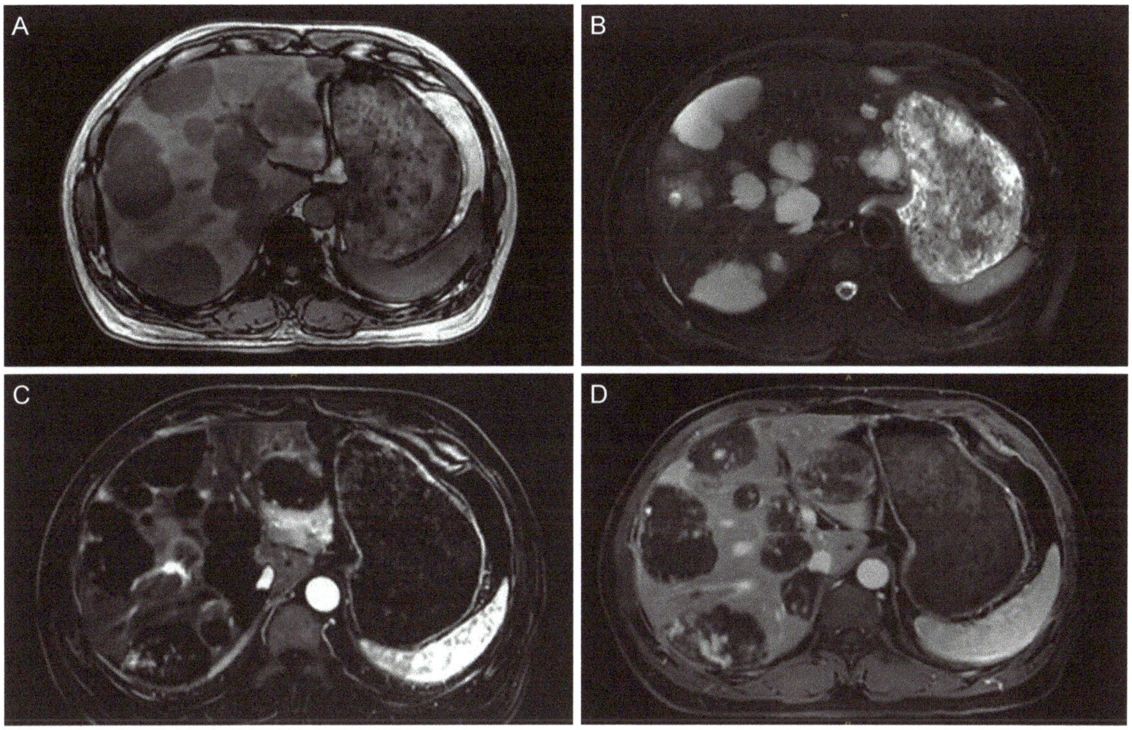

图 1-16-3 MRI 表现

A. 病灶 T1WI 呈低信号；B. T2WI 呈明显高信号；C. 动态增强后早期见边缘位置结节样强化；D. 延迟期逐渐有所充填

分析讨论

脉管瘤是指淋巴管瘤中混杂有血管瘤组织，又称血管淋巴瘤，血管瘤常为海绵状异常发育的血管构成，淋巴管瘤为局部淋巴液受阻，聚集形成的囊状扩张，内有分隔。脉管瘤可发生于肝脾、肾上腺、纵隔、食管、小肠、子宫及皮下软组织等部位，以脾脏多见，肝脏脉管瘤较为罕见。

脉管瘤具有血管瘤和淋巴管瘤的混合表现，超声表现依其淋巴管瘤和血管瘤构成比例不同而表现不一。以淋巴管瘤为主表现与淋巴管瘤相似，表现为迂曲增粗囊状结构，边界清晰，无明显强化；以血管瘤为主则表现与血管瘤相似，表现为肝实质内高回声团块，内部呈网状结构，增强后可呈周边结节状强化，并逐渐向内填充，门脉期及延迟期呈等增强。本例患者无明显症状，血常规及肿瘤标志物均正常。常规超声显示肝内多发囊实性团块，因肿块体积较大，且为多发，形态不规则，内见多发点状钙化，CDFI 测及动脉血流频谱信号，且 RI 为 0.70，术前可能误诊为肝恶性肿瘤，但超声造影表现为实性分隔部分与肝实质同步增强，门脉期及延迟期未见明显减退，呈等增强，符合肝内良性肿瘤表现。

参考文献

[1] 向志雄，梁华波，官云 . 肝脏脉管瘤 MSCT 诊断二例 [J]. 临床放射学杂志，2017, 36(2):208-209.

[2] 刘晨晨，蔡武，龚建平，等 . 肝脉管瘤一例 [J]. 中华医学杂志，2018, 98(5):386.

病例 17　肝结核

袁　愷　闻捷先

病例介绍

患者女性，22 岁，发现肝多发占位 5 年余。2017 年行肝穿刺活检提示轻度慢性肝炎。2018—2019 年外院超声多次提示肝混合回声团块，穿刺见脓液。2019 年 5 月 27 日复查超声提示肝脏多发实质性及囊实性占位，较大者 61 mm × 50 mm，第一肝门及腹主动脉旁多发淋巴结肿大。2018 年 5 月确诊肺结核，行抗结核治疗（口服异烟肼利福平）。实验室检查乙肝抗体、AFP、CA19-9、CEA 均为阴性。

超声所见

常规超声提示门脉左内支充满实质回声，右叶及左内叶见 90 mm × 49 mm 不均质混合回声团块，边界极模糊，形态不规则，部分区呈囊性，CDFI 示病灶内短线状彩色血流，RI0.48（图 1-17-1）。肝门部见数个稍低回声团块，最大 15 mm × 11 mm。超声造影显示肝内病灶 10 s 开始增强，15 s 达峰值，18 s 开始减退呈稍低回声，门脉期及延迟期均呈低回声改变（图 1-17-2，视频 1-17-1）。超声提示：肝左右叶实质占位，考虑胆管来源恶性肿瘤可能，门脉左内支栓子形成，肝门部淋巴结肿大。

视频 1-17-1　肝结核超声造影动脉期表现

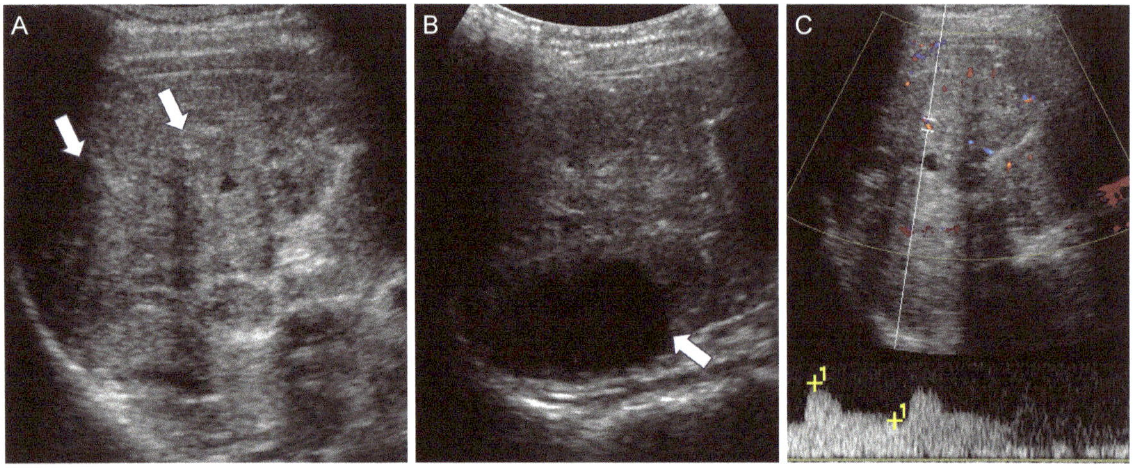

图 1-17-1　**常规超声图像**

A. 肝内见混合不均质回声团块，边界极模糊，形态不规则；B. 病灶内见囊性区；C. 彩色多普勒超声示病灶内短线状彩色血流，RI0.48

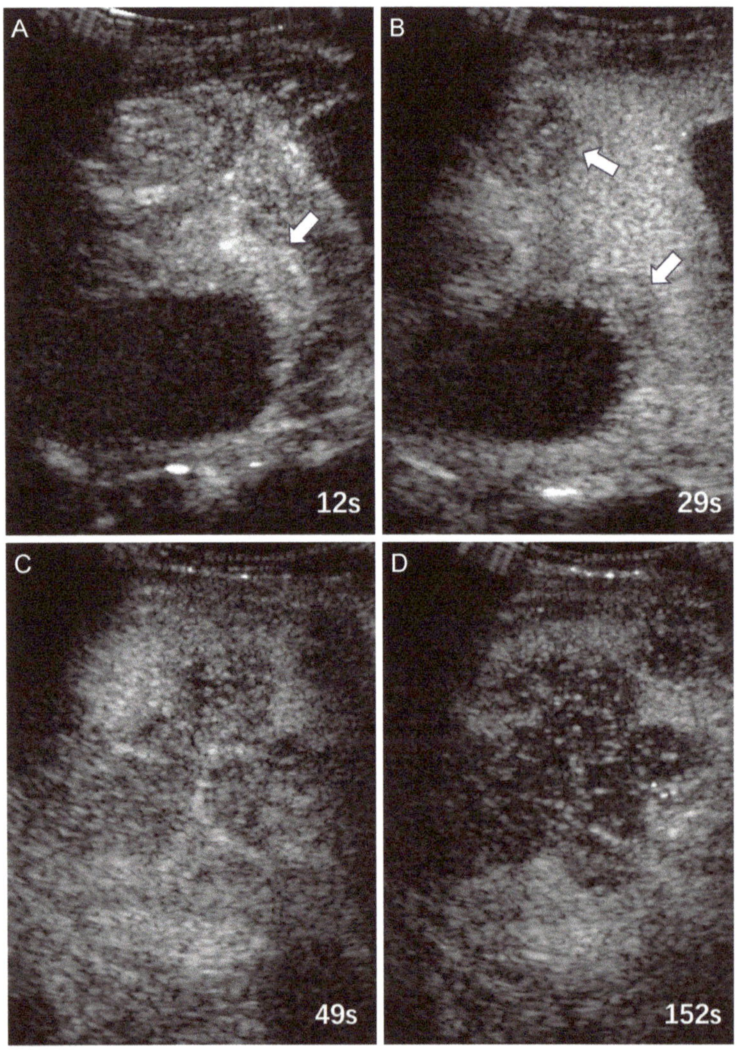

图 1-17-2　**超声造影图像**

A. 动脉期病灶不均匀强化；B. 动脉晚期即减退呈低回声；C、D. 门脉期呈低回声，延迟期呈明显低回声

其他影像学检查

MRI 检查：肝左右叶多发异常信号灶，病灶形态各异，信号混杂，T1WI 呈稍低信号及类结节样稍高信号，T2WI 呈稍低信号内混杂高信号，DWI 轻度增高，ADC 信号稍低，增强后动脉期轻度不均匀强化，门脉期及延迟期可见廓清，门脉右支变细，远端显示不全，MRI 提示肝内多发占位，胆管来源可能性大，门脉右支受侵。

处置经过

2019 年 7 月我院行超声引导下肝穿刺活检，于肝右叶肿块内取活组织两条，病理提示肉芽肿性病变，伴大片坏死，考虑结核。

分析讨论

肝结核是一种罕见的肺外结核，活动性结核患者尸检中肝结核占 2.7%，由于其缺乏特征性临床症状及影像学表现常易误诊。肝结核的临床表现多样，可表现为发热、乏力、体重下降、盗汗、腹痛、食欲减退、恶心、呕吐等。

肝结核临床报道数少，超声表现多样，超声分型尚不明确，有学者将肝结核超声分型分为弥漫型、肝被膜型、实性团块型及囊实混合型。本例病灶二维超声见 90 mm × 49 mm 混合回声不均质团块，形态不规则，病灶呈囊实混合性，边界模糊，超声造影提示病灶实质部分快进快退，门脉期及延迟期均呈低回声，与肝内胆管癌超声表现相似，因此误诊。然而本例病灶内见大片状坏死，血流阻力指数较低，无肝内胆管扩张表现，而肝内胆管癌较少出现大片状坏死，且病灶内血流阻力指数较高，与本例病灶表现不符。肝结核临床报道少，其病程演变过程中超声表现不一，囊实混合型肝结核多见于被膜下或靠近被膜处，超声造影可表现为环状增强或弥漫性增强。诊断时需参考有无结核病史及相关临床症状及实验室检查，超声造影对于肝内结核病灶的鉴别有帮助，对于难以鉴别的病灶仍需穿刺活检或术后病理确诊。

参考文献

[1] 杨高怡 . 超声在结核病诊疗中的应用 [J]. 中华医学超声杂志 , 2019, 16(1):34.

[2] 肖科 , 税雪姣 , 赵东霞 , 等 . 肝脏结核 1 例并文献复习 [J]. 中国感染与化疗杂志 , 2019, 19(1):32-36.

[3] 夏国昌 , 王兴华 , 康卫华 . 肝结核的超声诊断 [J]. 中国中西医结合影像学杂志 , 2010, 8(1):80-82.

[4] 曲国田 , 兰英 , 陈晓慧 , 等 . 肝结核患者超声声像图特征与分型 [J]. 中华医学超声杂志 , 2013, 10(5):381-383.

[5] 石颖 , 王兴华 , 马霞 , 等 . 超声造影评价肝结核瘤血流灌注特征的临床研究 [J]. 中国中西医结合影像学杂 , 2011, 9(6):507-509.

病例 18 局灶性肝紫癜伴出血

袁 恺 闻捷先

病例介绍

患者男性，24 岁，因“腹痛 1 周余”入院。患者因腹痛于外院行 MRI 检查发现肝右叶占位。既往体健，无腹胀、恶心、呕吐，无发热、黄疸等症状。实验室检查 CA19-9、AFP、CEA、甲胎蛋白异质体、HBsAg 均在正常范围内。

超声所见

肝右叶下段见 61 mm × 48 mm 混合回声团块，边界清，形态不规则，其内见 27 mm × 17 mm 不规则无回声区，CDFI 周边见点线状彩色血流，RI 0.50（图 1-18-1）。超声造影：肝右叶病灶 16 s 由周边开始环状增强，实质部分见小片增强，29 s 达峰值呈稍高回声，39 s 呈等回声，门脉期及延迟期均呈等回声改变，病灶内见大片始终不增强区，范围约 48 mm × 35 mm（图 1-18-2，视频 1-18-1）。超声提示：肝右叶囊实性占位，考虑良性病

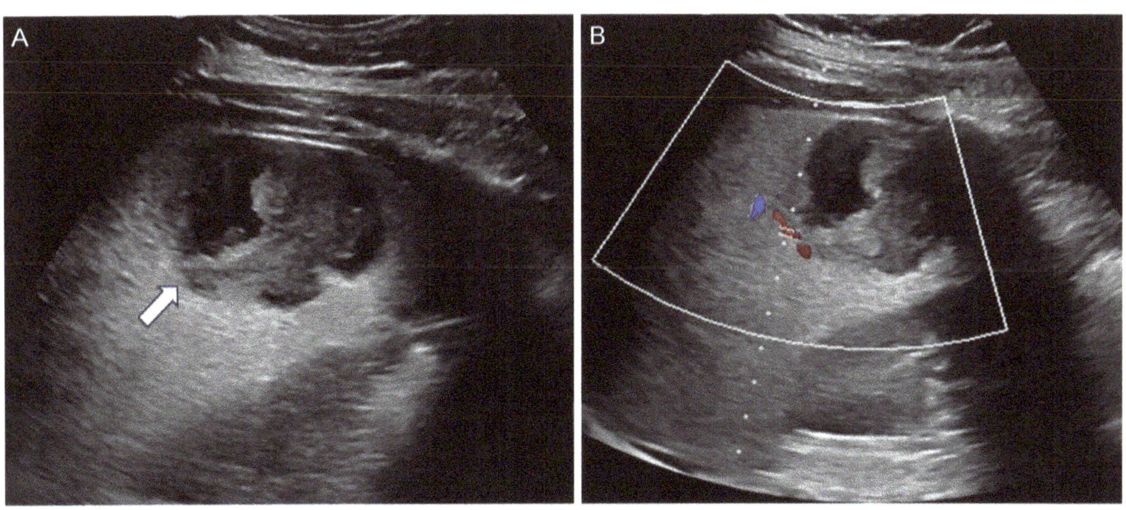

图 1-18-1 常规超声图像

A. 肝右叶见混合回声团块，边界清，形态不规则；B. CDFI 周边见点线状彩色血流

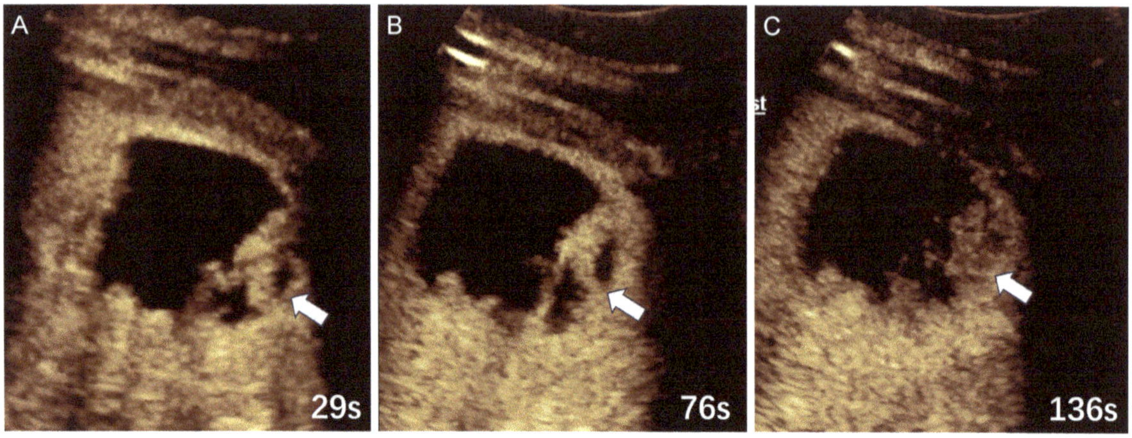

图 1-18-2 **超声造影图像**

A. 病灶动脉期稍早于肝实质增强，达峰时呈稍高回声；B、C. 门脉期、延迟期均呈等回声改变

视频 1-18-1 病灶超声造影动脉期表现

变，囊腺瘤可能。

其他影像学检查

增强 MRI 检查：肝右叶 S6 段见一团块状异常信号，境界尚清，大小 6.1 cm × 4.4 cm，T1WI 呈高低混杂信号，T2WI 呈不均匀高信号，内混杂斑片状低信号，增强后环形强化，病灶中央见无强化区，周围可见异常灌注区。MRI 诊断：肝右叶占位性病变，MT 伴出血可能。

手术结果

患者行腹腔镜下特殊肝段切除术。病理巨检：紧邻肝被膜见一肿物，大小 5.5 cm × 4.5 cm × 4 cm，切面灰白、灰褐、质中，界尚清。病理诊断：肝组织出血伴肝细胞反应性改变，部分区纤维组织增生，少量炎症细胞浸润，符合肝紫癜。周围肝组织未见结节性肝硬化，伴肝细胞脂肪变性。

分析讨论

肝紫癜（peliosis hepatis，PH）为罕见的良性肝脏血管性疾病，是由肝窦间隙扩张，最终形成肝实质内大量出血空洞。Wagner 于 1861 年首次通过尸检发现，Schoenlank 于 1916 年通过肝脏活组织检查将其命名为 PH。PH 发病机制仍不确定，有学者推测，PH 囊腔的形成，可能是由于肝窦流出道阻塞导致肝中央静脉的扩张和肝细胞坏死，其病因可能与药物、自身免疫机制、感染、肿瘤、激素等多种因素相关。

PH 患者通常无症状，在影像学检查或尸检时偶然被发现，部分患者可能出现腹胀、疲劳、食欲不振等非特异性症状，而当 PH 病灶破裂出血时，可能引发剧烈腹痛及失血性休克。临床上 PH 主要治疗原则包括对症治疗，控制可能诱因，定期随访，预防并发症。

PH 的影像学表现多样，随病变大小、病理表现和分期而异。同时，PH 病变可为局灶性、节段性或弥漫性分布于肝窦内，因此 PH 在临床工作中常会误诊为其他肝脏良恶性疾病。目前国内外研究多以个案报道为主，且不同报道间的 PH 超声表现不同。在 Grønlykke 等的研究中病灶表现为动脉期外周环形增强并向心性增强，延迟期呈均匀高增强。在 Xu 等人的研究中两例病灶分别在动脉期呈高回声及等回声，并在门脉期或延迟期减退。在 Dong 等的研究中则认为轻度不均匀的高增强伴有较晚的门脉期减退是 PH 的特征表现。本例病灶由于内部出血表现为内部回声不均匀，见无回声区，超声造影时可见病灶内部大量未增强区，易与肝细胞肝癌伴病灶内出血等疾病混淆。病灶周边部分区域在动脉期增强，门脉期仍然没有减退，这一特征或许对提示病灶为良性疾病有所帮助，然而对于肝紫癜的诊断仍然需要病理学支持。

参考文献

[1] Dave Y A, Gupta A, Shah M M, et al. Liver haematoma as a presentation of peliosis hepatis[J]. BMJ Case Rep, 2019, 12(2): e226737.

[2] Crocetti D, Palmieri A, Pedullà G, et al. Peliosis hepatis: Personal experience and literature review[J]. World J Gastroenterol, 2015, 21(46):13188-13194.

[3] Dai Y N, Ren Z Z, Song W Y, et al. Peliosis hepatis: 2 case reports of a rare liver disorder and its differential diagnosis[J]. Medicine (Baltimore), 2017, 96(13):e6471.

[4] 尹建勋，唐胜利，潘定宇，等. 肝紫癜病一例及文献复习 [J]. 腹部外科，2017, 30(5): 400-403.

[5] Kim S H, Lee J M, Kim W H, et al. Focal peliosis hepatis as a mimicker of hepatic tumors: radiological-pathological correlation[J]. J Comput Assist Tomogr, 2007, 31(1):79-85.

[6] Grønlykke L, Tarp B, Dutoit S H, et al. Peliosis hepatis: a complicating finding in a case of biliary colic[J]. BMJ Case Rep, 2013, 2013:bcr2013200539.

[7] Xu H X, Xie X Y, Lu M D, et al. Unusual benign focal liver lesions: findings on real-time contrast-enhanced sonography[J]. J Ultrasound Med, 2008, 27(2):243-254.

[8] Dong Y, Wang W P, Lim A, et al. Ultrasound findings in peliosis hepatis[J]. Ultrasonography, 2021, 40(4):546-554.

病例 19 双表型肝细胞癌

陈珂珂 王文平

病例介绍

患者女性，51 岁，因“体检发现肝右叶肿块 3 天”入院。外院 CT 检查考虑肝右叶 MT 伴周围子灶形成，肝硬化，脾肿大。患者感乏力、恶心，无腹痛、腹胀，无呕血、便血，未进行相关治疗。有乙型肝炎病史，无丙肝、结核、高血压、糖尿病、冠心病病史。实验室检查 AFP 及 CA19-9 升高，CEA、肝肾功能、血常规、凝血功能正常。

超声所见

肝右后叶见 52 mm × 35 mm 不均质稍低回声团块，边界不清，形态不规则，彩色多普勒超声见少量彩色血流（图 1-19-1）。超声造影显示肝右叶病灶 16 s 开始增强，20 s 达峰值呈高回声，门脉期及延迟期均呈低回声改变，内见小片状始终不增强区（图 1-19-2）。超声检查提示：肝右叶实质占位，考虑 MT。

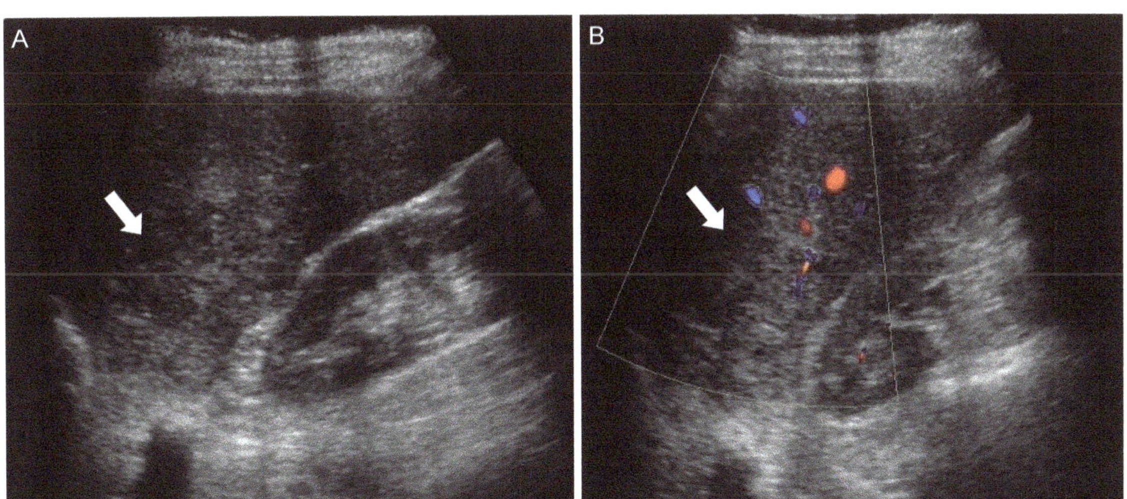

图 1-19-1 常规超声图像

A. 灰阶超声显示肝右叶见一不均质低回声团块，边界不清；B. CDFI 示肿块内部可见少量点状血流信号

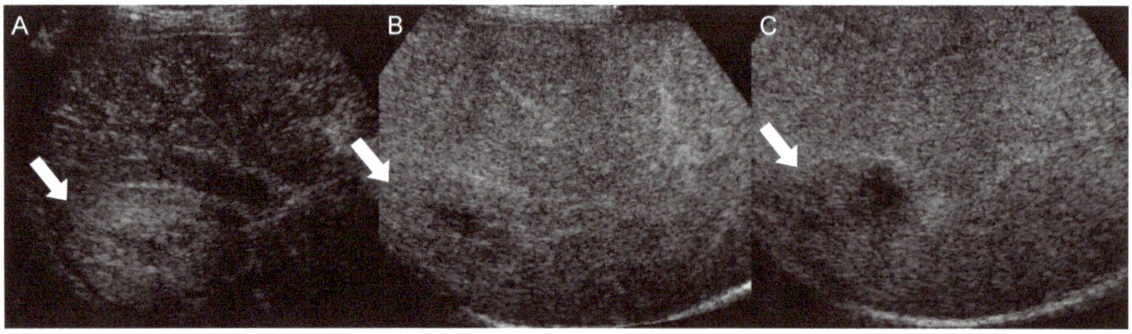

图 1-19-2　**超声造影图像**

A. 病灶动脉期呈不均匀高增强；B. 门脉期减退呈不均质低增强；C. 延迟期进一步减退呈更低增强，肿块内部可见始终不增强区

其他影像学检查

增强 MRI 检查：肝右叶下段可见团块影，大小约 53 mm × 33 mm，T1WI 为低信号，T2WI 为略高信号。增强扫描明显不均匀强化，呈环形，门脉期和延迟期增强减弱（图 1-19-3）。MRI 提示：肝右后叶 MT，请结合临床及其他检查除外转移性 MT。

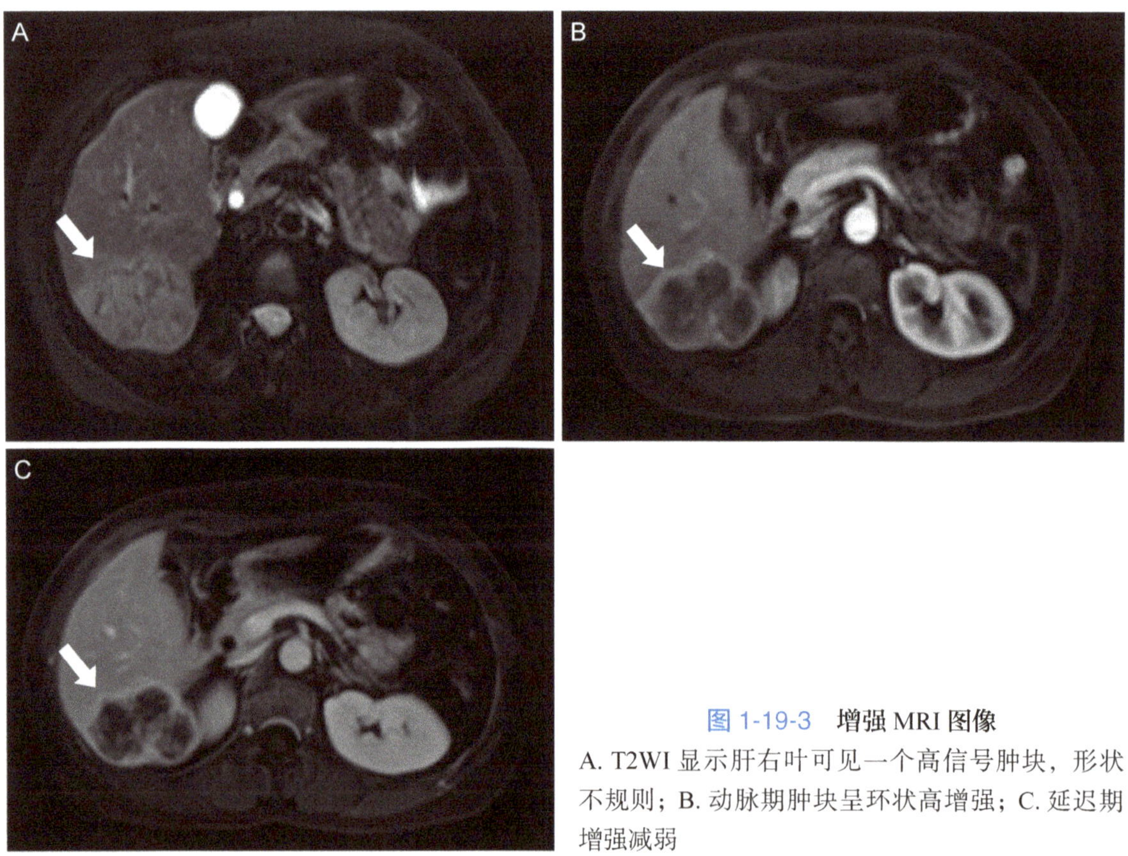

图 1-19-3　**增强 MRI 图像**

A. T2WI 显示肝右叶可见一个高信号肿块，形状不规则；B. 动脉期肿块呈环状高增强；C. 延迟期增强减弱

手术结果

在联合麻醉下行开腹特殊肝段切除术。术中探查：胃、肠、脾等腹腔其他器官未见异常，肿块位于Ⅵ段，质地软，大小约 6 cm × 5 cm × 4 cm，无包膜，境界清楚。病理结果：(肝右叶) 低分化癌，参考免疫组化结果，考虑双表型肝细胞肝癌，伴大片坏死。肝切缘未见癌累及。周围肝组织未见结节性肝硬化。

免疫组化：AFP（−），Arg-1（个别 +），CD34（血管 +），CK19（部分 +），CK7（部分 +），GPC3（−），GS（+），Hepa（−），HSP70（+），Ki-67（60% 阳性）。

分析讨论

双表型肝细胞癌（dual-phenotype hepatocellular carcinoma，DPHCC）是 2011 年首次报道的一种罕见的肝细胞肝癌（hepatocellular carcinoma，HCC）亚型，约占 HCC 病例的 10%。DPHCC 在组织病理学形态为典型的 HCC 表现，但在免疫组化上显示超过 15% 的肿瘤细胞内可同时强烈表达肝细胞系标志物（如 HepPar-1、pCEA、GPC-3 等）以及胆管细胞系标志物（如 CK19、CK7、MUC-1 等）。与混合型肝癌不同的是，后者在形态学上同时存在 HCC 和 ICC 成分，而在免疫组化方面，这两种肿瘤成分分别表达各自的特定标志物。由于其具有双重表型，DPHCC 的预后较差，表现出更多的恶性生物学行为，例如微血管侵犯以及肝内外转移等。

DPHCC 目前文献报道较少，在临床中常出现漏诊或者误诊的情况。本例患者在灰阶超声上表现为较大的实质性低回声团块，边界不清，内部存在不增强区域，CDFI 显示肿块内部血流信号不丰富。超声造影表现为“快进快出”增强模式。而在增强 MRI 上可观察到类似于 ICC 的影像特征如动脉期环状增强，这可能与 DPHCC 同时表达胆管细胞的肿瘤标志物，和 ICC 具有潜在相似的生物学行为有关。因此 DPHCC 影像学检查无特殊性，表现类似 HCC 或者 ICC，术前诊断需谨慎，实验室检查是明确诊断的重要手段。临床特征方面，本例 DPHCC 患者血清学上 AFP 和 CA19-9 均升高，表现出 HCC 和 ICC 双重的临床特征。

参考文献

[1] Lu X Y, Xi T, Lau W Y, et al. Hepatocellular carcinoma expressing cholangiocyte phenotype is a novel subtype with highly aggressive behavior[J]. Ann Surg Oncol, 2011, 18(8):2210-2217.

[2] Cong W M, Bu H, Chen J, et al. Practice guidelines for the pathological diagnosis of primary liver cancer: 2015 update[J]. World J Gastroenterol, 2016, 22(42):9279-9287.

[3] Zhang J, Qi Y P, Ma N, et al. Overexpression of EpCAM and CD133 correlates with poor prognosis in dual-phenotype hepatocellular carcinoma[J]. J Cancer, 2020, 11(11):3400-3406.

病例 20 直肠癌肝转移误诊为肝内胆管癌

张小龙　王文平

病例介绍

患者男性，63 岁，因“体检发现肝占位 2 周”就诊。患乙肝三十余年，肝硬化十余年，长期口服恩替卡韦抗病毒治疗，既往有结核病史。外院超声及 MRI 提示肝 S8 段占位，考虑恶性肿瘤可能性大；肝硬化；脾肿大。实验室检查：AFP 1.63 ng/mL；CEA 2.85 ng/mL；CA19-9 7.35 U/mL。

超声所见

肝右前叶见 36 mm × 27 mm 中等稍高回声实质团块，周边呈低回声，边界欠清，形态尚规则，CDFI 见周边短线状彩色血流（图 1-20-1）。超声造影：肝右前叶病灶 22 s 开始周边环状增强，快速向内填充，27 s 达峰值，35 s 呈稍低回声，门脉期及延迟期均呈

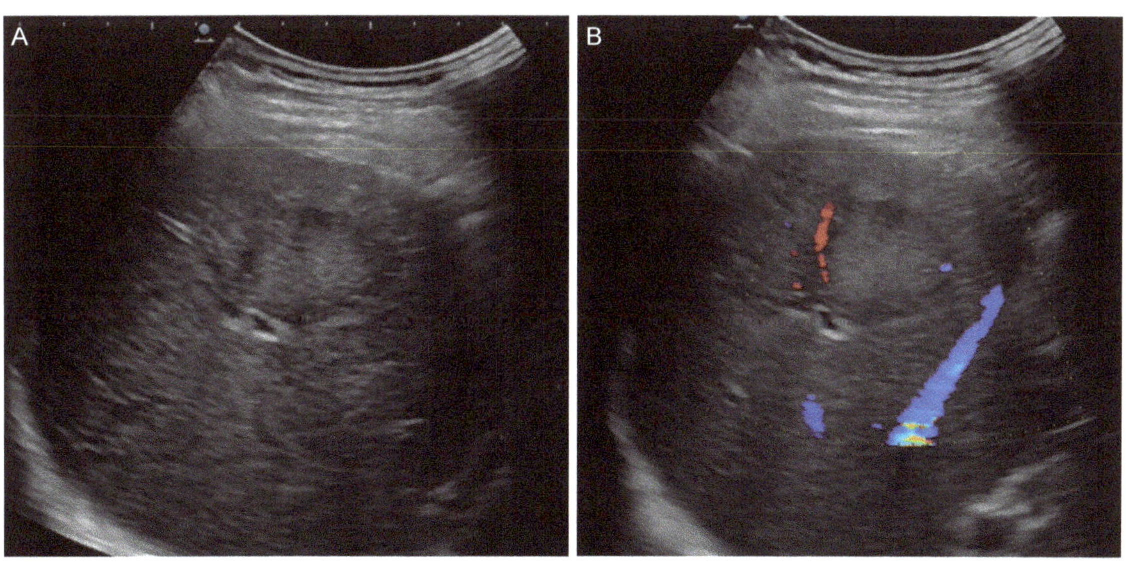

图 1-20-1　常规超声表现

A. 肝右前叶实质团块，周边呈低回声；B. CDFI 见周边短线状彩色血流

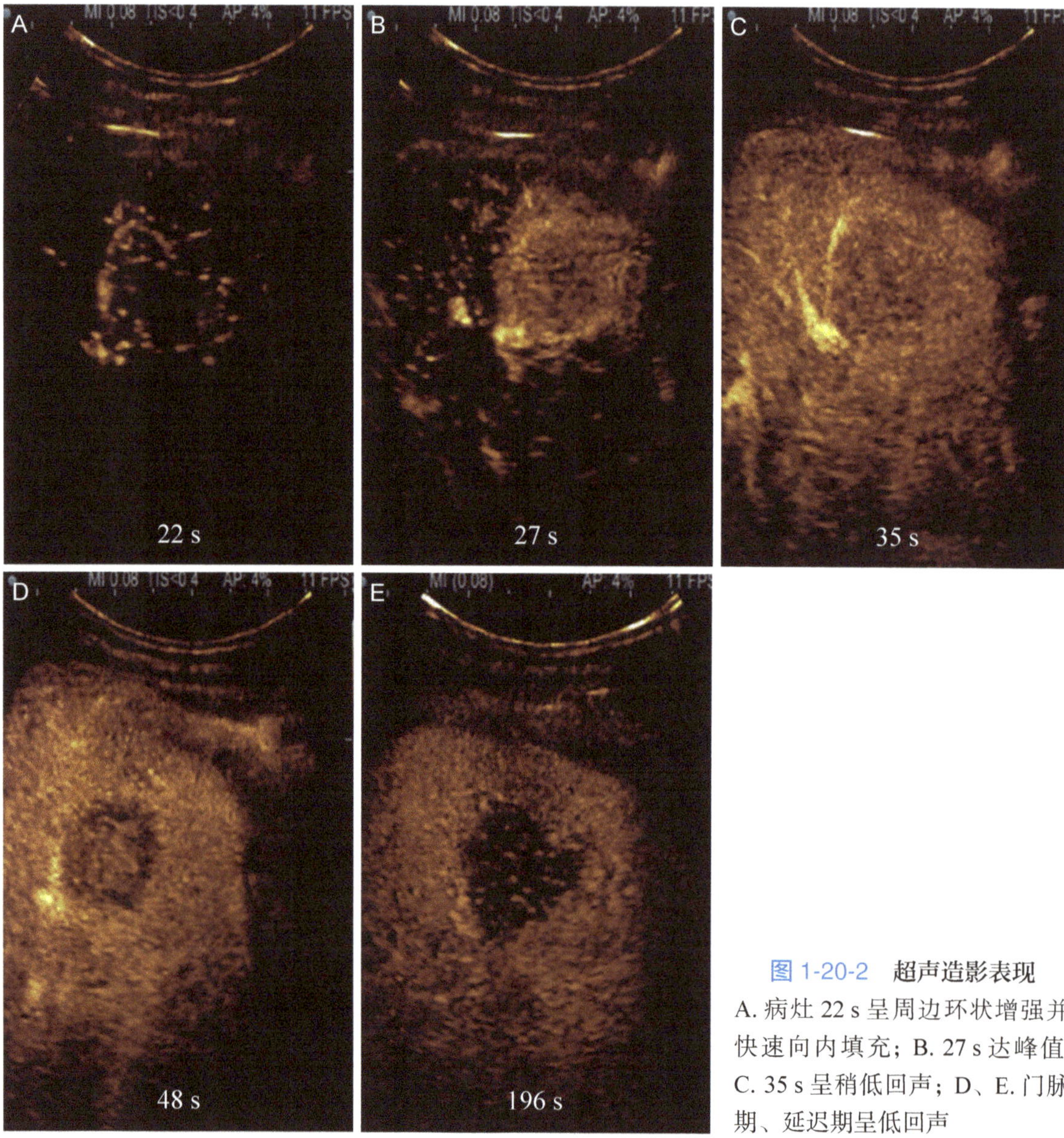

图 1-20-2 超声造影表现
A. 病灶 22 s 呈周边环状增强并快速向内填充；B. 27 s 达峰值；C. 35 s 呈稍低回声；D、E. 门脉期、延迟期呈低回声

低回声改变（图 1-20-2）。超声提示：肝右前叶实质占位，考虑 MT；肝硬化。

首次手术结果

患者行肝右叶部分切除术，术中诊断为肝右叶原发性肝癌。病理结果：肝内胆管癌，Ⅱ级，伴子灶形成，癌组织侵犯被膜，肝切缘未见癌累及，周围肝组织见结节性肝硬化形成趋势（G2S4e）。

随访结果

患者术后 2 个月复查超声及 MRI 无殊。术后 7 个月余复查发现肝占位，AFP 1.4 ng/mL；CEA 2.0 ng/mL；CA19-9 7.0 U/mL。再次入院后，患者诉既往有大便带血，近一年有加重，数年前曾行内镜检查提示肠道息肉，未予处理及复查。患者遂行肠镜检查，提示距肛缘 10~15 cm 处可见一肿块，占肠 3/4 周，菜花状，表面糜烂坏死，质硬，易出血，诊断为直肠 MT。

再次手术结果

患者行腹腔镜肝右叶部分（Ⅷ段部分）切除术 + 直肠切除术。再次手术后，病理科修订了前次诊断：(肝右叶部分）腺癌，伴坏死及子灶形成，Ⅱ ~ Ⅲ级，癌细胞呈立方柱状，空泡状核，部分区排列呈梁索状，间质纤维组织增生胶原化，结合病史，考虑直肠腺癌肝转移。

分析讨论

结直肠癌是国内第二位常见恶性肿瘤，约 50% 的患者在病程中发生肝转移。原发性肝癌是国内第四位常见恶性肿瘤，而肝内胆管癌仅占其 10%~15%，因此结直肠癌肝转移的发病率远高于肝内胆管癌。

根据美国放射学会（American College of Radiology，ACR）发布的超声造影肝脏影像报告及数据系统（Liver Imaging Reporting and Data System，LI-RADS）及世界超声医学与生物学联合会（World Federation for Ultrasound in Medicine and Biology，WFUMB）超声造影指南，转移性肝肿瘤和肝内胆管癌的超声造影表现存在显著重叠，两者均可表现为动脉期环状增强，早期消退（< 60 s）及显著消退（“黑洞” 征），因此需结合其他检查明确有无肝外原发灶。

应用其他影像学检查时，需了解相关检查的优势所在。对于原发性肝肿瘤，以肝内胆管癌为例，指南明确指出腹部增强 MRI 较增强 CT 更有优势，且 MRI 的临床应用也日益普遍。但 MRI 和超声造影仍是局部检查，而增强 CT 评估肝外病变的优势更为突出，更有助于转移性肝肿瘤的诊断。

虽然转移性肝肿瘤是临床常见疾病，但本例病例首次检查时仍忽视了该诊断。这提示我们不应仅局限于超声图像，还需重视患者病史、临床症状、实验室检查等，对患者进行全面的评估才能做出正确的诊断。

参考文献

[1] Zheng R S, Zhang S W, Sun K X, et al. Cancer statistics in China, 2016[J]. Zhonghua Zhong Liu Za Zhi, 2023, 45(3):212-220.

[2] Binder-Foucard F, Bossard N, Delafosse P, et al. Cancer incidence and mortality in France over the 1980-2012 period: solid tumors[J]. Rev Epidemiol Sante Publique, 2014, 62(2):95-108.

[3] 中国抗癌协会肝癌专业委员会胆管癌协作组．原发性肝癌诊疗指南之肝内胆管癌诊疗中国专家共识（2022 版）[J]. 中华消化外科杂志，2022, 21(10):1269-1301.

[4] Kono Y, Lyshchik A, Cosgrove D, et al. Contrast enhanced ultrasound (CEUS) liver imaging reporting and data system (LI-RADS): the official version by the American College of Radiology (ACR)[J]. Ultraschall Med, 2017, 38(1):85-86.

[5] Dietrich C F, Nolsoe C P, Barr R G, et al. Guidelines and good clinical practice recommendations for contrast-enhanced ultrasound (CEUS) in the liver-update 2020 WFUMB in Cooperation with EFSUMB, AFSUMB, AIUM, and FLAUS[J]. Ultrasound Med Biol, 2020, 46(10):2579-2604.

[6] European Association for the Study of the Liver. EASL-ILCA Clinical Practice Guidelines on the management of intrahepatic cholangiocarcinoma[J]. J Hepatol, 2023, 79(1):181-208.

[7] 中国医师协会外科医师分会，中华医学会外科学分会胃肠外科学组，中华医学会外科学分会结直肠外科学组，等．中国结直肠癌肝转移诊断和综合治疗指南（2023 版）[J]. 中华消化外科杂志，2023, 22(1):1-28.

病例21 结肠癌化疗后继发肝紫癜

陈凯玲　闻捷先

病例介绍

患者女性，54 岁，10 个月余前行结肠恶性肿瘤根治术，术后“奥利沙铂 + 卡培他滨”方案化疗 6 周期，定期随访时发现肝占位 1 周。实验室检查：乙肝六项、丙肝抗体、血清甲胎蛋白正常范围，异常凝血酶原轻度升高，余肿瘤标志物均阴性。

超声所见

肝右后叶肾脏上方隐约见 13 mm × 11 mm 稍高回声区，边界不清，形态欠规则，无明显占位效应，彩色多普勒超声未见明显血流信号。超声造影（图 1-21-1）：动脉期病灶

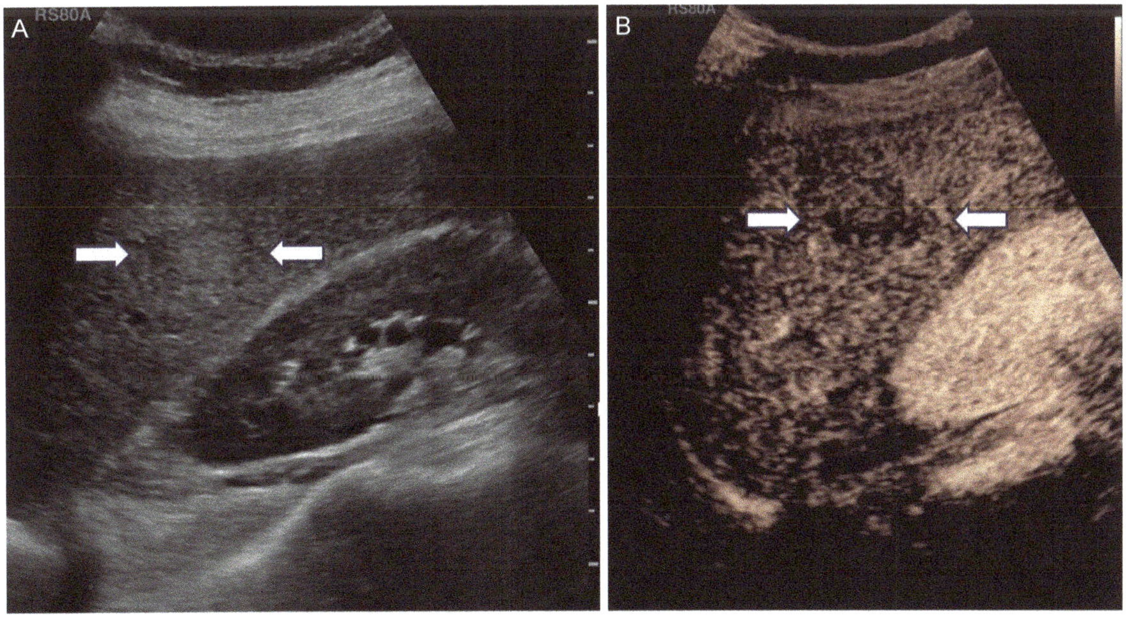

图 1-21-1　灰阶超声及超声造影表现
A. 肝右后叶隐约见稍高回声区，无明显占位效应；B. 动脉期病灶边缘轻度增强

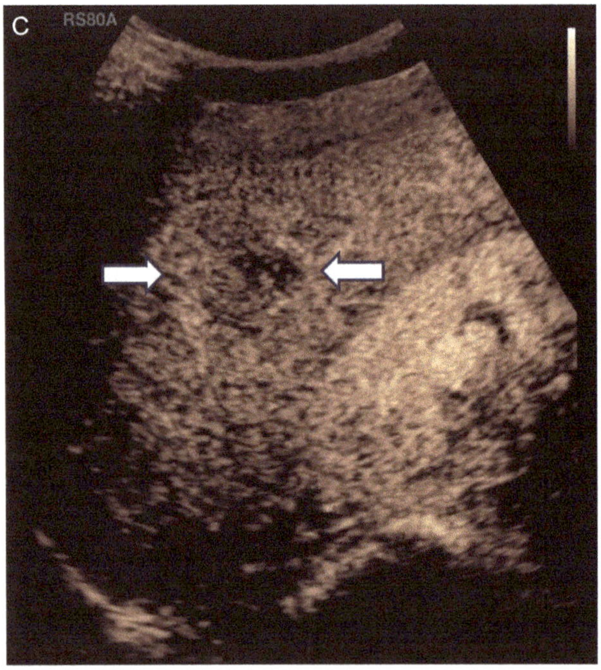

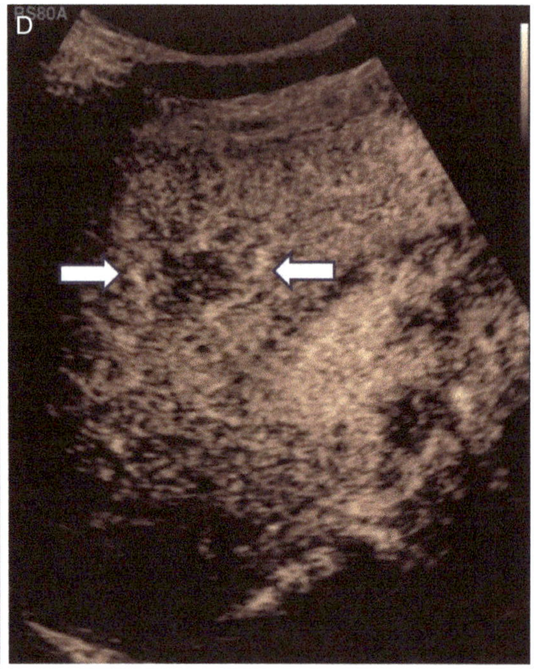

图 1-21-1 （续）灰阶超声及超声造影表现

C. 门脉期病灶边缘减退呈低回声；D. 延迟期病灶边缘呈低回声，病灶中央始终未见增强

边缘轻度增强，门脉期及延迟期病灶边缘呈低回声，中央始终未见明显增强。超声提示：肝右后叶实性占位，考虑转移性 MT 治疗后改变。

其他影像学检查

增强 MRI 检查：肝 S7 段类圆形异常信号影，大小约 15 mm × 12 mm，T1WI 呈稍低信号，T2WI 呈等-稍高信号，DWI 呈高信号，增强后动脉期边缘少许强化，门脉期及平衡期稍低信号，肝胆特异期呈低信号，考虑转移瘤可能。

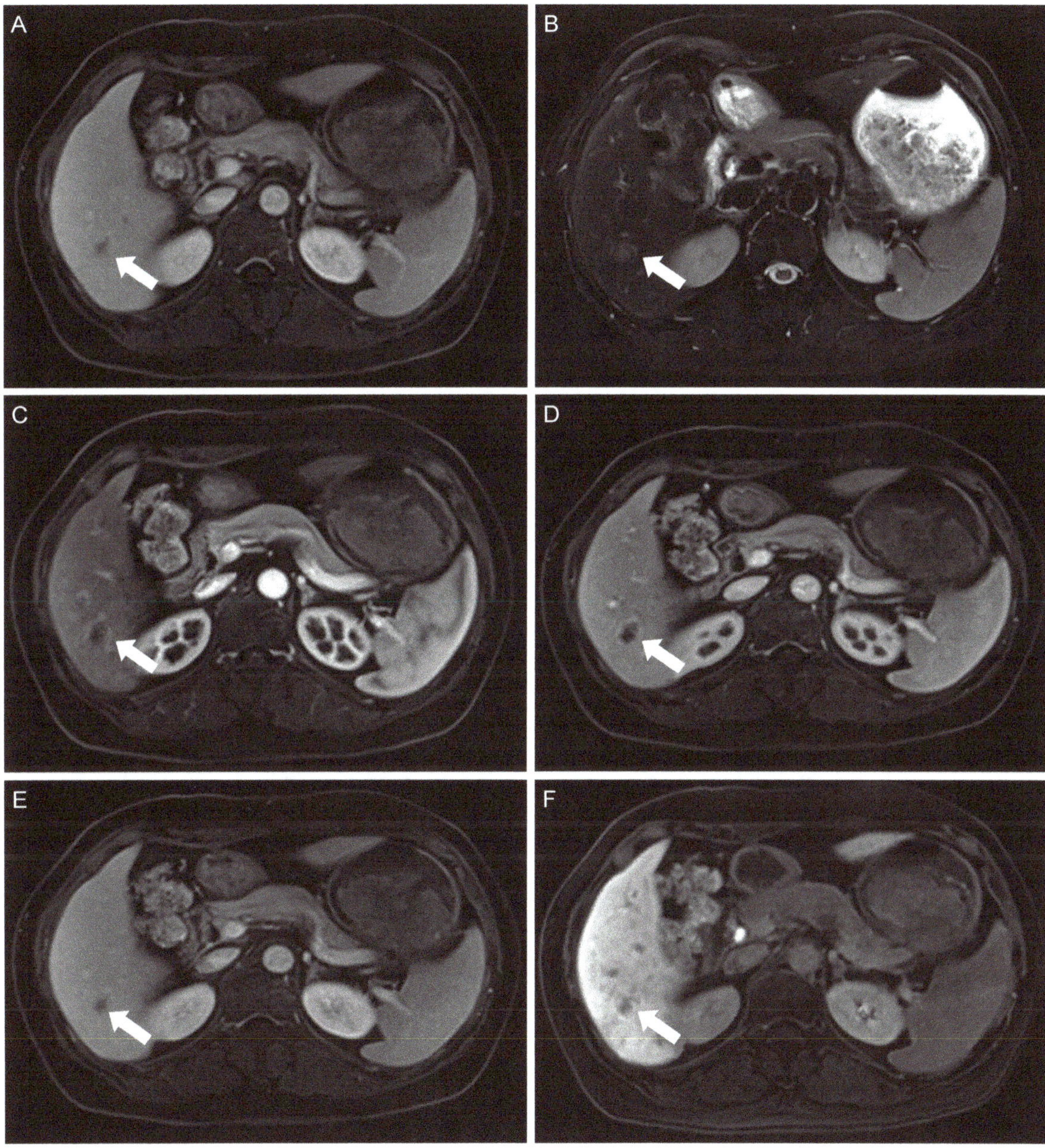

图 1-21-2 **增强 MRI 检查**

A. 肝右后叶 T1WI 稍低信号团块，边界不清，形态欠规则；B. T2WI 呈等 - 稍高信号；C. 注射造影剂普美显后，病灶周边呈稍高信号，中央未见明显强化；D. 门脉期呈稍低信号；E. 延迟期呈稍低信号；F. 肝胆特异期仍呈低信号

手术结果

患者行腹腔镜下特殊肝段切除术。

病理结果：大体标本呈灰黑色，质软，边界清，在镜下观察到肝窦扩张，充血，部分呈紫癜样改变。镜下病灶内出现大小不等的囊状扩张管腔，内见红细胞，与肝窦及中央静脉相通。

随访结果

术后患者恢复可，随访 4 个月肝内未见占位性病变。

分析讨论

肝紫癜（peliosis hepatis，PH）是一种罕见的肝脏良性病变，其组织学特征为大小不等、内充满红细胞的囊腔与肝窦相通。由于肝紫癜的发病率低，无明显临床症状，术前常被误诊为恶性肿瘤而导致不必要的手术切除。

1861 年，Wagner 首次报道肝紫癜，由于肝窦和中央静脉连接阻塞导致肝窦扩张，肝细胞坏死、肝窦屏障或内皮细胞损伤，红细胞从肝窦腔进入狄氏（Disse）间隙形成充满红细胞的囊腔。肝紫癜的病因尚不明确，常继发于糖尿病、自身免疫性疾病、器官移植、血液系统疾病使用激素或免疫抑制剂，以及恶性肿瘤化疗后，而且恶性肿瘤的快速扩散和加重可与肝紫癜同时或相继发生。

PH 患者大多数无症状，多为影像学检查时偶然发现，少数患者可出现肝肿大和转氨酶轻度升高，而广泛的肝紫癜会引起肝衰竭。实验室检查无特异性血清学标志物，影像学表现缺乏特异性，术前常被误诊为肝细胞癌、转移瘤等而行手术切除。PH 目前没有特殊的治疗方法，一旦确诊，应立即停止与该疾病相关的药物，如激素、免疫抑制剂等。治疗原发病尤为重要，如各种严重感染、恶性肿瘤、糖尿病、结核病、血液疾病等。

PH 还需与其他肝脏良恶性病变鉴别。

（1）肝细胞癌：肝细胞癌是发病率最高的肝脏原发恶性肿瘤，CEUS 门脉期及延迟期呈低回声，而 PH 多呈等增强，但与非肝硬化背景、AFP 阴性肝细胞癌较难鉴别，必要时需行穿刺活检。

（2）转移性肝癌：转移性肝癌的发病率约为原发性肝癌的 20 倍，肝外肿瘤史、血清肿瘤标志物升高、CEUS 动脉期表现为环形增强或不均匀增强、门脉期及延迟期低增强是肝转移癌的特征性表现。

（3）肝局灶性结节增生：两者实验室检查及临床症状无殊，肝局灶性结节增生的典型表现为 CEUS 动脉期离心性、轮辐状增强，门脉期及延迟期持续增强，部分可见中央瘢痕。

总之，术前诊断 PH 需结合患者病史、实验室及影像学检查结果，术中超声造影有助于 PH 的诊断及定位。

参考文献

[1] Sansone V, Falsetti L, Tovoli F, et al. An uncommon focal liver lesion: intrahepatic splenosis[J]. J Gastrointestin Liver Dis, 2020, 29(2):257-262.

[2] Pan W, Hong H J, Chen YL, et al. Surgical treatment of a patient with peliosis hepatis: a case report[J]. World J Gastroenterol, 2013, 19(16):2578-2582.

[3] Lloyd R L, Lyons E A, Levi C S, et al. The sonographic appearance of peliosis hepatis[J]. J Ultrasound Med, 1982, 1(7):293-294.

[4] Calistri L, Nardi C, Rastrelli V, et al. Mri of peliosis hepatis: A case series presentation with a 2022 systematic literature update[J]. J Magn Reson Imaging, 2023, 58(5):1386-1405.

[5] Demyashkin G, Zatsepina M. Peliosis hepatis complicated by portal hypertension following renal transplantation[J]. World J Gastroenterol, 2020, 26(34):5220-5222.

[6] Maruyama H, Takahashi K, Ishikawa N, et al. A rare case of peliosis hepatis in a patient with chronic renal failure and renal cell carcinoma[J]. Clin J Gastroenterol, 2020, 13(3):403-407.

[7] Iwata T, Adachi K, Takahashi M. Peliosis hepatis mimicking malignant hypervascular tumors[J]. J Gastrointest Surg, 2017, 21(6):1095-1098.

[8] Wannesson L, Chigrinova E, Raditchkova

M, et al. Peliosis hepatis in cancer patients mimicking infection and metastases[J]. Onkologie, 2009, 32(1-2):54-56.

[9] Dietrich CF, Nolsoe C P, Barr RG, et al. Guidelines and Good Clinical Practice Recommendations for Contrast-Enhanced Ultrasound (CEUS) in the Liver-Update 2020 WFUMB in Cooperation with EFSUMB, AFSUMB, AIUM, and FLAUS[J]. Ultrasound Med Biol, 2020, 46(10):2579-2604.

病例22 肝移植术后脾动脉盗血综合征

范培丽 俞 清

病例介绍

患者男性，64 岁，因“原发性胆汁性肝硬化 10 年”合并肝癌，入院行肝移植手术。肝移植术后第 3 天床旁超声显示肝动脉血流异常，闭塞可能。术后肝功能变化情况：总胆红素、丙氨酸转氨酶、门冬氨酸转氨酶缓慢下降；γ- 谷氨酸转氨酶明显递增（69 U/L → 398 U/L → 650 U/L）。

超声所见

彩色多普勒超声于肝门部未能测及明显肝动脉血流。PW 测及肝门部隐约肝动脉流速曲线，峰值加速度降低，PSV 0.43 m/s。超声造影显示：肝门部未见明确肝动脉显影，门静脉正常显影（图 1-22-1）。综合超声表现考虑：肝动脉闭塞可能。

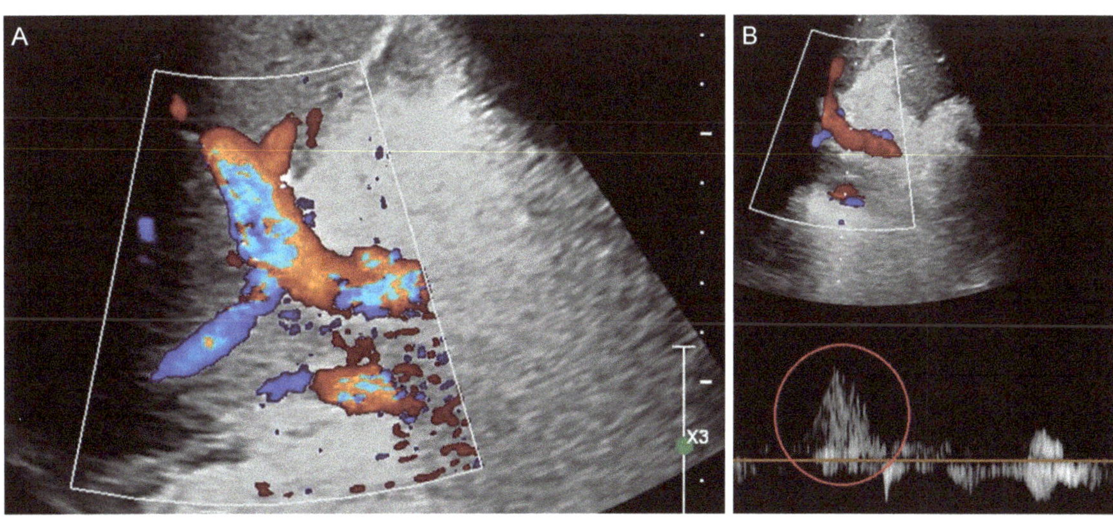

图 1-22-1 肝移植术后肝门部血管彩色多普勒超声及超声造影表现

A. CDFI 于肝门部未能测及明显肝动脉血流；B. PW 测及肝门部隐约肝动脉流速曲线（红色圆圈），峰值加速度降低

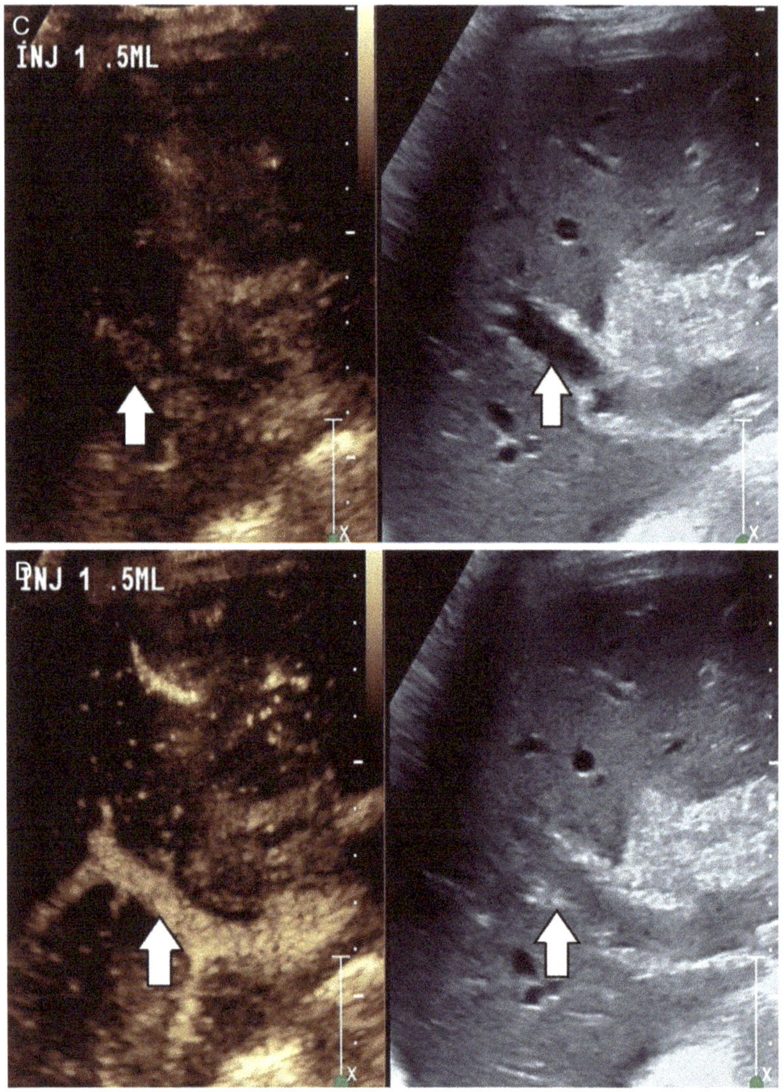

图 1-22-1 （续）肝移植术后肝门部血管彩色多普勒超声及超声造影表现
C、D. 超声造影示肝门部未见明确肝动脉显影，门静脉正常显影（白色箭头）

其他影像学检查

当日 DSA 显示：导管插管至腹腔动脉造影，肝动脉及左右分支血流尚存在，所显示动脉未见明显充盈缺损，吻合口未见明显狭窄，肝动脉血流缓慢，肝内动脉阻力大，肝内动脉小分支显影不佳，灌注较差。脾动脉血流多、快，脾静脉和门静脉显示时肝左右动脉仍显示（图 1-22-2）。考虑肝移植术后脾动脉盗血综合征。

基于 DSA 结果，再次调阅超声造影图像，仔细逐帧回放，发现在门脉显影后，可在其旁隐约见纤细肝动脉显影，晚于门脉显影时间（图 1-22-3）。与 DSA 表现一致。

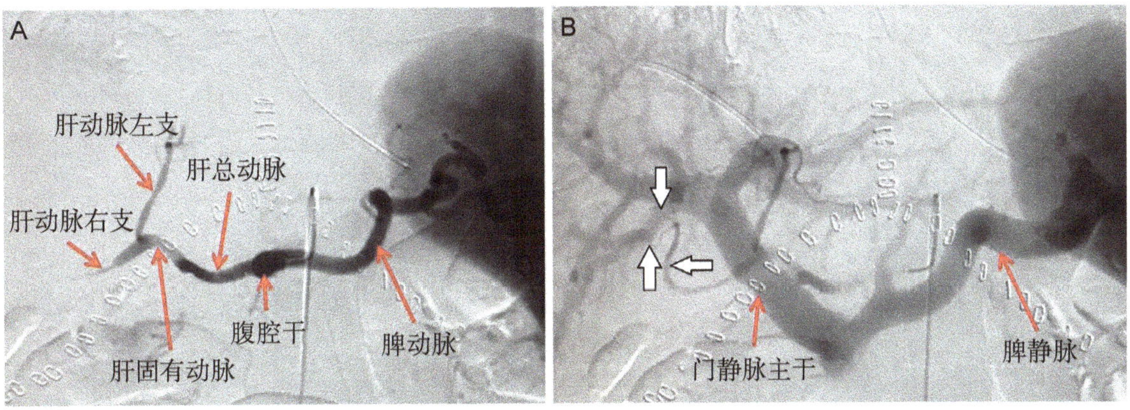

图 1-22-2 **DSA 表现**

A. 肝动脉及左右分支血流尚存在，所显示动脉未见明显充盈缺损，吻合口未见明显狭窄，肝动脉血流缓慢，肝内动脉阻力大，肝内动脉小分支显影不佳，灌注较差。脾动脉血流多、快；B. 脾静脉和门静脉显示时肝左右动脉仍显示（白色箭头）

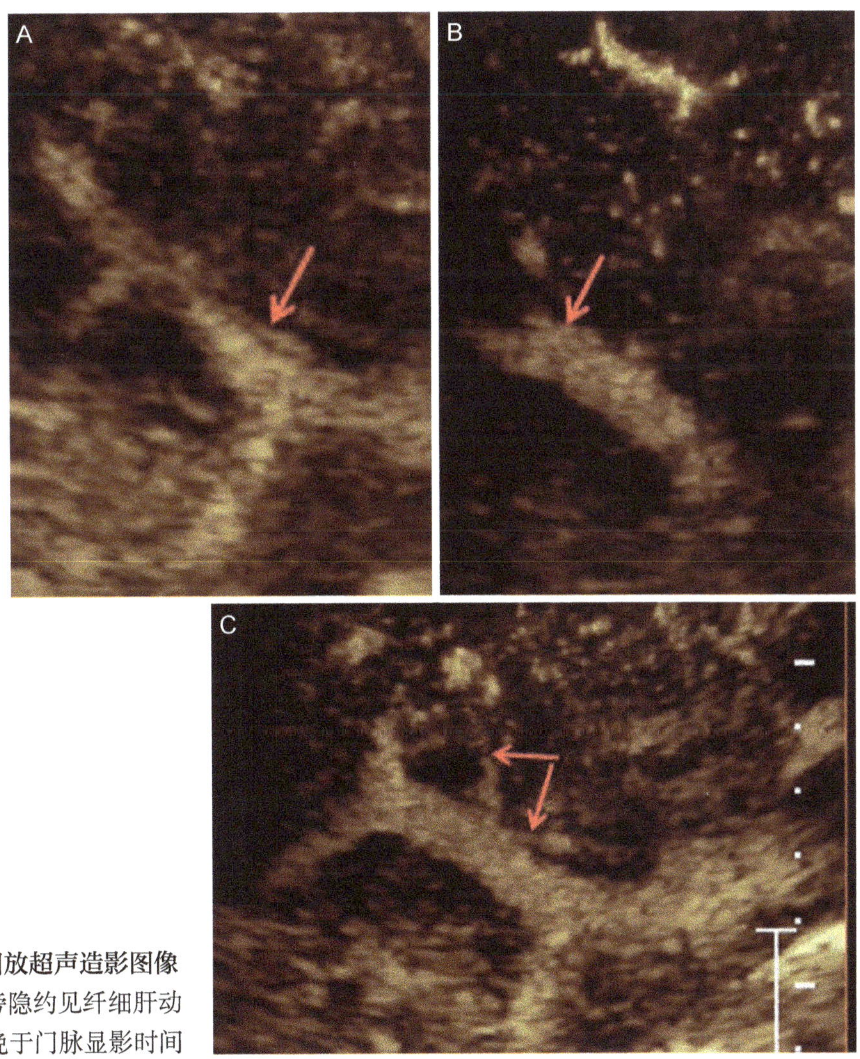

图 1-22-3 **再次逐帧回放超声造影图像**

A~C. 门脉显影后，其旁隐约见纤细肝动脉显影（红色箭头），晚于门脉显影时间

手术结果

当日行脾动脉栓塞术：于脾动脉主干的中段，给予 Nester 7 枚栓塞，术后腹腔动脉造影显示脾动脉血流明显减少，但血流仍可通过弹簧圈进入脾脏内，脾脏染色可，门静脉回流时间较前明显延迟。肝动脉血流较前增加明显，肝左右动脉及其分支显示较前增加明显，血流通畅，肝动脉实质灌注较前明显增加（图 1-22-4）。

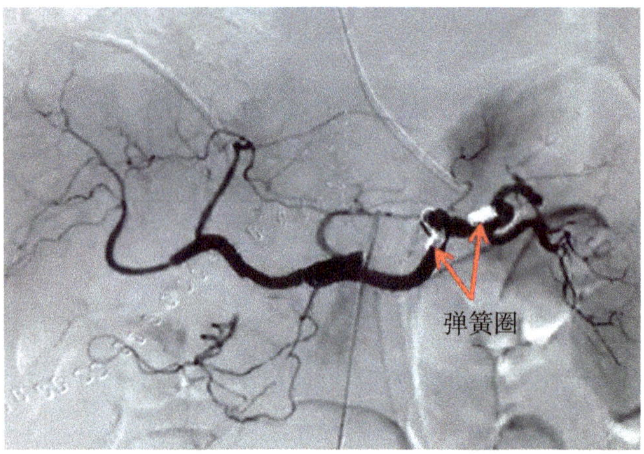

图 1-22-4 **脾动脉栓塞术后，肝动脉血流恢复正常，肝动脉实质灌注较前明显增加**

随访结果

脾动脉栓塞术后第 1 天，患者丙氨酸转氨酶（79 U/L → 263 U/L）和门冬氨酸转氨酶（82 U/L → 522 U/L）骤增，γ- 谷氨酰转氨酶无明显变化，临床考虑缺血再灌注损伤。

脾动脉栓塞术后第 2~4 天，患者丙氨酸转氨酶（263 U/L → 131 U/L）、门冬氨酸转氨酶（522 U/L → 81 U/L）和 γ- 谷氨酰转氨酶（653 U/L → 374 U/L）明显下降。

分析讨论

脾动脉盗血综合征（splenic artery steal syndrome，SASS）为肝移植术后发生的相对少见并发症，发病率 3.1%~5.9%。粗大脾动脉和肝动脉“争夺”血流，因此多发生在肝移植术前终末期肝病患者中。患者存在脾动脉阻力降低和脾动脉扩张，导致脾脏充血及高灌注相关的脾功能亢进，引起肝动脉灌注不良和肝组织缺氧，导致肝脏和胆管缺血性损伤，可导致肝功能异常（3 个月内），胆道缺血性损伤（3 个月后），甚至移植物丧失功能。

彩色多普勒超声检查动态监测移植肝动脉血流流速曲线的改变，具有重要诊断价值。表现为肝动脉通畅、流速曲线减弱，流速较慢（小于 30 cm/s），RI 增高。治疗后肝动脉流速升高，RI 下降，门静脉流速降低。

腹腔动脉－肝动脉造影是诊断 SASS 的金标准，表现为脾动脉迂曲、扩张（直径大于 4 mm 或 1.5 倍肝动脉），脾动脉或胃十二指肠动脉提前显影，肝动脉通畅，血流延迟或微弱，肝内细小动脉充盈延迟，脾静脉和门静脉同时甚至先于肝动脉显影。

治疗方法：脾切除、脾动脉结扎或缩细、脾动脉栓塞，其中脾动脉主干弹簧圈栓塞是较好的方法。

参考文献

[1] 于家傲，寇凯，吕行，等. 肝移植术后脾动脉盗血综合征的诊疗策略 [J]. 中华肝胆外科杂志，2024, 30(4):308-312.

[2] 邹卫龙，张薇，任秀昀，等. 肝移植术后脾动脉盗血综合征的诊断和防治 [J]. 中华肝胆外科杂志，2015, 21(6):382-387.

[3] 李娜. 彩色多普勒超声在动态监测原位肝移植术后脾动脉盗血综合征中的应用 [J]. 中华超声影像学杂志，2011, 20(2):182-184.

病例23 脾脏炎性假瘤样滤泡树突状细胞肿瘤

杨雨辰　韩　红

病例介绍

患者男性，47 岁，因反复低热伴乏力半年余入院。C 反应蛋白升高，其余实验室指标均阴性。

超声所见

常规超声：脾内见 55 mm × 50 mm 混合回声团块，边界清，形态规则，内部回声不均匀，CDFI 内见短线状血流信号（图 1-23-1）。超声造影：脾内病灶 13 s 开始增强，19 s 达峰，24 s 呈等回声，34 s 开始减退，门脉期及延迟期均呈低回声改变，局部见少量不增强区（图 1-23-2）。超声提示：考虑脾少见类型恶性肿瘤可能。

其他影像学检查

增强 CT 检查：脾脏内见一类圆形低密度影，边界欠清晰，密度不均匀，其内可见

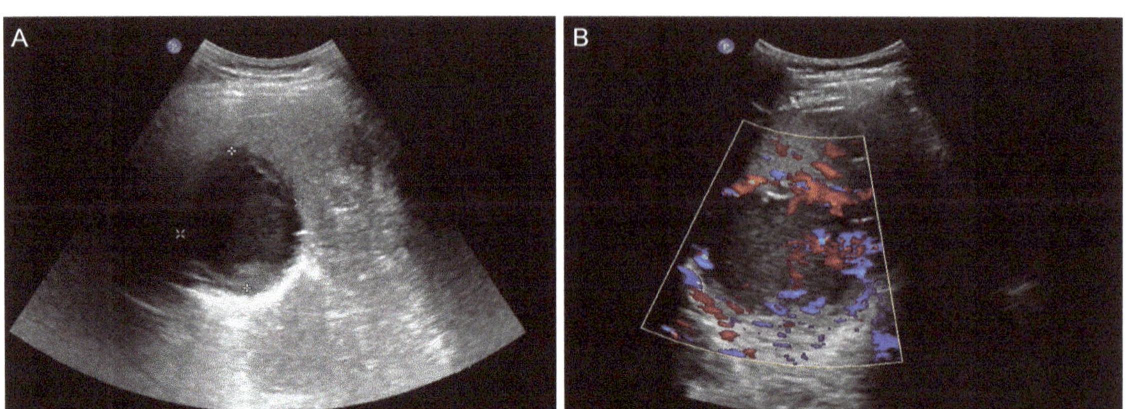

图 1-23-1　常规超声表现

A. 脾内混合回声团块；B. CDFI 内见短线状彩色血流

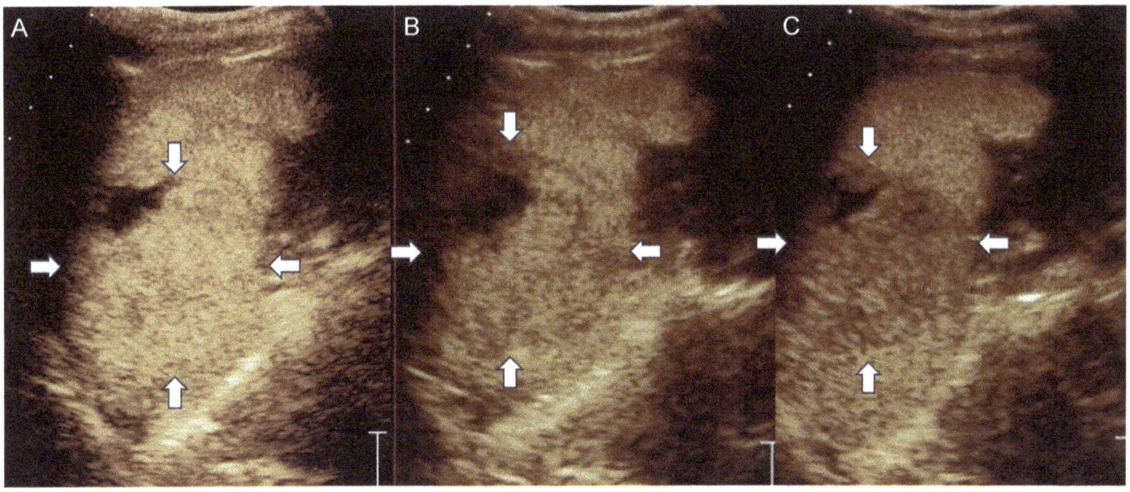

图 1-23-2 **超声造影表现**

A. 脾内病灶动脉期快速增强，24 s 呈等回声；B. 34 s 开始减退；C. 门脉期呈低回声改变

更低密度影，增强后病灶呈不均匀强化，边缘见包膜样影（图 1-23-3）。CT 提示：脾脏类圆形低密度灶伴液化，考虑 MT 可能。

手术结果

患者行脾脏切除术。巨检：脾包膜尚完整，切面见灰白肿物，大小 6.3 cm × 6.5 cm，界清，质中，局部紧贴脾包膜。病理结果：镜下见淋巴细胞、浆细胞背景，其间散在分布大细胞成分，大细胞细胞核梭形，核膜薄，染色质细，可见小核仁，且 EB 病毒阳性。免疫组化结果：CD3 淋巴细胞 +，CD20 淋巴细胞 +，CD31 部分滤泡树突状细胞 +，CD23 个别细胞 +，CD35 部分细胞 +，ALK−，EMA 浆细胞 +。原位杂交：EBER 散在大细胞 +。病理诊断：考虑为炎性假瘤样滤泡树突状细胞肿瘤。

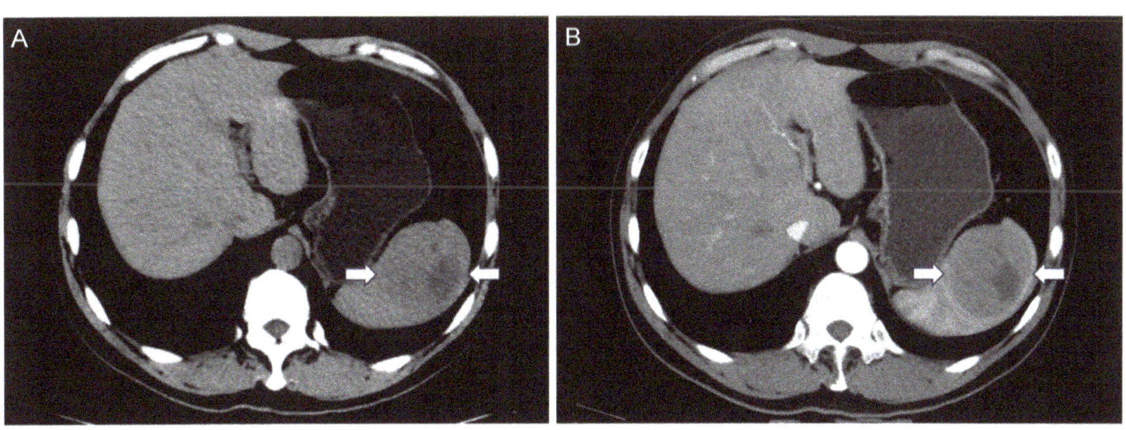

图 1-23-3 **CT 表现**

A. 脾内类圆形低密度病灶；B. 病灶呈不均匀强化，边缘见包膜样影

分析讨论

炎性假瘤样滤泡树突状细胞肿瘤（inflammatory pseudotumor—like follicular dendritic cell tumor，IPT-1ike FDCT）是一种极其罕见的滤泡树突状细胞来源的淋巴造血系统的低度恶性肿瘤，1996 年由 Selves 等首次描述，Cheuk 等在 2001 年明确定义。该病好发于女性，发病机制与 IgG4 相关性疾病有关，发生在腹腔的 IPT-1ike FDCT 具有较高的侵袭性及复发转移率，多数患者发生于肝脏及脾脏，并与 EB 病毒感染有关。

IPT-1ike FDCT 临床表现常无特异性，可表现为腹部包块、腹胀、消瘦等症状，发生在脾脏者可表现为脾肿大及脾功能亢进等症状。脾脏常见良性肿瘤（如血管瘤）超声造影多呈“慢进慢退”表现，而恶性肿瘤（如淋巴瘤等）常呈现“快进快退”的强化特点。本病应与脾脏恶性肿瘤中最常见的淋巴瘤鉴别，后者超声造影动脉期多呈等增强或低增强表现，且其内部较少出现出血、坏死等改变。目前该病的诊断主要依靠病理活检，肿瘤主要见梭形细胞，间质浸润大量淋巴细胞、浆细胞等炎性细胞，周围可见水肿、渗出等炎性表现，CD21、CD35 是诊断滤泡树突状细胞肿瘤的首选标志物，对 FDCT 的敏感性、特异性及准确度均较高。本病目前尚无标准治疗方案，对局限性生长病灶以单纯手术切除为主要治疗手段，但术后是否应行辅助化学治疗存在争议。

参考文献

[1] Selves J, Meggetto F, Brousset P, et al. Inflammatory pseudotumor of the liver. Evidence for follicular dendritic reticulum cell proliferation associated with clonal Epstein-Barr virus[J]. Am J Surg Pathol, 1996, 20(6):747-753.

[2] Cheuk W, Chan J K, Shek T W, et al. Inflammatory pseudotumor-like follicular dendritic cell tumor: a distinctive low-grade malignant intra-abdominal neoplasm with consistent Epstein-Barr virus association[J]. Am J Surg Pathol, 2001, 25(6):721-731.

[3] 黄娟，刘晓明. 脾脏炎性假瘤样滤泡树突状细胞肿瘤超声表现 1 例 [J]. 中国超声医学杂志，2020, 36(2):191.

[4] Shia J, Chen W, Tang LH, et al. Extranodal follicular dendritic cell sarcoma: clinical, pathologic, and histogenetic characteristics of an underrecognized disease entity[J]. Virchows Arch, 2006, 449(2):148-158.

[5] 符茗铨，蒋梅．肝脏炎性假瘤样滤泡树突状细胞肿瘤 1 例临床分析 [J]. 中国热带医学，2018, 18(8):857-9.
[6] 吴婷婷，方超，韩红．脾脏炎性假瘤样滤泡树突状细胞肿瘤 1 例 [J]. 中国医学影像技术，2021, 37(8):1278.
[7] 许秀丽，徐婉妮，王映梅，等．炎性假瘤样滤泡树突状细胞肿瘤 5 例临床病理学特征 [J]. 诊断病理学杂志，2017, 24(4):263-266.
[8] 李剑，尹为华，余光银，等．Clusterin、CXCL13、Podoplanin(D2-40)、CD21 与 CD35 对滤泡树突细胞肉瘤的诊断价值评价 [J]. 临床与实验病理学杂志，2015, 31(2):145-150.

病例24　胆囊肉瘤样癌

汤丛语　闻捷先

病例介绍

患者男性，67岁，半年前出现腹痛，右侧季肋区不适。外院超声提示胆囊增大伴多发低回声占位。实验室检查：AFP 9.6 ng/mL，CEA 2.5 ng/mL，CA19-9 92.6 U/mL（↑），CA153 26.6 U/mL，C反应蛋白97.4 mg/L（↑）。PET/CT提示胆囊MT伴胆囊旁淋巴结转移可能。

超声所见

胆囊大小117 mm×50 mm，体部见55 mm×37 mm低回声团块，形态欠规则，内部回声欠均匀，CDFI显示较丰富彩色血流，RI 0.79。肝内胆管轻度扩张，约4 mm。肝门部见68 mm×57 mm低回声团块，形态欠规则，内部回声欠均匀，CDFI示内部短线状彩色血流（图1-24-1）。超声造影：胆囊体部病灶18 s开始增强，呈整体增强，27 s达峰值，32 s呈等回声，40 s呈稍低回声，门脉期及延迟期均呈低回声改变。再次注射

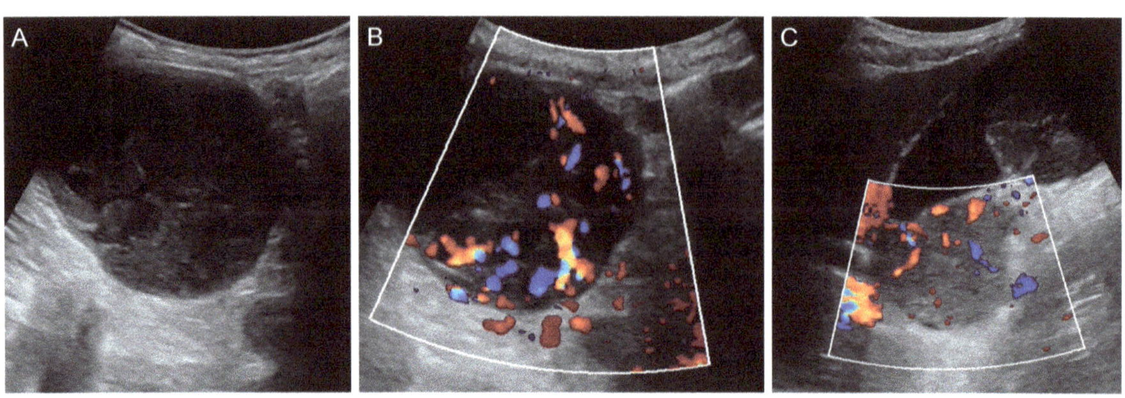

图1-24-1　**常规超声表现**

A. 胆囊体部低回声团块，形态欠规则；B. 病灶内部较丰富线状彩色血流；C. 肝门部低回声团块，CDFI见短线状彩色血流

造影剂后，肝门部病灶 18 s 开始增强，25 s 达峰值，增强强度欠均匀，30 s 呈等回声，50 s 呈稍低回声，门脉期及延迟期均呈低回声改变（图 1-24-2）。超声提示：胆囊体部实质占位，考虑 MT；肝门部实质占位，考虑转移性淋巴结可能。

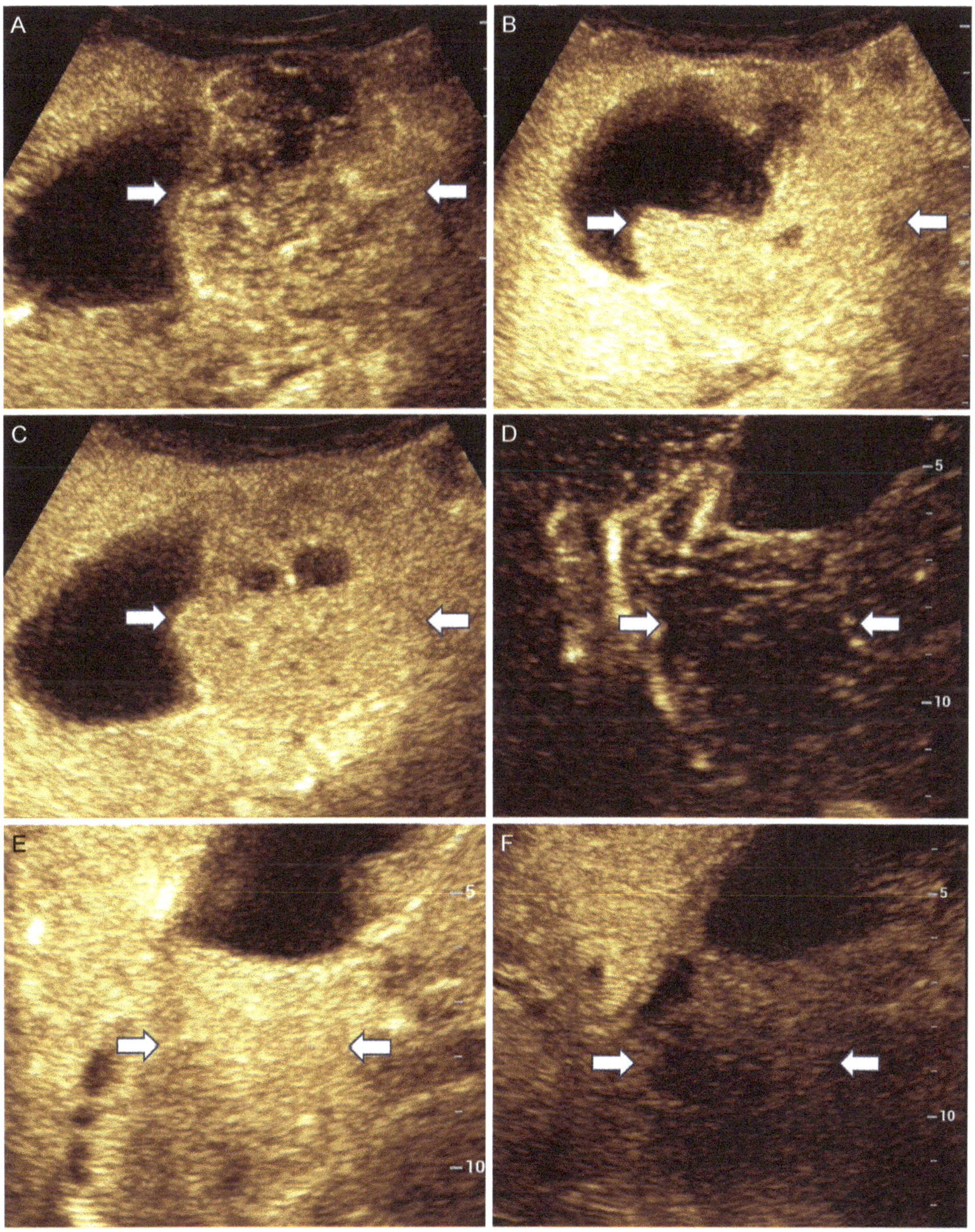

图 1-24-2 **超声造影表现**

A~C. 胆囊体部病灶 18 s 开始整体不均匀增强，强化达峰值时呈不均匀高增强，40 s 呈稍低回声，内见少许不增强区；D~F. 肝门部病灶 18 s 开始增强，25 s 达峰值，增强强度欠均匀，延迟期呈低回声

其他影像学检查

增强 MRI 检查：胆囊壁不规则增厚呈肿块样，最厚处约 3.7 cm，T1WI 呈低信号，T2WI 呈稍高信号，DWI 呈稍高信号，增强扫描明显不均匀强化（图 1-24-3）。肝门处胆囊旁见肿块样异常信号灶，大小约 6.4 cm × 5.8 cm，信号及强化程度同前一病灶，与胆囊、局部胆总管及胰头部关系密切。MRI 提示：胆囊 MT，肝门处淋巴结转移瘤。

手术结果

胆囊底部及颈部见肿物，共计大小 11 cm × 8 cm × 3.5 cm，切面灰白灰黄，部分区域似坏死。病理诊断：胆囊差分化恶性肿瘤伴大量中性粒细胞浸润，结合形态及免疫组化结果，大部分为肉瘤样癌（约 95%）成分，少部分为腺癌（约 5%）成分，分化中等。

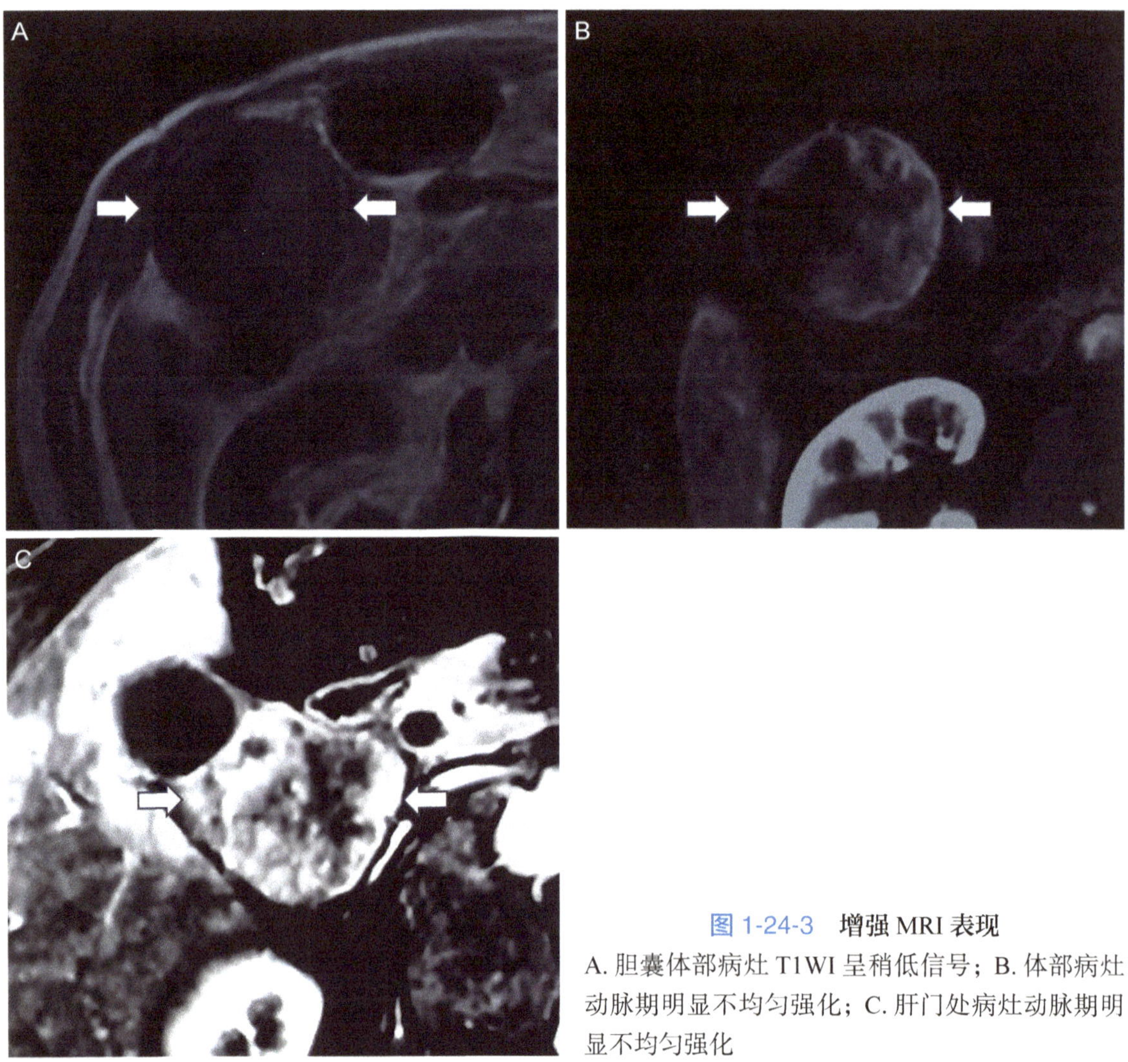

图 1-24-3 **增强 MRI 表现**

A. 胆囊体部病灶 T1WI 呈稍低信号；B. 体部病灶动脉期明显不均匀强化；C. 肝门处病灶动脉期明显不均匀强化

符合胆囊差分化癌，间质大量中性粒细胞浸润提示产中性粒细胞集落刺激因子（G-CSF）的差分化癌可能性。癌组织浸润胆囊壁浆膜层。

分析讨论

胆囊肉瘤样癌（gallbladder sarcomatoid carcinoma）是一种极其罕见且高度恶性的胆囊原发性肿瘤，由癌性（上皮来源，通常为腺癌）和肉瘤样成分（间叶来源）组成。有研究认为其来源可能为胆囊上皮内瘤进展为癌，最终通过上皮－间质转化进展为肉瘤样癌。研究发现胆囊肉瘤样癌患者即使接受了根治性切除术，无论是否进行术后辅助性治疗，预后都非常差。

胆囊肉瘤样癌通常表现为腹痛、黄疸、恶心和食欲不振，有些患者可能会出现腹部包块和体重下降。症状可持续数天至数年，大多数病例的 CEA 和 CA19-9 水平正常。超声表现为胆囊壁显著弥漫性、局灶性或不规则增厚，或胆囊腔内巨大的实性肿块，常充满整个胆囊腔，可能伴有坏死。肿块一般表现为不均匀的低回声团块，形态不规则，胆囊壁连续性中断，常见直接侵犯周围肝实质导致周围肝实质回声异常。但胆囊肉瘤样癌的确诊难以通过单纯的影像学方法实现，仍高度依赖术后病理组织学及免疫组化检查。

胆囊肉瘤样癌的鉴别诊断主要包括。

（1）胆囊腺癌：腺癌是最常见的胆囊恶性肿瘤，影像学表现（胆囊壁增厚、肿块、肝脏侵犯、淋巴结转移）与晚期肉瘤样癌高度重叠。但相较于腺癌，肉瘤样癌被认为侵袭性更强，生长更快，形成的肿块可能更大、更广泛地侵犯邻近结构。

（2）胆囊原发性肉瘤：在胆囊肿瘤中极其罕见，如未分化多形性肉瘤、平滑肌肉瘤与血管肉瘤等，确诊依赖于术后病理。

（3）原发性肝癌侵犯胆囊：需在影像学上仔细评估肿瘤的主体中心是在肝内还是胆囊内，原发于肝脏的肿瘤可见肝内原发灶，而胆囊肉瘤样癌则以胆囊为中心，其胆囊结构破坏更为严重。

参考文献

[1] Hirose K, Omori Y, Ono Y, et al. Molecular comparison of concurrent components of high-grade dysplasia, adenocarcinoma, and sarcomatoid carcinoma in a case of sarcomatoid carcinoma of the gallbladder [J]. Virchows Arch, 2023, 483(2):261-266.

[2] Ajiki T, Nakamura T, Fujino Y, et al. Carcinosarcoma of the gallbladder with chondroid differentiation [J]. J Gastroenterol, 2002, 37(11):966-971.

[3] 周雅淑 , 马怡晖 , 裴家鑫 , 等 . 胆囊肉瘤样癌 16 例临床诊治及预后分析 [J]. 临床肝胆病杂志 , 2024, 40(04):767-772.

[4] Liu K H, Yeh T S, Hwang T L, et al. Surgical management of gallbladder sarcomatoid carcinoma [J]. World J Gastroenterol, 2009, 15(15):1876-1879.

病例25 胆囊腺鳞癌

耿志丹　闻捷先

病例介绍

患者男性，71 岁，因“背部疼痛 6 个月，检查发现胆囊占位 3 天”入院。患者 6 个月前无明显诱因出现背部疼痛不适，疼痛呈间歇性，程度较轻，3 天前 CT 检查发现胆囊占位，考虑胆囊癌可能。体格检查：右上腹轻压痛，无反跳痛，墨菲征阴性，未触及包块，无黄疸。血常规、肝功能指标均正常。患者诉外院查肿瘤标志物升高，具体不详。

超声所见

胆囊窝处未见正常胆囊回声，见大小约 81 mm × 85 mm 实质低回声团块，与肝实质分界不清，CDFI 显示病灶未见明显彩色血流（图 1-25-1）。超声造影：胆囊窝病灶 14 s 开始周边不规则结节样增强，21 s 达峰，34 s 呈低回声，门脉期及延迟期均呈低回声，

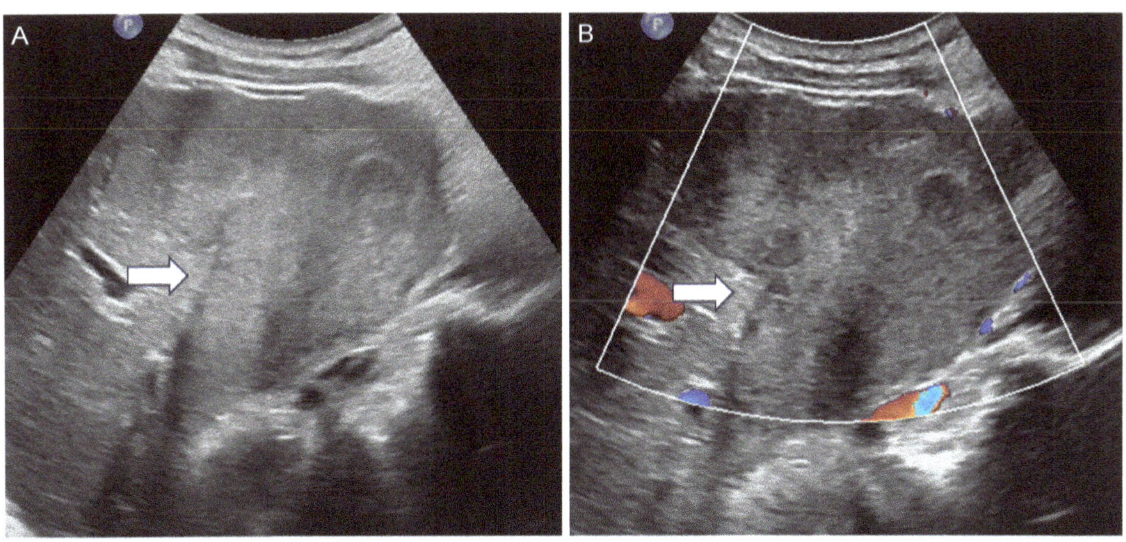

图 1-25-1　常规超声图像

A. 胆囊窝处实质低回声病灶；B. CDFI 示病灶未见明显彩色血流

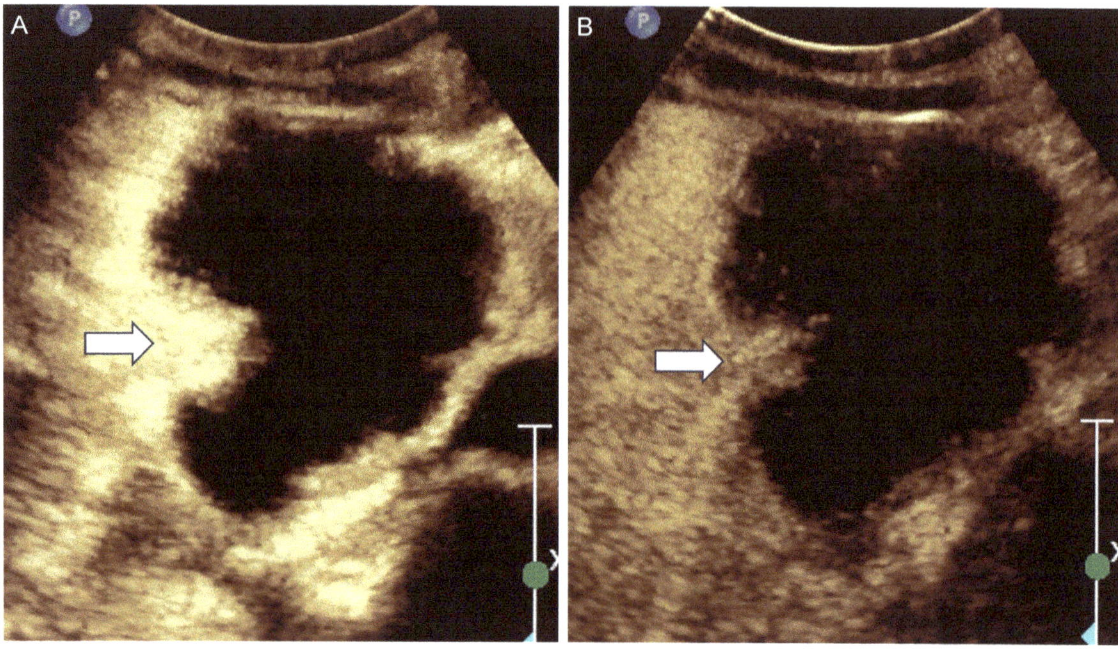

图 1-25-2 **超声造影图像**

A. 病灶周边不规则结节样增强，21 s 达峰；B. 门脉期及延迟期均呈低回声，病灶大部分区域未见增强

病灶内大部分区域未见造影剂进入（图 1-25-2）。超声提示：胆囊窝实质占位，考虑胆囊MT，腺鳞癌可能。

手术结果

患者行胆囊癌根治术。术中探查发现胆囊窝病灶与肝实质分界不清，遂行胆囊切除 + 部分肝局部切除术。巨检：切开胆囊标本后发现胆囊腔内充满灰白色、豆渣样物质。肿瘤二灶，大小分别为 6 cm × 5 cm × 4 cm 及 1 cm × 0.8 cm × 0.8 cm。病理诊断：胆囊腺鳞癌（adenosquamous carcinoma，ASC），浸润胆囊壁全层，累及肝实质，未见明确脉管内癌栓及神经侵犯，切缘（+），T3N1Mx。（肝十二指肠韧带）淋巴结 12 枚，见癌转移（3/12）。组织病理学分析显示，肿瘤中鳞状细胞癌（squamous cell carcinoma，SCC）占 90%，腺癌（adenocarcinomas，AC）占 10%。免疫组化：CK5/6（+），p40（+），CK7（+），CK220（−），p63（+），CK（+），p53（90%+），Ki-67（+90%）。

分析讨论

胆囊癌是最常见的胆道系统恶性肿瘤，由于其侵袭性行为和治疗选择有限，在晚期诊断时预后非常差。胆囊癌最常见的病理类型为 AC，而胆囊 ASC 十分罕见，占比约 5%。免疫组化检查可见 CK5/6、p40 鳞状上皮标志物阳性，而 CK7、CK19 腺上皮标志物在 AC 成分中表达。本例病理学特征符合上述诊断标准。

超声是胆囊疾病的首选影像学检查技术。CEUS 可通过显示病变微循环灌注特征有效鉴别胆囊占位性质，在胆囊病变的鉴别诊断中具有重要价值。研究表明，CEUS 在评估胆囊壁病变性质、侵犯深度及血供特点方面具有独特优势。本例患者病灶与肝实质分界不清，需与肝癌鉴别。患者既往未接受过胆囊切除术，而病灶位于胆囊窝，病变呈现出自胆囊窝向肝实质生长的表现，因此在定位诊断方面优先考虑病灶来源于胆囊。在 CEUS 表现方面，病灶呈“快进快出”强化模式，而病灶中央见大片无增强的坏死区域。这种 CEUS 增强模式不同于胆囊腺癌的表现，胆囊腺癌在 CDFI 及 CEUS 中常表现为血流丰富、胆囊壁连续性中断、CEUS“快进快出”增强模式等特征，如果胆囊腺癌侵犯整个胆囊，常不会表现为大片坏死。因此，结合大片坏死区域的 CEUS 表现，考虑本病例为 ASC 的可能。这种影像表现与其病理 SCC 占比达 90% 相关。鳞癌细胞成分具有角质化倾向，大量的角质上皮脱落聚集于胆囊腔，表现为胆囊腔内充满灰白色豆渣样物质。由于胆囊 ASC 的罕见性，既往相关文献多为病例报道，其与胆囊 AC 及胆囊 SCC 的超声鉴别要点仍有待进一步深入研究。

参考文献

[1] Roa J C, García P, Kapoor V K, et al. Gallbladder cancer [J]. Nat Rev Dis Primers, 2022, 8(1):69.

[2] Murimwa G, Hester C, Mansour J C, et al. Comparative outcomes of adenosquamous carcinoma of the gallbladder: An analysis of the national cancer database [J]. J Gastrointest Surg, 2021, 25(7):1815-1827.

[3] Yu M H, Kim Y J, Park H S, et al. Benign gallbladder diseases: Imaging techniques and tips for differentiating with malignant gallbladder diseases [J]. World J Gastroenterol,

2020, 26(22):2967-2986.
[4] 贾丽刚, 费翔, 经翔, 等. 超声造影鉴别诊断胆囊息肉样病变性质的多中心研究 [J]. 中国医学影像学杂志, 2024, 32(11):1147-1154.
[5] Mandal S, Ponnekanti S K, Dadeboyina C, et al. A case report on adenosquamous carcinoma of gallbladder: A very rare malignancy [J]. Cureus, 2021, 13(6):e15791.
[6] Karampa A D, Gkizas G, Kyrochristou G, et al. Adenosquamous carcinoma of the gallbladder: A rare surgical entity [J]. Cureus, 2025, 17(1):e77811.
[7] Khanal B, Lamichhane P, Bhatta R R, et al. Adenosquamous carcinoma of gallbladder: A rare case report [J]. Cureus, 2024, 16(8):e68049.

病例26 胆囊脂肪肉瘤

陈建飞　袁海霞

病例介绍

患者女性，32 岁，因“发热 1 个月，检查发现胆囊占位”入院。患者 3 周前出现无明显诱因发热，自测体温 37~38.5℃，无咳嗽、咳痰、恶心、呕吐、腹痛、腹胀、腹泻等不适。

超声所见

胆囊囊壁见大小约 3 cm 极低回声团块，向肝内突出，可见包膜样高回声，与胆囊体部壁融为一体。CDFI 于病灶内探及短线状血流，阻力指数为 0.52（图 1-26-1）。超声造影：病灶 11 s 开始整体增强，增强较均匀，18 s 达峰，30 s 开始减退，可见周围较完整的包膜样增强（图 1-26-2）。超声提示：胆囊肌层来源 MT 可能。

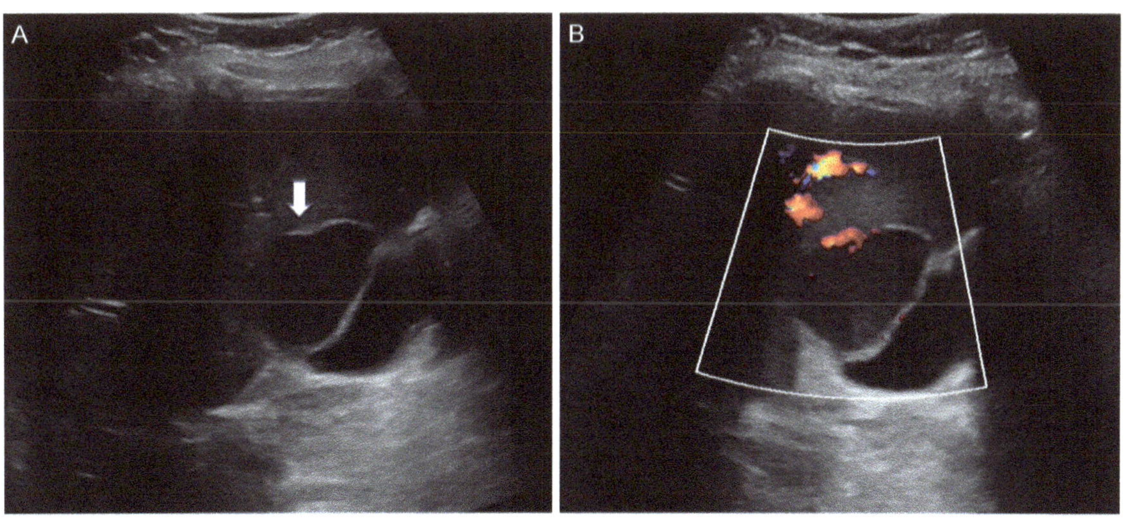

图 1-26-1　**常规超声图像**

A. 胆囊内见极低回声团块；B. 病灶内探及短线状血流

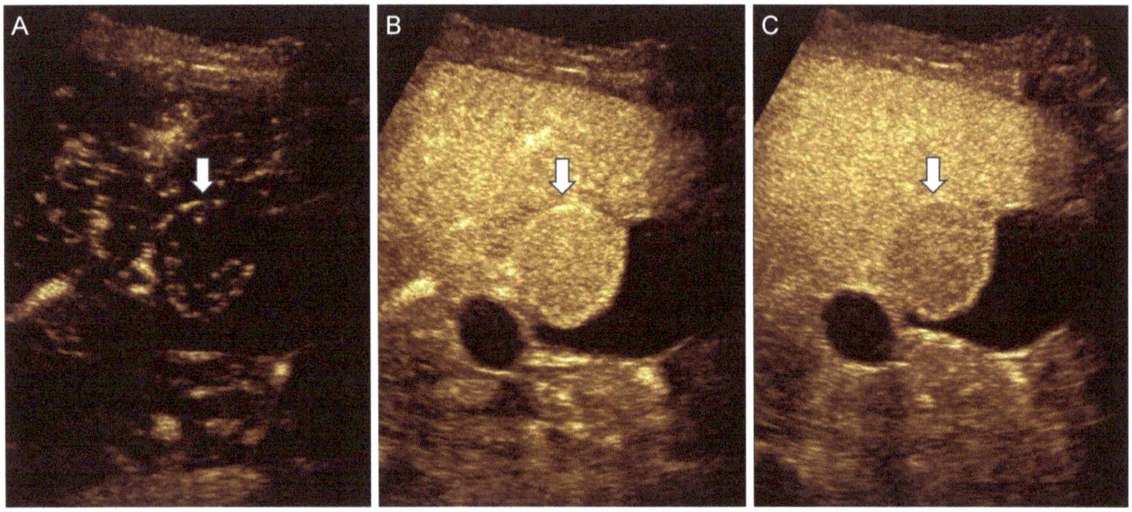

图 1-26-2　**超声造影表现**

A. 病灶 11 s 开始增强；B. 18 s 达峰，增强较均匀；C. 30 s 开始减退，可见较完整的包膜样增强

其他影像学检查

增强 MRI 检查：胆囊见圆形异常信号影，直径约 35 mm，T1WI 为等信号，T2WI 为等信号，内见结节状高信号，DWI 为高信号，ADC 信号减低，增强后呈延迟强化，其内见结节状强化灶，胆管未见扩张（图 1-26-3）。MRI 提示：胆囊 MT 伴肝门区稍大淋巴结。

手术结果

患者行胆囊癌根治术。术中所见：胆囊大小 7 cm × 6 cm × 3 cm，于胆囊体部黏膜下

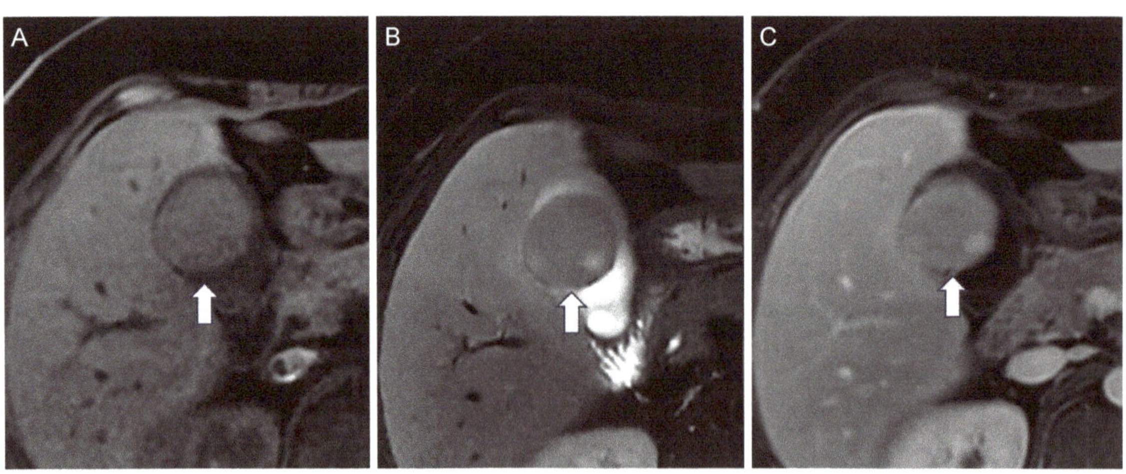

图 1-26-3　**增强 MRI 图像**

A. T1WI 病灶呈等信号，边界清晰；B. T2WI 呈等信号，内见结节状高信号；C. 增强后病灶呈延迟强化，其内见结节状强化灶

见一肿物，大小 5.5 cm × 5 cm × 3 cm，切面灰黄，质软，界清；周围胆囊黏膜粗糙，局部见金黄色颗粒样隆起，浆膜面光滑，余胆囊壁厚 0.2 cm。病变主体位于固有肌层，膨胀性生长，侵及黏膜下层与胆囊窝处纤维结缔组织，未累及肝实质。病理诊断：倾向炎症型脂肪肉瘤。

分析讨论

脂肪肉瘤是一种由脂肪细胞组成的间质恶性肿瘤，多发生于下肢和腹膜后，常见于中老年男性人群。脂肪肉瘤可分为四种类型：高分化脂肪肉瘤、去分化脂肪肉瘤、黏液性脂肪肉瘤和多形性脂肪肉瘤。高分化脂肪肉瘤可进一步分为三种亚型：脂肪瘤型、硬化型和炎症型。本病例是较为罕见的来源于胆囊肌层的高分化炎性脂肪肉瘤。炎症型脂肪肉瘤中大量炎性细胞浸润，仅含少量异形脂肪细胞，术前影像学诊断困难，肿块内发现微量脂肪或脂肪变性成分有助于脂肪肉瘤的诊断。

腹膜后脂肪肉瘤相关文献提示，不同病理类型脂肪肉瘤在 CT 检查中肿块密度存在显著差异。75% 的高分化脂肪肉瘤可见脂肪密度为主的肿块，伴光滑略分叶边缘、厚间隔及轻度强化；去分化脂肪肉瘤常表现为不均质非脂肪性肿块，其脂肪部分内可见强化间隔；黏液样脂肪肉瘤中黏液样成分较脂肪成分更常见；多形性脂肪肉瘤与肌肉呈等密度，且内部常存在坏死的低密度区域。对比增强 MRI 为软组织肿瘤定性的最佳方法，可通过识别黏液样基质、脂肪含量、坏死、出血等特征辅助诊断。虽然缺乏特异的临床和影像表现，难以在术前准确诊断，但是二维超声和超声造影都准确提示该病灶来源胆囊肌层，具有较好的定位效能。

高分化脂肪肉瘤和去分化脂肪肉瘤都与染色体 12q13-15 区域的高水平扩增有关，该区域包括 CDK4 和 MDM2 细胞周期癌基因。因此，CDK4 和 MDM2 不仅是辅助诊断的重要标志，也是靶向治疗研究的重点，可以为复发性、转移性或不可手术切除的患者提供更多的治疗选择。鉴别诊断包括胆囊炎性肌纤维母细胞瘤、胆囊炎症性病变、胆囊淋巴瘤、胆囊癌等。

参考文献

[1] Honoré C, Méeus P, Stoeckle E, et al. Soft tissue sarcoma in France in 2015: Epidemiology, classification and organization of clinical care[J]. J Visc Surg, 2015, 152(4): 223-230.

[2] Laurino L, Furlanetto A, Orvieto E, et al. Well-differentiated liposarcoma (atypical lipomatous tumors)[J]. Semin Diagn Pathol, 2001, 18(4):258-262.

[3] Bader H, Vallon H. Liposarcoma of the gallbladder and the peritoneum. A case report[J]. Zentralbl Allg Pathol, 1983, 127(1-2):45-49.

[4] Kawano R, Nishie A, Yoshimitsu K, et al. Retroperitoneal well-differentiated inflammatory liposarcoma: A diagnostic dilemma[J]. Radiat Med, 2008, 26(7):450-453.

[5] Levy A D, Manning M A, Al-Refaie W B, et al. Soft-tissue sarcomas of the abdomen and pelvis: radiologic-pathologic features, part 1-common sarcomas: from the radiologic pathology archives[J]. Radiographics, 2017, 37(2):462-483.

[6] Hong S H, Kim K A, Woo O H, et al. Dedifferentiated liposarcoma of retroperitoneum: spectrum of imaging findings in 15 patients[J]. Clin Imaging, 2010, 34(3):203-210.

[7] Al-Dasuqi K, Irshaid L, Mathur M. Radiologic-pathologic correlation of primary retroperitoneal neoplasms[J]. Radiographics, 2020, 40(6):1631-1657.

[8] Rosai J, Akerman M, Dal Cin P, et al. Combined morphologic and kar-yotypic study of 59 atypical lipomatous tumors. Evaluation of their relationship and differential diagnosis with other adipose tissue tumors (a report of the CHAMP study group)[J]. Am J Surg Pathol, 1996, 20(10):1182-1189.

[9] Akhoondinasab M R, Omranifard M. Huge retroperitoneal liposar-coma[J]. J Res Med Sci, 2011, 16(4):565-567.

病例27 胰腺神经内分泌癌

程 睿 董 怡

病例介绍

患者男性，20 岁，1 年前外院检查发现胰腺占位，考虑良性病变，患者无明显不适遂定期随访。近 2 个月出现反复上腹部疼痛，检查发现胰腺肿块较前明显增大。

超声所见

胰头部可见 31 mm × 23 mm 低回声团块，边界不清，形态尚规则，主胰管扩张，内径约 4.8 mm，CDFI 示病灶内测及丰富短线状彩色血流信号。超声造影：胰头部病灶 16 s 开始增强，呈整体不均匀低增强，19 s 达峰值，静脉期及延迟期始终呈低增强（图 1-27-1）。超声提示：胰头部实性占位，考虑 MT 可能性大。

其他影像学检查

增强 MRI 检查：胰头部肿块 T1WI 呈低信号，T2WI 呈稍高信号，DWI 呈稍高信

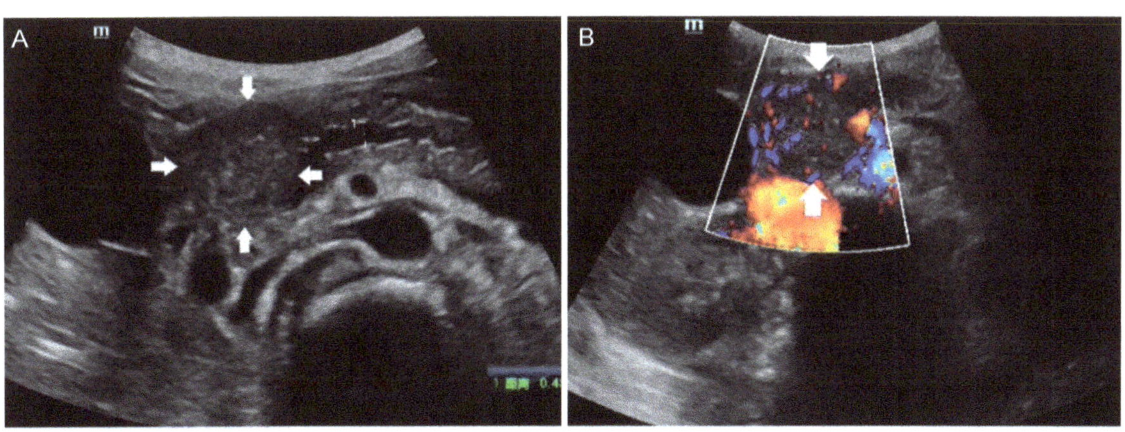

图 1-27-1 常规超声及超声造影表现

A. 胰头部见低回声团块，边界不清，主胰管扩张；B. CDFI 测及短线状血流信号

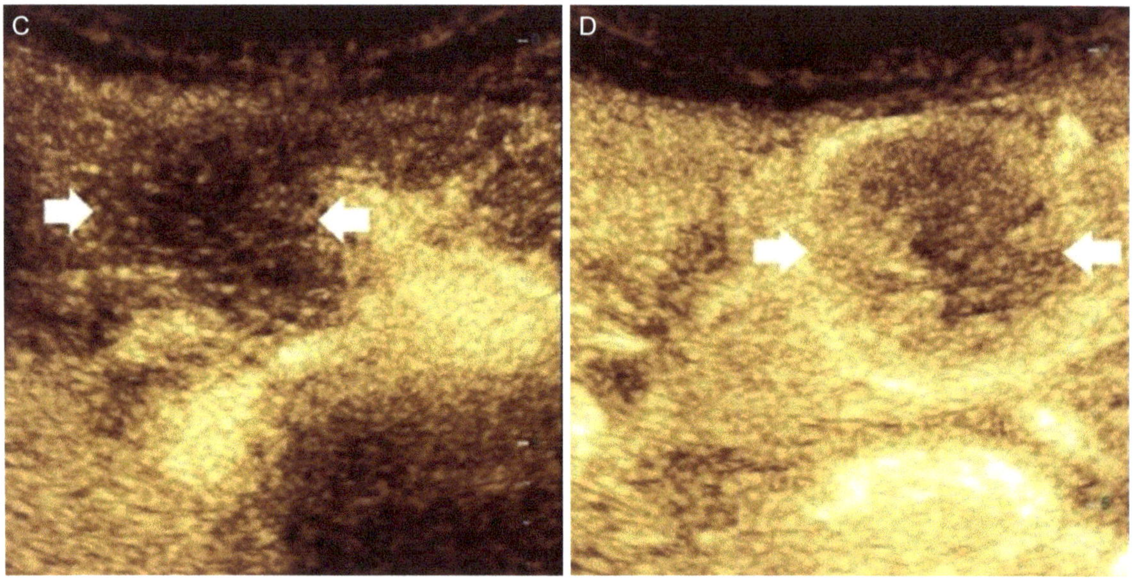

图 1-27-1　（续）常规超声及超声造影表现

C. 超声造影动脉期病灶呈整体不均匀低增强；D. 延迟期呈低增强

号，增强动脉期病灶呈不均匀轻度强化，静脉期及延迟期持续轻度强化。

手术结果

患者行胰十二指肠切除术。病理大体：距切缘 0.5 cm 处胰腺实质内见一直径 3 cm 肿块，灰黄色，质硬，界限不清。病理结果：胰头神经内分泌肿瘤，核分裂象 8/10 HPF，Ki-67 指数：约 60% 阳性，周围神经束侵犯，脉管内见瘤栓，瘤内出现小灶坏死。检出胰周淋巴结见肿瘤转移。最后诊断为胰腺神经内分泌癌。

分析讨论

胰腺神经内分泌肿瘤（pancreatic neuroendocrine tumor，pNET）是起源于胰岛细胞的一类异质性肿瘤，年发病率为 0.32/100 000~0.43/100 000，仅次于胰腺导管腺癌，并且发病率呈逐年递增趋势。临床上根据有无激素分泌功能将 pNET 分为有功能性和无功能。有功能性 pNET 包括胰岛素瘤、胰高血糖素瘤、胃泌素瘤及血管活性肠肽瘤等。大多数 pNET 临床上表现为生长缓慢、生物学行为惰性的肿瘤，然而部分病灶可具有侵袭性。临床实践中，外科手术仍然是治愈 pNET 的唯一方法。大多数 pNET 为单发病灶，预后与疾病的病理分级和临床分期密切相关，5 年总体生存率为 7%~75%。此外，pNET 的实验室表现也与病理分级有关，低级别分化良好的病灶肿瘤标志物大多无明显异常；而分化差的胰腺神经内分泌癌（pancreatic neuroendocrine carcinoma，pNEC）可出现血清 CA19-9、CEA 及 NSE 等水平异常增高。pNET 在超声造影图像上表现为典型的动脉期快速均匀高增强或等增强，既往研究发现 63%~95% 的 pNET 动脉期呈高增强表现。较大的病灶在增强过程中内部可出现始终不增强的坏死区。pNET 超声造影表现还与病理分级相关，G1 级和 G2 级病灶多数动脉期至延迟期始终呈均匀的高增强或等增强表现，而 G3 级和 pNEC 多数表现为动脉期不均匀高增强或等增强，而延迟期减退呈低增强表现，也可呈动脉期低增强。

本例患者为 20 岁年轻男性，反复上腹部疼痛 2 个月余，超声检查发现胰头部实质肿块，边界不清，伴主胰管扩张，超声造影和 MRI 病灶始终呈低增强表现，以上影像学表现均提示胰腺恶性肿瘤。此外，该病例血清神经元特异烯醇化酶明显升高且 CA19-9 水平正常有助于与胰腺导管腺癌鉴别。

参考文献

[1] Lawrence B, Gustafsson B I, Chan A, et al. The epidemiology of gastroenteropancreatic neuroendocrine tumors[J]. Endocrinol Metab Clin North Am, 2011, 40(1):1-18, vii.

[2] Dasari A, Shen C, Halperin D, et al. Trends in the Incidence, Prevalence, and Survival Outcomes in Patients With Neuroendocrine Tumors in the United States[J]. JAMA Oncol, 2017, 3(10):1335-1342.

[3] Cives M, Strosberg J R. Gastroentero-pancreatic Neuroendocrine Tumors[J]. CA Cancer J Clin, 2018, 68(6):471-487.

[4] Sofuni A, Tsuchiya T, Itoi T. Ultrasound diagnosis of pancreatic solid tumors[J]. J Med Ultrason (2001), 2020, 47(3):359-376.

[5] Rockall A G, Reznek R H. Imaging of neuroendocrine tumours (CT/MR/US)[J]. Best Pract Res Clin Endocrinol Metab, 2007, 21(1):43-68.

[6] Dietrich C F, Sahai A V, D'onofrio M, et al. Differential diagnosis of small solid pancreatic lesions[J]. Gastrointest Endosc, 2016, 84(6):933-940.

[7] Yang D, Wang D, Qiu Y, et al. Incidental nonfunctioning pancreatic neuroendocrine tumors: Contrast enhanced ultrasound features in diagnosis[J]. Clin Hemorheol Microcirc, 2022, 80(4):343-352.

[8] Ishikawa R, Kamata K, Hara A, et al. Utility of contrast-enhanced harmonic endoscopic ultrasonography for predicting the prognosis of pancreatic neuroendocrine neoplasms[J]. Dig Endosc, 2021, 33(5):829-839.

病例 28 胰腺实性假乳头状瘤

王 明 董 怡

病例介绍

患者女性，31 岁，体检发现胰头区占位。患者无腹痛、腹泻、黄疸、体重减轻等症状。查体皮肤巩膜无黄染，腹部无压痛，未触及包块。实验室检查血清 CA19-9 等肿瘤标志物均正常。

超声所见

胰头部见 38 mm × 30 mm 低回声实质团块，边界尚清，形态不规则，周边见环形不规则强回声，CDFI 示病灶内未见明显彩色血流信号。超声剪切波弹性成像：病灶内剪切波弹性值 Vs 为 0.88~1.12 m/s。超声造影：病灶从动脉期至延迟期始终未见明显增强（图 1-28-1）。超声提示：胰头部实性占位，考虑良性病变，胰腺实性假乳头状瘤可能性大。

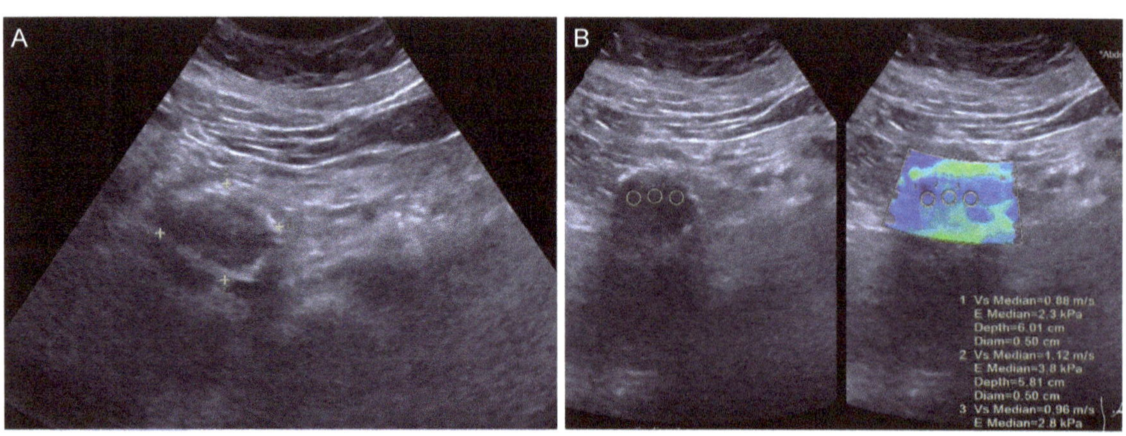

图 1-28-1 灰阶超声、弹性超声及超声造影表现

A. 胰头部见低回声实质团块，周边见环形不规则强回声区；B. 剪切波弹性成像提示病灶质地较软

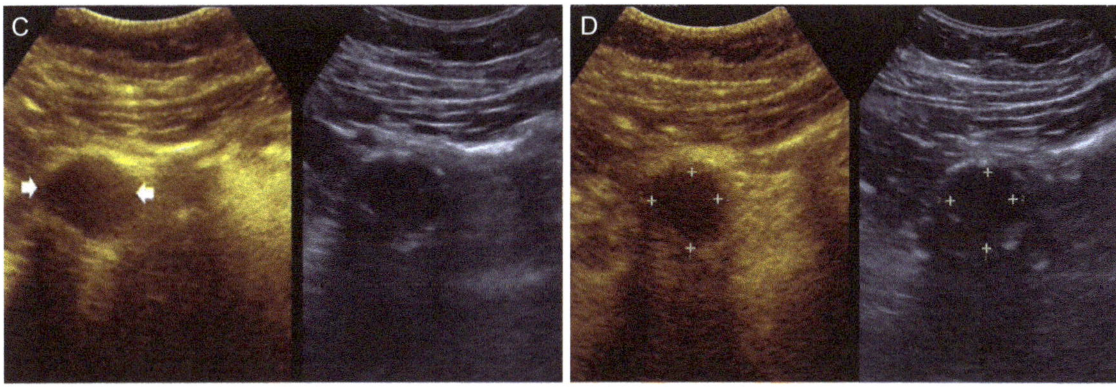

图 1-28-1 （续）灰阶超声、弹性超声及超声造影表现

C、D. 病灶动脉期、延迟期均未见明显增强

其他影像学检查

增强 CT 检查：胰头区等密度灶，边缘钙化。增强后无明显强化，考虑胰腺实性假乳头状瘤伴出血或慢性血肿可能。

增强 MRI 检查：T1WI 病灶呈稍高信号（提示出血），边缘环状低信号（钙化）。T2WI 病灶大部分低信号（坏死 / 出血），边缘环状高信号。增强扫描病灶无强化。考虑胰腺实性假乳头状瘤伴出血可能性大。

手术结果

患者行外科手术切除。术中见肿瘤位于胰腺实质内，与周围组织界限清楚，大小约 4 cm × 3.5 cm × 3 cm，切面呈囊实性伴出血。病理结果：镜下大部分为出血坏死组织，边缘见少量上皮样小圆肿瘤细胞，呈假乳头状排列，诊断为胰腺实性假乳头状瘤。

分析讨论

胰腺实性假乳头状瘤（solid pseudopapillary tumor，SPT）是一种临床较为少见的胰腺肿瘤，其生物学行为通常表现为良性或低度恶性。该肿瘤的确切发病机制及其细胞起源目前仍不明确。根据世界卫生组织（WHO）第 5 版分类标准，SPT 被定义为一种低级别恶性潜能的胰腺肿瘤，其组织学特征为黏附性差的上皮细胞构成，且缺乏特异性的胰腺上皮分化标志物。SPT 好发于 20~40

岁的年轻女性，值得注意的是，该肿瘤在青春期儿童中也相对常见，且女孩的发病率显著高于男孩。手术切除是该肿瘤的首选和根治性治疗手段。SPT 预后较好，长期生存率高，生活质量良好。即使肿瘤已存在局部浸润（如侵犯邻近器官或血管），在成功进行根治性手术后，患者通常仍能获得满意的长期生存。局部复发的情况较为少见，且复发后若能再次手术完整切除，患者依然有望获得良好的远期效果。SPT 远处转移的发生率极低，其中肝脏是最常见的转移部位，其次可能累及腹腔内其他脏器、淋巴结或皮下组织等。一旦发生远处转移，则提示肿瘤生物学行为更具侵袭性，患者预后将显著变差。

SPT 灰阶超声多呈实性或实性为主的团块，多呈圆形，边界清晰，周边可见高回声的纤维包膜结构。当病灶＞ 3 cm 时，病灶内常伴有出血、坏死，呈现混合回声的团块。彩色多普勒超声常表现无明显血流信号。SPT 超声造影可表现为病灶内实性部分同步增强或稍晚于周围胰腺实质开始增强，病灶周围包膜呈环状高增强，病灶动脉期主要表现为等增强或低增强，延迟期呈低增强。增强 CT 可见病灶周边强化，MRI 呈 T1WI 低信号和 T2WI 不均匀低信号。

SPT 的发病率较低，且临床上常无症状，偶然在体检中查出，如同本例患者。超声诊断 SPT 具有较好的准确性和特异性，但本类病例较罕见，有待扩大样本进一步研究。

参考文献

[1] Sibio S, Di Carlo S. Current highlights on solid pseudopapillary neoplasm of the pancreas[J]. World J Hepatol, 2022, 14(1):300-303.

[2] Mylonas K S, Doulamis I P, Tsilimigras D I, et al. Solid pseudopapillary and malignant pancreatic tumors in childhood: A systematic review and evidence quality assessment[J]. Pediatr Blood Cancer, 2018, 65(10):e27114.

[3] Marchegiani G, Andrianello S, Massignani M, et al. Solid pseudopapillary tumors of the pancreas: Specific pathological features predict the likelihood of postoperative recurrence[J]. J Surg Oncol, 2016, 114(5): 597-601.

[4] Yang J, Tan CL, Long D, et al. Analysis of invasiveness and tumor-associated macrophages infiltration in solid pseudopapillary tumors of pancreas[J]. World J Gastroenterol, 2022, 28(34):5047-5057.

[5] Sofuni A, Tsuchiya T, Itoi T. Ultrasound diagnosis of pancreatic solid tumors[J]. J Med Ultrason (2001), 2020, 47(3):359-376.

[6] Zhang Q, Qiu Y J, Yang D H, et al.

Differential diagnosis between pancreatic solid pseudopapillary tumors and pancreatic neuroendocrine tumors based on contrast enhanced ultrasound imaging features[J]. Clin Hemorheol Microcirc, 2023, 85(4):421-431.

[7] Wang C, Cui W, Wang J, et al. Differentiation between solid pseudopapillary neoplasm of the pancreas and hypovascular pancreatic neuroendocrine tumors by using computed tomography[J]. Acta Radiol, 2019, 60(10): 1216-1223.

病例29 胰腺腺泡细胞癌

黄韵琳 董 怡

病例介绍

患者男性，47 岁，无明显诱因反复上腹部胀痛、间断绞痛 10 余天。患者无恶心、呕吐、呕血，无黑便、腹泻，无畏寒、发热等。自发病以来精神差，胃纳不佳，睡眠可，体重减轻。

超声所见

胰腺钩突部见 34 mm × 19 mm 低回声实质团块，边界欠清，形态尚规则，CDFI 内见少量短线状彩色血流，RI 0.84。超声造影：胰腺钩突部病灶 10 s 开始增强，呈整体不均匀等增强，18 s 达峰值，24 s 呈等回声，48 s 呈低回声，静脉期及延迟期呈低回声改变，内可见小片状未增强区（图 1-29-1）。超声提示：胰腺钩突部实质占位，性质待定。

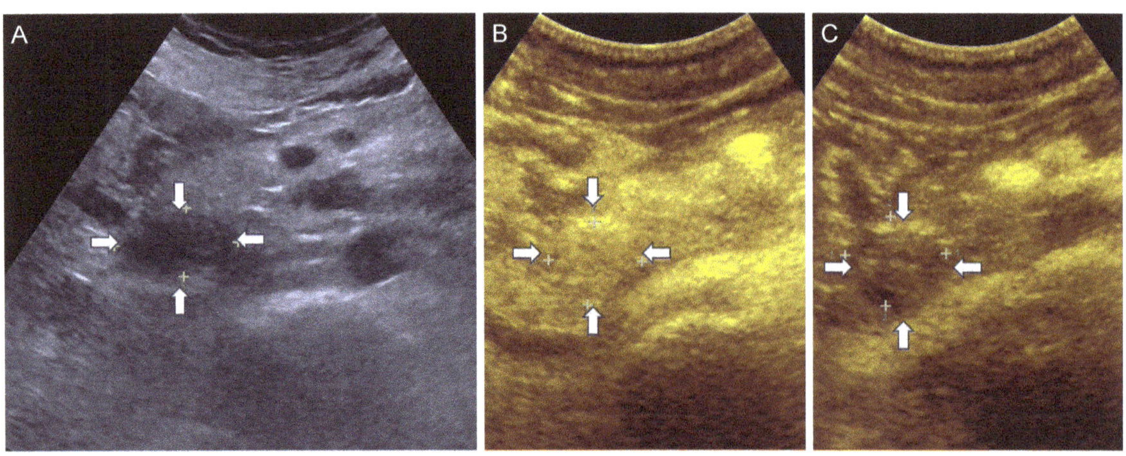

图 1-29-1 **灰阶超声及超声造影表现**

A. 灰阶超声示胰腺钩突部见一低回声实质团块，边界欠清，形态尚规则；B. 超声造影动脉期，病灶呈快速、整体不均匀等增强；C. 病灶静脉期呈低回声改变，内可见小片状未增强区

其他影像学检查

增强 CT 检查：胰腺钩突部见大小约 4.4 cm × 3.4 cm 稍低密度肿块，增强后呈不均匀强化，静脉期及延迟期呈低密度，侵犯胆总管下段，肝内外胆管轻度扩张，门静脉腔静脉间隙、肠系膜及腹膜后见多发稍大淋巴结。CT 提示：胰腺钩突恶性肿瘤，侵犯胆总管下段伴肝内外胆管扩张。

手术结果

患者行超声内镜引导下胰腺肿块穿刺活检术。术中超声所见：探头置于胃及十二指肠，探及胰腺钩突低回声占位，内部回声不均匀，累及十二指肠及胆总管末端，与门静脉局部界限欠清，形态不规则，截面大小约 5.4 cm × 4.1 cm。胆总管中上段扩张，直径约 1.3 cm。主胰管未见明显扩张。采用 20 G 半自动活检枪对病灶进行穿刺活检。穿刺病理结果：血凝块内可见异形上皮细胞巢，可见较多瘤巨细胞，考虑低分化恶性肿瘤。结合免疫组化结果，考虑混合性腺泡细胞癌。

分析讨论

胰腺腺泡细胞癌（pancreatic acinar cell carcinoma，PACC）是一种罕见的组织形态学类似于腺泡细胞且产生胰腺外分泌酶的上皮源性恶性肿瘤。PACC 占所有成人胰腺外分泌肿瘤的 1%~2%，占儿童胰腺肿瘤的 15%。它好发于男性，男女比例约为 3.6 : 1，发病年龄呈双峰分布，儿童期发病高峰在 8~15 岁，成年期发病高峰在 60 岁，20~40 岁少见。

大多数 PACC 患者没有特异性症状，体重减轻（45%）、腹痛（60%）、腰背部疼痛（50%）、恶心呕吐（20%）、黑便（12%）、乏力、纳差、腹泻（8%）是 PACC 常见的非特异性症状。与胰腺导管腺癌不同，PACC 很少阻塞胆管，仅在 12% 的患者中引起黄疸。但也有少数患者以胆道梗阻为首发症状，甚至有以急性胰腺炎为首发症状的文献报道，极少数患者也可以远处转移为首发症状。部分患者因脂肪酶水平升高超过 10 000 U/dL，而出现副癌综合征，例如皮下脂肪坏死结节及多关节病变等。PACC 是一种高级别恶性肿瘤，大部分患者在就诊时已出现肿瘤局部进展或远处转移。

PACC 可发生在胰腺的任何部位，以胰头部最为常见。肿瘤边界清晰，一般具有质软、棕褐色至红色的外观，偶尔可表现为分叶状，或出现坏死及囊性变。有时，肿瘤被发现附着在胰腺表面。PACC 对导管系统的侵犯可为从原发肿瘤团块向导管延伸的息肉样或指状突起。镜下可见大量不同分化程度的腺泡细胞，但没有内分泌细胞或导管细胞。PACC 是具有极少量间质的细胞性肿瘤，可以观察到多种结构模式，包括腺泡型、实性型、腺体型和小梁型。其中实性型和腺泡型最为普遍。腺泡型的特征是类似正常腺泡的结构，具有单层排列的细胞和小的空腔结构，细胞核位于基底位置。实性型则表现为大片没有空腔的实性组织。小梁型可表现为类似于分化良好的胰腺神经内分泌肿瘤的结构，由栅栏状相互交错的细胞带组成。由于 PACC 多呈膨胀性生长而非浸润性生长方式，因此具有明显的占位效应，但不浸润周边器官组织。

PACC 可见于胰头、胰体、胰尾等部位，发生在胰管内较罕见，累及全胰腺更为少见。肿瘤超声表现为直径较大的实质性肿块，病灶内部伴有出血坏死，可呈囊实性，边界较清晰，部分肿瘤明显外突，部分肿瘤内可见强回声钙化，胰胆管扩张少见。超声造影动脉期多表现为等增强或高增强，静脉期及延迟期减退呈低增强。

PACC 目前临床上尚无明确的治疗方案，手术治疗是首选方式。此例患者为中老年男性，有上腹痛和体重减轻等症状，影像学检查均显示胰腺钩突部实质性肿块，内部未见明显囊性成分，可与胰腺实性假乳头状肿瘤等囊性肿瘤鉴别。超声造影可观察到病灶动脉期呈等增强，静脉期减退，其增强表现可与胰腺导管腺癌、胰腺神经内分泌肿瘤等鉴别。

参考文献

[1] Klimstra D S. Nonductal neoplasms of the pancreas[J]. Mod Pathol, 2007, 20 Suppl 1: S94-112.

[2] Fontenot J, Spieler B, Hudson C, et al. Pancreatic acinar cell carcinoma-literature review and case report of a 56-year-old man presenting with abdominal pain[J]. Radiol Case Rep, 2020, 15(1):39-43.

[3] Calimano-Ramirez L F, Daoud T, Gopireddy D R, et al. Pancreatic acinar cell carcinoma: A comprehensive review[J]. World J Gastroenterol, 2022, 28(40):5827-5844.

[4] Thompson E D, Wood L D. Pancreatic neoplasms with acinar differentiation: A review of pathologic and molecular features[J]. Arch Pathol Lab Med, 2020, 144(7):808-815.

[5] Sridharan V, Mino-Kenudson M, Cleary J M, et al. Pancreatic acinar cell carcinoma: A multi-center series on clinical characteristics and treatment outcomes[J]. Pancreatology, 2021, S1424-3903(21)00162-9.

[6] Seth A K, Argani P, Campbell K A, et al. Acinar cell carcinoma of the pancreas: an institutional series of resected patients and review of the current literature[J]. J Gastrointest Surg, 2008, 12(6):1061-1067.

[7] Jornet D, Soyer P, Terris B, et al. MR imaging features of pancreatic acinar cell carcinoma[J]. Diagn Interv Imaging, 2019, 100(7-8):427-435.

[8] 谭莉 , 吕珂 , 仲光熙 , 等 . 胰腺腺泡细胞癌的临床及超声影像特征 [J]. 中华医学超声杂志（电子版）, 2017, 14(6):428-432.

病例30　胰腺上皮样血管平滑肌脂肪瘤

张　琪　闻捷先

病例介绍

患者女性，42 岁，因“体检发现胰头占位”入院。患者外院查腹部 CT 发现胰头区占位，提示胰腺实性假乳头状瘤可能，无功能胰岛细胞瘤或孤立性纤维瘤待排。患者无腹痛、腹胀、黄疸、皮肤瘙痒、尿色黄等症状，二便无殊，体重无明显改变。

超声所见

常规超声：胰头部见 56 mm × 55 mm 低回声实质团块，边界尚清，形态尚规则，内部回声尚均匀，CDFI 示病灶周边及内部见线状彩色血流，PW 测及动脉频谱，RI 0.47，主胰管未见明显扩张（图 1-30-1）。

超声造影：胰头病灶 10 s 开始增强，15 s 达峰，呈整体不均匀高增强，未见明显减退，静脉期及延迟期增强强度始终高于周边胰腺实质（图 1-30-2，视频 1-30-1）。超声造影提示：胰头部实质占位，考虑良性病变，神经内分泌肿瘤可能性大。

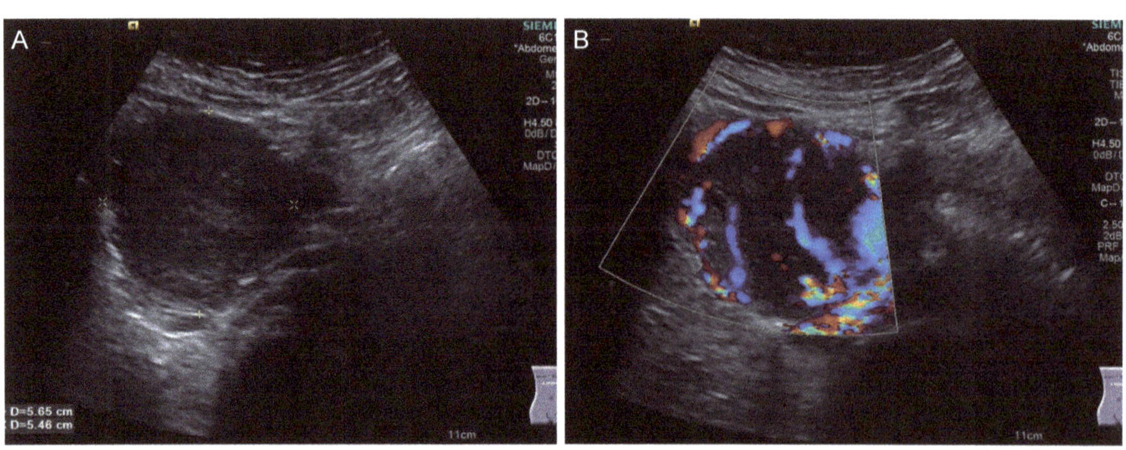

图 1-30-1　**常规超声图像**

A. 胰头见低回声实质团块，边界清，内部回声尚均匀；B. CDFI 示病灶周边及内部线状彩色血流

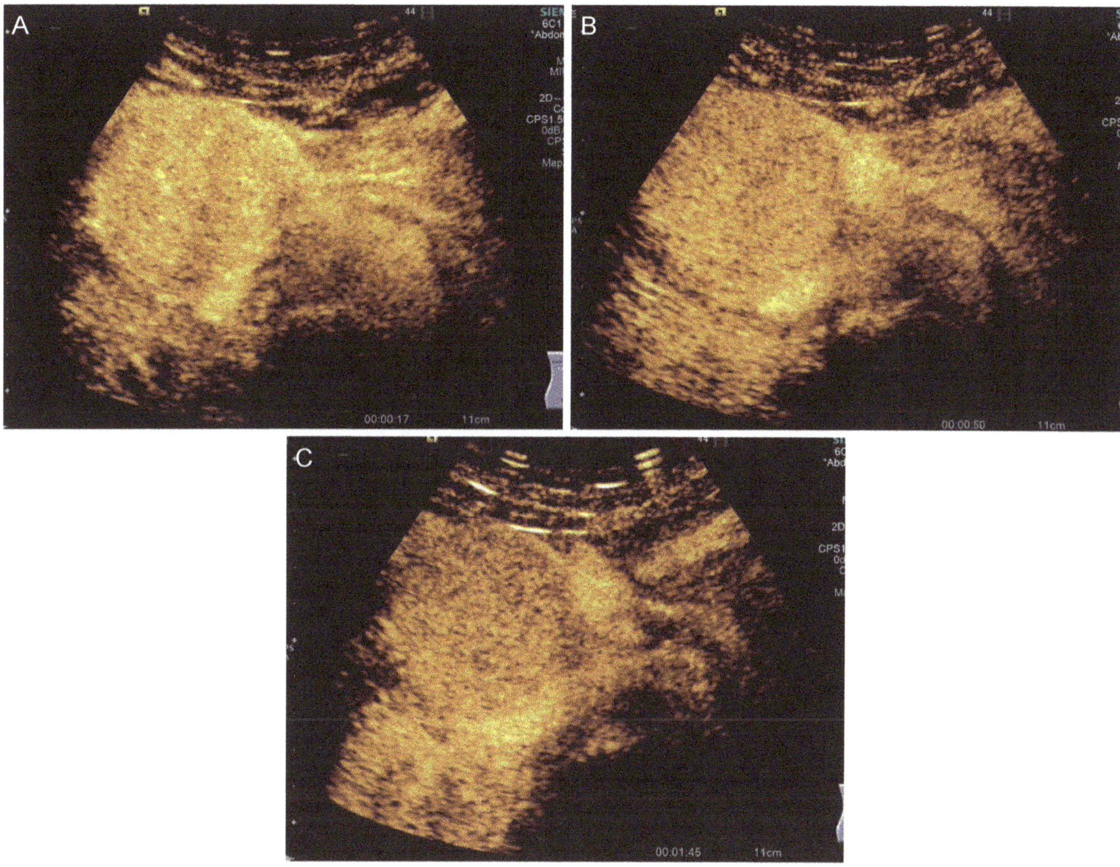

图 1-30-2 **超声造影图像**

A. 病灶动脉期快速增强，呈整体不均匀高增强；B. 静脉期呈不均匀稍高增强；C. 延迟期仍呈不均匀稍高增强

视频 1-30-1 胰头 AML 超声造影动脉期表现

其他影像学检查

增强 CT 检查：胰头见类圆形等密度灶，大小 6 cm × 6 cm，增强后大部分区域呈中等程度强化，局灶强化明显，密度不均，边界清，胰管未见扩张。增强 CT 提示：胰头占位，实性假乳头状瘤较神经内分泌肿瘤可能性大。

增强 MRI 检查：胰头部见类圆形异常信号，直径约 5.8 cm，T1WI 低信号，T2WI 高信号，DWI 弥散受限，增强扫描动脉期明显不均匀强化，门脉期及延迟期造影剂退出，远端胰管轻度扩张（图 1-30-3）。MRI 提示：胰头部占位，实性假乳头状瘤可能，无功能性神经内分泌肿瘤待排。

PET/CT 检查：胰头见大小约 58 mm × 61 mm 肿块，伴糖代谢轻度增高，最大 SUV 值为 1.8，平均 CT 值约 50 Hu，主胰管及肝内胆管略扩张。PET/CT 考虑低度恶性肿瘤可能，良性病变不除外。

手术结果

患者行扩大胰十二指肠根治性切除术。术中探查：肿瘤位于胰头部，直径约 6 cm，实性，质韧可推动。术后巨检肿物切面灰白灰褐，质软，易碎，肉眼肿物与周围界限清楚，未累及肠壁及胆总管。病理诊断：胰腺上皮样细胞肿瘤，结合免疫组化结果，考虑上皮样血管平滑肌脂肪瘤。免疫组化：B-cat（浆为主），CD10（−），CD56（灶 +），CgA（−），CK（pan）（−），E-cad（+），Kertain（−），Ki-67（3% 阳性），PR（+），S100p（−），Syn（−），Vum（+），HMB-45（+），A103（+），Des（−），SMA（+），CD34（−），S100（−），SoX10（−）。

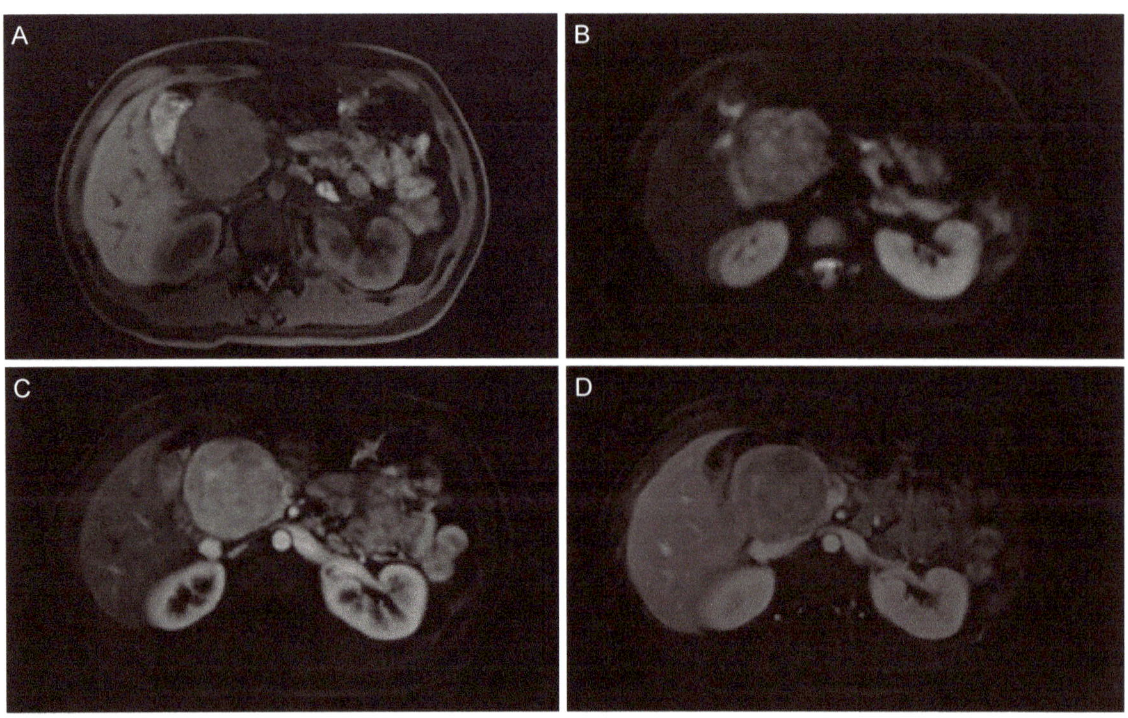

图 1-30-3 胰头 AML 增强 MRI 图像

A. 病灶 T1WI 呈不均匀低信号；B. T2WI 呈不均匀高信号；C. 动脉期呈不均匀强化；D. 静脉期造影剂消退

分析讨论

上皮样血管平滑肌脂肪瘤（epitheliod angiomyolipoma，EAML）是一种间叶来源肿瘤，多数病例无明显症状，少数有腹部不适，发热等症状，多数患者于体检中偶然发现，常为单发，其生长缓慢，极少恶变。AML 主要发生在肾脏、肝脏等部位，原发于胰腺非常罕见，国外仅报道过 5 例，国内仅报道过 7 例，其中女性多见。AML 由血管、平滑肌、脂肪三种成分组成，若一种成分超过 50%，又可分为肌细胞为主型、脂肪细胞为主型、血管瘤型，而其中肌细胞为主型又根据细胞形态不同分为上皮样细胞型、中间细胞型、梭形细胞型等。

影像表现：由于不同成分的比例不同，其影像学表现复杂多样。临床上常将肿瘤是否含有脂肪成分作为诊断的关键，但部分病例缺乏脂肪难以与其他间叶肿瘤或癌进行鉴别。EAML 超声表现为低回声团块，边界尚清，彩色血流可较丰富或不丰富，无特异性表现，MRI 表现为类圆形肿块，T1WI 呈低信号，T2WI 及 DWI 呈稍高信号，内部不均匀，增强后动脉期肿瘤强化明显，不均匀强化，延迟期呈轻中度强化，CT 表现为等密度或低密度，边界不清，增强后轻中度不均匀强化，PET/CT 表现为代谢不高。

胰腺 AML 发病率低且影像表现多样，需与其他肿瘤相鉴别。

（1）胰腺癌：多见于中老年人，为乏血供肿瘤，边界不清，常出现胆管及胰管扩张，恶性程度高容易发生淋巴结及远处转移，增强后呈不均匀低增强。

（2）胰腺神经内分泌肿瘤：体积多较小，常表现为边界清楚的富血供肿瘤，增强后明显强化。

（3）胰腺实性假乳头状瘤：年轻女性多见，多表现为囊实性肿瘤，部分伴有粗大钙化，增强后实性部分呈轻中度强化，部分可见包膜。

（4）胰腺囊腺瘤或囊腺癌：中老年人好发，肿瘤呈囊实性，囊壁厚薄不均匀，增强后囊壁强化。

因 EAML 有潜在恶性倾向，治疗首选手术切除，预后较好，术后应定期随访。目前，胰腺 AML 尚无复发或转移的报道。

参考文献

[1] Wang G, Tang H, Xu S, et al. Gastroin testinal: primary pancreatic epithelioid angiomyolipoma[J]. JOURNAL OF GASTROENTEROLOGY AND HEPATOLOGY, 2024, 39(3):416.

[2] Vara-Luiz F, Patita M, Pinto-Marques P, et al. First case report of pancreatic angiomyolipoma diagnosed by EUS-guided fine-needle biopsy[J]. Endoscopic Ultrasound, 2024, 13(4):280-282.

[3] 吴清清 , 陈自谦 , 徐辉 . 胰腺上皮样血管平滑肌脂肪瘤影像学表现 1 例 [J]. 中国医学影像技术 , 2014, 30(11):1764.

[4] 杨朝红 . 胰腺上皮样血管平滑肌脂肪瘤一例报道 [J]. 功能与分子医学影像学杂志 (电子版), 2013, 2(4):50-51.

[5] 虞丹萍 , 王家平 , 赵新湘 , 等 . MRI 诊断胰腺上皮样血管平滑肌脂肪瘤 1 例 [J]. 中国医学影像技术 , 2011, 27(12):2569.

[6] Zhu Q, Niu Z, Yu F, et al. Epithelioid angiomyolipoma of the pancreas : A case report and review of the literature[J]. World Journal of Clinical Cases, 2021, 9(8):1931-1939.

病例 31

胰腺内异位副脾内淋巴上皮样囊肿

孙 培 闻捷先

病例介绍

患者男性，56 岁，20 天前体检发现 CA19-9 升高（114.56 kU/L），外院增强 CT 提示：胰腺尾部结节，神经内分泌肿瘤可能，异位嗜铬细胞瘤待排。PET/CT 提示：胰腺尾部结节，神经内分泌肿瘤可能。患者既往体健，无黄疸、腹痛、发热、恶心、呕吐等。体格检查腹平软，右上腹轻压痛，无反跳痛。否认糖尿病、高血压、心脏病等病史。

超声所见

左侧肋间扫查，胰尾靠近脾门处见 24 mm × 20 mm 混合回声团块，边界不清，内见无回声区，与胰腺关系显示不清，主胰管未见明显扩张，CDFI 示其内未见明显彩色血流（图 1-31-1）。超声造影：第一次注射造影剂，上腹部横断面扫查，胰腺整体弥漫性增强，未见异常增强团块。再次注射造影剂，左侧肋间扫查，胰尾处囊实性病灶 24 s 与脾

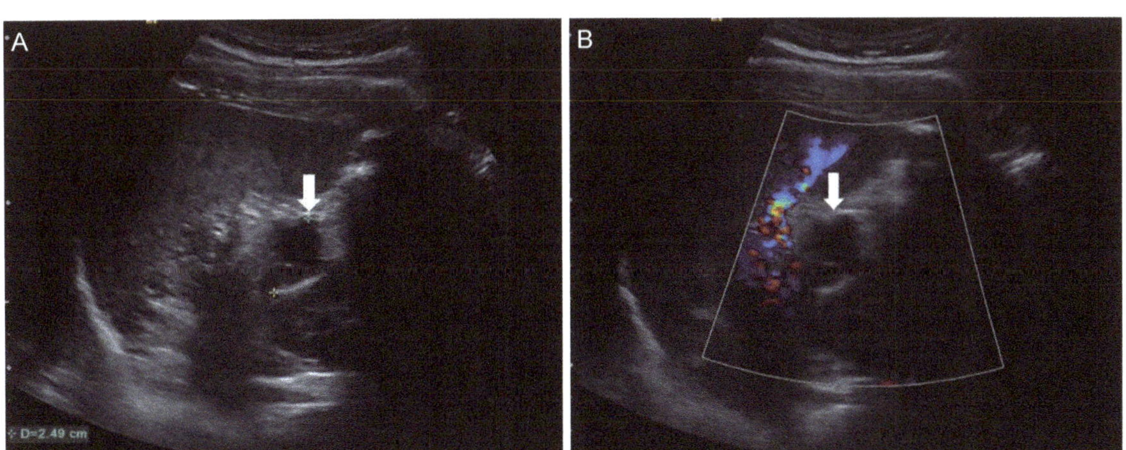

图 1-31-1 常规超声表现

A. 胰尾靠近脾门处见 24 mm × 20 mm 混合回声团块，边界不清，其内见无回声区；B. CDFI 示病灶内未见明显彩色血流

脏同步增强，37 s 达峰值，68 s 开始与脾脏同步减退，无回声区未见增强（图 1-31-2）。超声提示：胰腺尾部囊实性占位，考虑良性病变，神经内分泌肿瘤可能。

其他影像学检查

增强 CT 检查：胰腺尾部见类圆形囊实性低密度灶，大小约 2.5 cm，增强扫描动脉期实性部分明显强化，延迟期持续强化，囊性部分无强化，与周围胰腺分界清晰（图 1-31-3）。CT 提示：胰腺尾部囊实性占位，考虑神经内分泌肿瘤机会大。

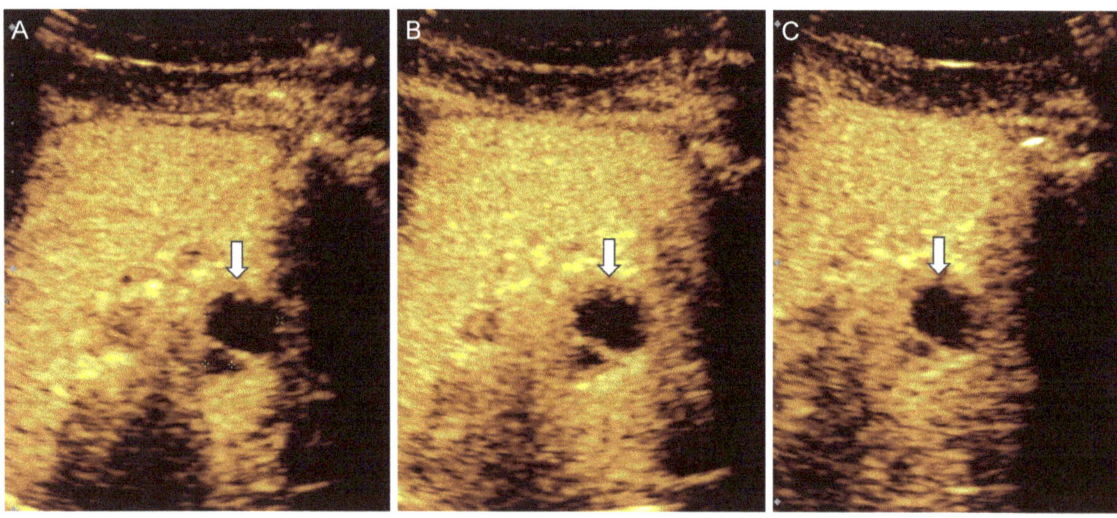

图 1-31-2 **超声造影表现**

A. 左侧肋间扫查，胰尾处囊实性病灶 24 s 与脾脏同步增强，无回声区未见增强；B. 病灶 37 s 达峰值；C. 68 s 开始与脾脏同步减退

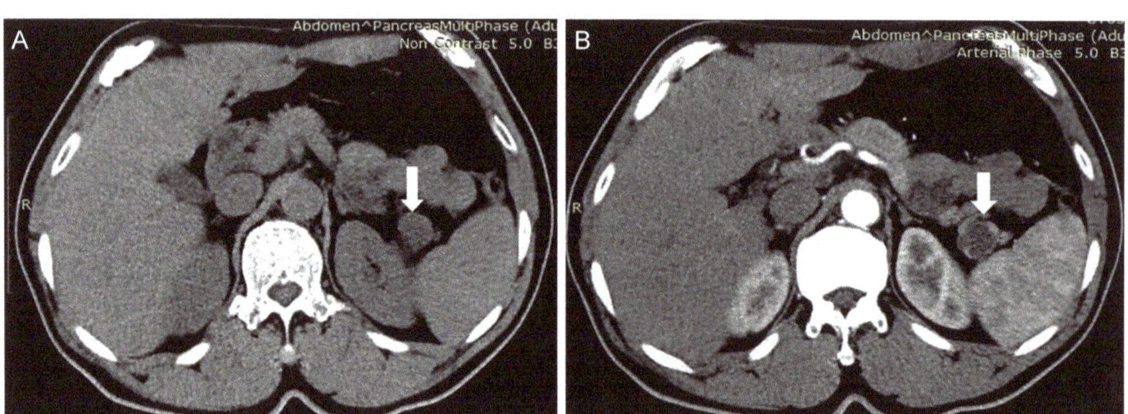

图 1-31-3 **增强 CT 表现**

A. 平扫胰腺尾部见类圆形囊实性低密度灶，与周围胰腺分界清晰；B. 动脉期病灶实性部分明显强化，囊性部分无强化

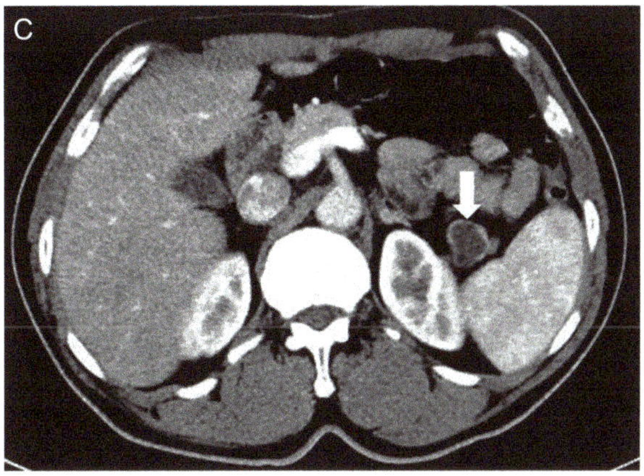

图 1-31-3 （续）增强 CT 表现
C. 门脉期病灶实性部分持续强化

手术结果

患者行脾脏＋胰腺体尾部切除术。巨检显示：标本切面呈多房囊性，内含淡黄色液体，囊壁光滑，胰管通畅，肿物与胰管不通。病理提示：胰腺囊肿性病变，囊肿周围可见脾脏组织，位于胰腺组织内，与周围胰腺分界清，考虑良性囊肿性病变，倾向于异位副脾内淋巴上皮样囊肿。

分析讨论

胰腺内异位副脾内淋巴上皮样囊肿（epidermoid cyst arising within an intrapancreatic accessory spleen，ECIAS）是一种极为罕见的胰腺良性病变，由 Davidson 等于 1980 年首次报道。男女均可发生，亚洲人多见，且病变均位于胰尾。多由体检发现，仅少数患者因腹痛、恶心、呕吐等症状就诊。血清 CA19-9、CEA 可升高。该病起源不明，有研究认为是由胰管突入胰腺的副脾形成囊肿。

ECIAS 在 CT、MRI 影像上均表现为胰尾囊实性肿物，以囊性成分为主，单房或多房。CT 平扫多为低密度，MRI T1WI 呈低信号，T2WI 呈高信号。CT、MRI 增强后可见囊壁及分隔显示清晰，环形强化，囊内均无明显强化，囊壁强化程度与脾脏相似。术前确诊多依赖囊肿周围富含副脾组织。常规超声通常见胰腺尾部囊性占位，边界清，病灶内通常无血流，超声造影后病灶与脾脏同步增强、同步减退。

该病通常与以下几种疾病相鉴别。

（1）胰腺假性囊肿：常有胰腺炎或外伤史，表现为胰腺或周围类圆形囊性病变，多为单房，囊壁厚度不一，增强后囊内无强化。

（2）真性囊肿：常表现为单房、薄壁、无分隔的先天性囊肿或与胰管相通的潴留性囊肿，增强后囊内无强化。

（3）黏液性囊腺瘤或囊腺癌：好发于胰腺体尾部，呈多发，囊壁薄厚不一，增强后可见实性囊壁明显强化。

（4）实性假乳头状瘤：年轻女性多见，多呈边界清，包膜完整的囊实性病变，增强后可见实性成分强化，但强化程度低于胰腺实质，少数可见斑点状或环形钙化。

（5）导管内乳头状黏液瘤：老年男性多见，发生于主胰管或分支胰管，多位于胰头或钩突部，胰管扩张与病变相通。

本病例病灶呈囊实性，位于胰尾，超声造影后与脾脏同步增强、同步减退，主胰管未见明显扩张，有助于鉴别诊断。

参考文献

[1] 杨帆，刘丰，刘亚辉，等．胰腺内副脾上皮性囊肿 1 例报告 [J]. 临床肝胆病杂志，2018, 34(12):2668-2669.

[2] 彭翰斐，龚瑾，李强．胰腺尾部副脾上皮样囊肿 1 例报告 [J]. 临床肝胆病杂志，2018, 34(11):2413-2414.

[3] 张林华，陶伟，陈刚．胰腺淋巴上皮囊肿的影像表现 [J]. 实用医学杂志，2014, 30:1680-1682.

[4] 徐晓航，夏宏生，宁武静，等．超声胰腺内副脾表皮样囊肿误诊 1 例 [J]. 中国临床医学影像杂，2019, 30(3):182.

[5] 刘义涛，陈超，亓昌珍．等．5 例胰腺内副脾表皮样囊肿影像学表现分析 [J]. 临床放射学杂志，2017, 36(4):586-589.

[6] Higaki K, Jimi A, Watanabe J, et al. Epidermoid cyst of the spleen with CA19-9 or carcinoembryonic antigen productions: report of three cases[J]. Am J Surg Pathol, 1998, 22(6):704-708.

病例 32　肾脏后肾腺瘤

林乐武　王文平

病例介绍

患者女性，55 岁，因“体检发现左肾占位半年余”就诊。无不适主诉，未行相关诊治。实验室检查：AFP、CEA、CA19-9、CA125、CA153、CA724 均（−）。

超声所见

左肾中上部实质内见 28 mm × 28 mm 囊实性团块，边界清，形态规则，病灶周边见环状强回声，内部可见多个粗大强回声，最大 7 mm。彩色多普勒超声未见明显彩色血流（图 1-32-1）。超声造影：病灶 13 s 开始明显晚于皮质增强，呈向心性强化，19 s 达峰呈稍低回声，48 s 开始减退呈明显低回声（图 1-32-2）。超声提示：左肾囊实性占位，考虑 MT，乳头型可能。

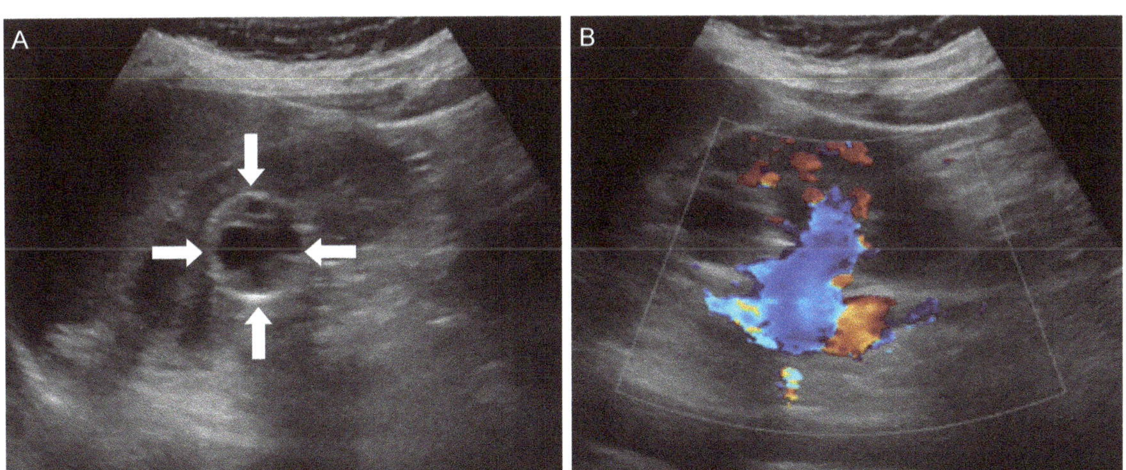

图 1-32-1　常规超声表现

A. 灰阶超声见混合回声团块，可见粗大钙化；B. CDFI 未见明显彩色血流

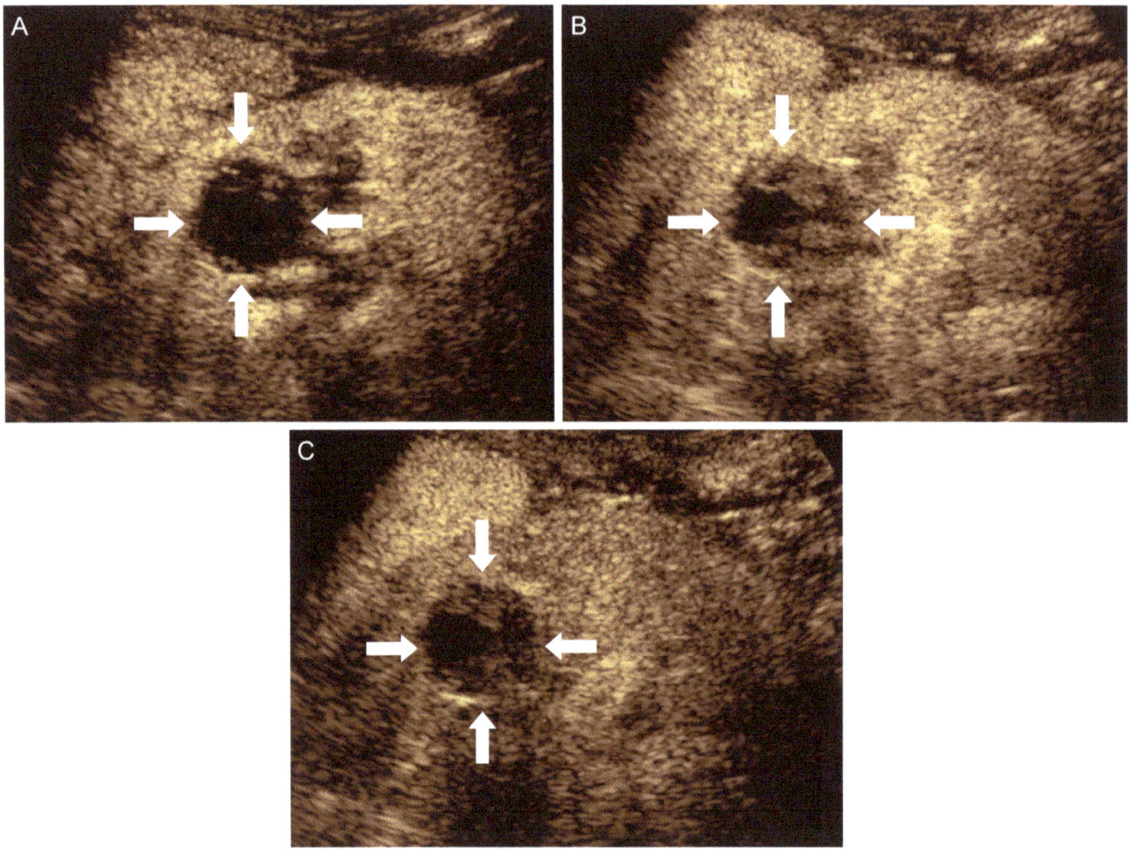

图 1-32-2 **超声造影表现**

A. 病灶 13 s 开始增强，晚于肾实质增强；B. 19 s 达峰值，强度低于肾实质；C. 病灶 48 s 呈低回声

其他影像学检查

CTU：左肾实质见囊实性异常密度灶，边缘部分呈软组织密度伴强化，囊性部分未见强化，周围可见环形钙化，大小约 28 mm × 22 mm（图 1-32-3）。CTU 提示：左肾囊实性占位伴边缘钙化，MT 可能。

手术结果

行腹腔镜肾部分切除术，术中探查：见肿瘤位于左肾中上极内侧，约 2.8 cm × 2.2 cm，约 1/3 外突。病理结果：（左肾部分）后肾腺瘤伴囊性变，BRAF V600E（+），WT-1（+），Vim（部分 +）。

随访结果

患者随访 3 年，无复发及转移。

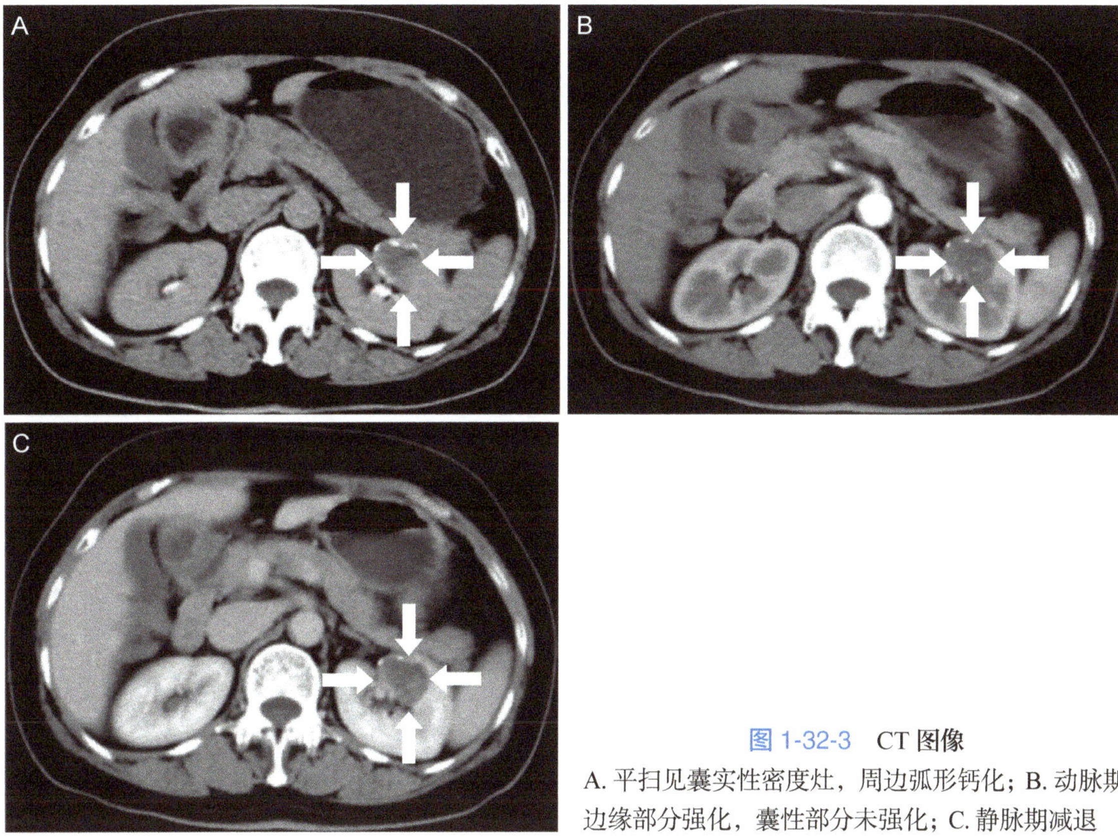

图 1-32-3 CT 图像

A. 平扫见囊实性密度灶，周边弧形钙化；B. 动脉期边缘部分强化，囊性部分未强化；C. 静脉期减退

分析讨论

后肾腺瘤（Metanephric Adenoma，MA）是一种极为罕见的肾良性上皮源性肿瘤，占成人肾上皮肿瘤的 0.2%~0.7%。其发病机制尚不明确，可能与胚胎期后肾胚基残留相关。好发于中年女性，90% 以上为体检偶然发现，无血尿、腰痛等肾肿瘤典型症状。其病理学表现为均一的小管状结构瘤细胞，缺乏核异形性及核分裂象，免疫组化 WT-1 阳性是其诊断标志。

本例 55 岁女性患者因“体检发现左肾占位”就诊，无症状且肿瘤标志物阴性，符合 MA 的典型临床过程。本病例的影像学表现具有高度提示性，尤其超声造影（CEUS）动态过程对诊断至关重要。灰阶超声表现为囊实性团块，边界清晰，形态规则，并具有特征性钙化组合，包含周边环状强回声（蛋壳样钙化）及内部粗大强回声。彩色多普勒超声未见病灶内明显血流信号，提示乏血供特性。而超声造影晚于皮质的向心增强、整体低增强及快速减退更是提示肿瘤的乏血供特性。另外增强 CT 提示囊实性病灶伴边缘软组织强化及弧形钙化，囊性区无强化，与 CEUS 表现一致。

MA 术前易误诊为肾癌或复杂性囊肿，需予以鉴别。肾透明细胞癌富血供（穿支血流多见），钙化多为细小点状，CEUS 呈“快进慢出”（廓清＞ 90 s），与本病例乏血供 + 快出（48 s 廓清）表现不符。复杂性肾囊肿囊壁 / 分隔可强化，但无实性成分动态向心填充过程，本例 CEUS 显示实性区向心强化动态过程，与其不符。

超声在诊断 MA 中具有重要的作用。蛋壳样钙化对良性肿瘤的特异性达 85%，是 MA 的重要提示。CEUS 可以提供动态微循环评估，其中向心性强化提示乏血供良性病变（如 MA、肾腺瘤），快速廓清可以排除透明细胞癌（廓清时间＞ 90 s），囊性区无强化可与囊性肾癌鉴别（实性结节强化）。CEUS 还具有时间分辨率优势，可捕捉“秒级”增强变化，明确肿瘤灌注模式。超声可以优化临床决策，对具备“钙化组合 + 向心性快出”特征的病例，建议行超声引导下穿刺活检而非直接肾切除，而对于确诊 MA 后可行肾部分切除术，最大限度保留肾功能。

参考文献

[1] Rodriguez-Zarco E, Machuca-Aguado J, Macias-Garcia L, et al. Metanephric adenoma: molecular study and review of the literature[J]. Oncotarget, 2022, 13: 387-392.

[2] Muir T E, Cheville J C, Lager D J. Metanephric adenoma, nephrogenic rests, and Wilms' tumor: a histologic and immunophenotypic comparison[J]. Am J Surg Pathol, 2001, 25(10):1290-1296.

[3] Wang K, Kou Z, Wang J, et al. Imaging features of metanephric adenoma: a case report and review of literature[J]. Asian J Surg, 2023, 46(12):5795-5796.

[4] Zhu D, Zhu L, Wu J, et al. Metanephric adenoma: association between the imaging features of contrast-enhanced ultrasound and clinicopathological characteristics[J]. Gland Surg, 2021, 10(8):2490-2499.

[5] Nie D X, Xie B S, Zhang T X, et al. Clinical diagnosis and treatment of 27 cases of metanephric adenoma[J]. Zhonghua Yi Xue Za Zhi, 2021, 101(19):1433-1435.

[6] Issa G, Chai J L, Bhagavatula S, et al. Imaging features and reliability of percutaneous biopsy of metanephric adenoma of the kidney[J]. J Comput Assist Tomogr, 2025.

病例33 肾集合管癌

樊韵玲　闻捷先

病例介绍

患者男性，61 岁，因“反复咳嗽 3 年余，加重 1 月余，左腹疼痛 1 月余”入院。外院胸部 CT 平扫示两肺多发结节影，考虑转移瘤，纵隔淋巴结肿大。患者为进一步诊治至我院就诊。胸部 CT 平扫示两肺多发结节灶，部分伴空洞，炎性病变可能。后患者行右上肺病灶穿刺活检，结果考虑炎症坏死。患者既往无高血压、无糖尿病、无乙肝等传染病，无肾肿瘤病史，无外伤及手术史。患者近 1 月余咳嗽加重，偶有咳血，近 1 个月来左腹疼痛。患者自患病以来，精神可，胃纳可，二便无殊，近期体重无明显改变。患者治疗前 T-SPOT、G 试验及隐球菌荚膜抗原均（−），CA19-9 186.0 U/mL（↑），CA242 44.1 U/mL（↑），WBC 14.26×10^9/L（↑），N% 88.8%（↑），ESR 57 mm/h（↑）。

超声所见

超声检查发现左肾中上部片状混合回声区，呈低回声及稍高回声，范围约 80 mm × 44 mm，边界模糊，CDFI 见周边为主短线状彩色血流（图 1-33-1）。超声提示：左肾混合回声区，建议进一步检查。

其他影像学检查

增强 MRI 检查：左肾中上肾盏见团片状异常信号，累及相应肾实质，边界不清，范围约 50 mm × 48 mm，T1WI 呈等、低信号，T2WI 呈不均匀稍高信号，增强后左肾强化程度较对侧减低，上述病灶不均匀轻度强化（图 1-33-2）。MRI 提示左肾 MT 累及肾实质，肾结核不能除外。

处置经过

患者入院完善检查，接受超声引导下左肾肿块活检，病理示上皮样细胞恶性肿瘤，

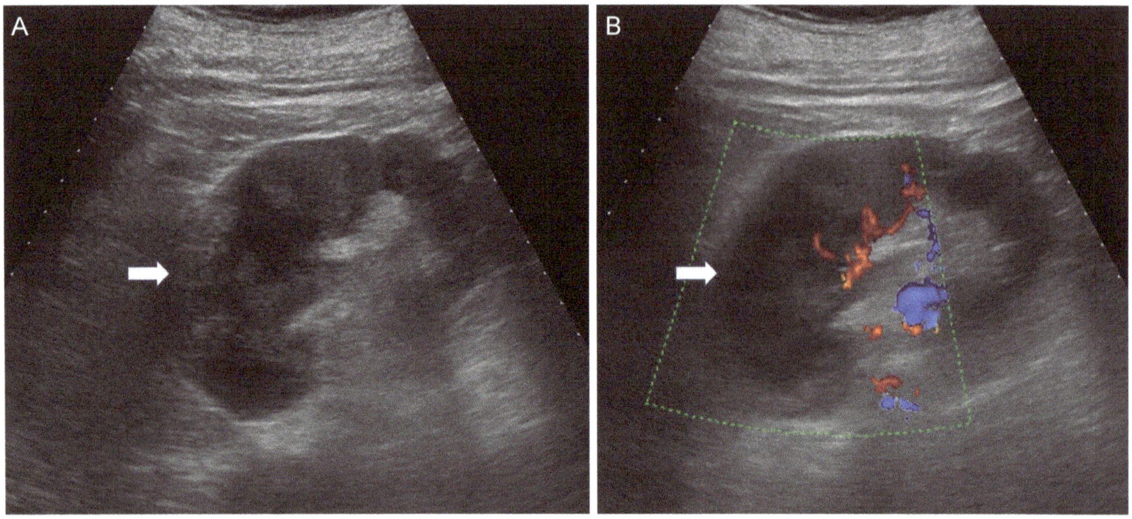

图 1-33-1　**常规超声图像**

A. 常规灰阶超声显示左肾中上部片状混合回声区；B. CDFI 显示周边为主短线状彩色血流

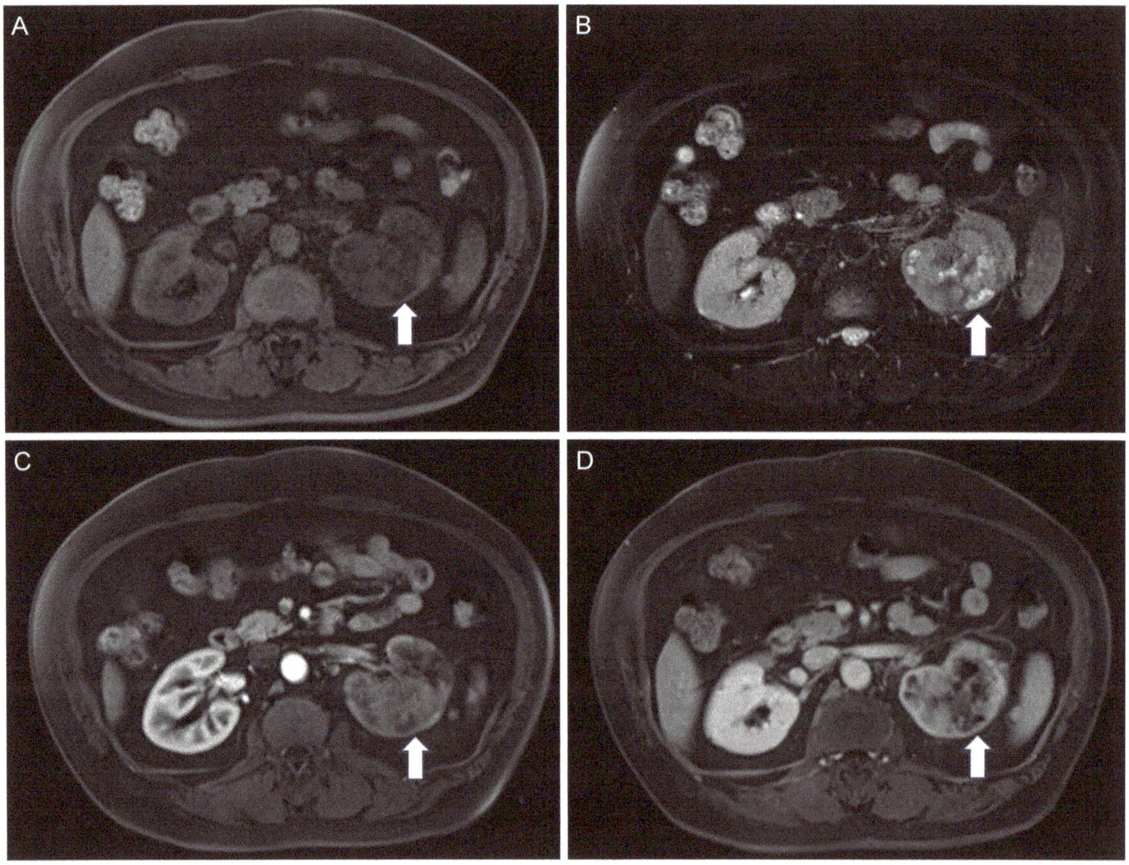

图 1-33-2　**增强 MRI 图像**

A. 左肾中上肾盏团片状异常信号，累及相应肾实质，边界不清，T1WI 呈等、低信号；B. T2WI 呈不均匀稍高信号；C、D. 增强扫描动脉期及延迟期，病灶呈不均匀轻度强化

结合免疫组化结果，倾向集合管癌。免疫组化：Ki-67（密集区 90% 阳性），TTF-1（−），NapsinA（−），p40（+），p53[DO7]（70% +），CA9（部分+），PAX-8（+），PAX-2（+），CK[HMW]（+），CK19（+），CK7（+），CD10（部分+），Vim（+），P504S（−）。患者接受气管镜检查，病理示（右下叶后基底段）镜下为支气管壁及少量肺泡组织，支气管黏膜内见小灶异形细胞巢。

患者明确为肾恶性肿瘤伴肺转移，建议患者出院至泌尿外科进一步诊治。

分析讨论

肾集合管癌（collecting duct carcinoma，CDC）是一种少见的肾恶性肿瘤，起源于肾髓质集合管上皮细胞。CDC 常见于中老年患者，男性多于女性。肾集合管癌患者典型的临床症状常包括肉眼血尿、腰背部疼痛等。肾脏集合管癌无包膜，起源于肾髓质，向肾脏的皮质髓质及肾盂浸润性生长。当肿瘤较小时，常呈圆形或类圆形，局限于肾髓质而肾脏轮廓不会改变，而当肿瘤体积较大时，与肾脏实质分界不清，肾脏体积增大。

超声检查显示肿瘤内部以低回声为主，回声不均匀。多数肿瘤内部为少血流型，也可见多血管型或抱球型血流信号，但较为少见。超声造影表现为较小的肿瘤内部多呈弥漫性增强，较大的肿瘤则为弥漫性不均匀增强。肿瘤内部的不规则无增强区多为出血或坏死液化所致。肾脏集合管癌在 CT 上多表现为形态不规则、边缘模糊的混杂密度肿块，肿瘤密度常不均匀，多以实性成分及囊实性混杂成分为主，动脉期呈轻中度强化，实质期呈渐进性强化，实质期强化程度低于正常肾实质，边界仍模糊。常发生腹膜后淋巴结转移。MRI 检查 T2WI 病灶呈低信号是该病较特征性的表现。

参考文献

[1] XIAO R, LIU C, HE W, et al. Prognostic factors and a nomogram predicting overall survival and cancer-specific survival for patients with collecting duct renal cell carcinoma[J]. Biomed Res Int, 2021, 2021: 6736008.

[2] 杨启维，杨炜，徐梦微，等．肾集合管癌的临床诊治经验及预后分析 [J]. 第二军医大

学学报 , 2019, 40(11):1208-1214.
[3] Seo A N, Yoon G, Ro J Y. Clinicopathologic and molecular pathology of collecting duct carcinoma and related renal cell carcinomas[J]. Adv Anat Pathol, 2017, 24(2):65-77.
[4] Ascenti G, Gaeta M, Magno C, et al. Contrast-enhanced second-harmonic sonography in the detection of pseudocapsule in renal cell carcinoma[J]. AJR Am J Roentgenol, 2004, 182(6):1525-1530.
[5] 张雪菡 , 刘旭 , 陈琴 . 肾集合管癌的常规超声及超声造影表现 [J]. 中国医学影像学杂志 , 2022, 30(07):729-732.

病例 34 透明细胞乳头状肾细胞癌

陈雪君　闻捷先

病例介绍

患者女性，75 岁，体检发现左肾占位。无腰酸、腰痛，无尿频、尿急、尿痛、血尿等不适。

超声所见

左肾上极见 16 mm × 15 mm 无回声团块，边界清，内见少许实质回声，CDFI 未见明显彩色血流（图 1-34-1）。超声提示左肾复杂性囊肿可能。后行超声造影检查，注射造影剂后 24 s 病灶开始增强，34 s 达峰，实性部分呈等增强，45 s 开始减退，延迟期呈低增强（图 1-34-2）。超声造影考虑血管平滑肌脂肪瘤可能。

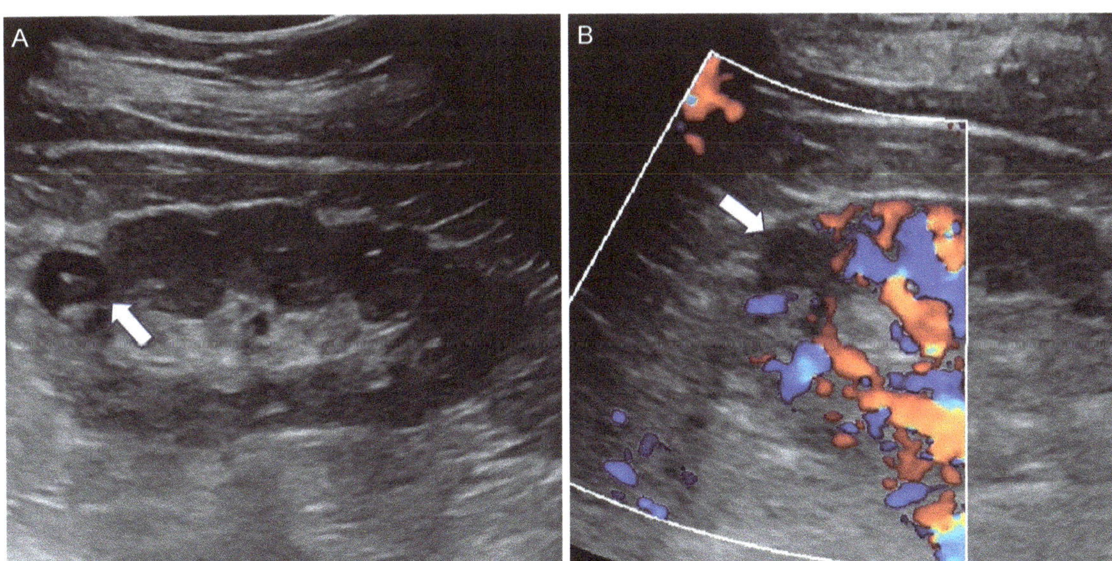

图 1-34-1　常规超声表现

A. 左肾上极无回声团块，边界清，内见少许实质回声；B. CDFI 未见明显彩色血流

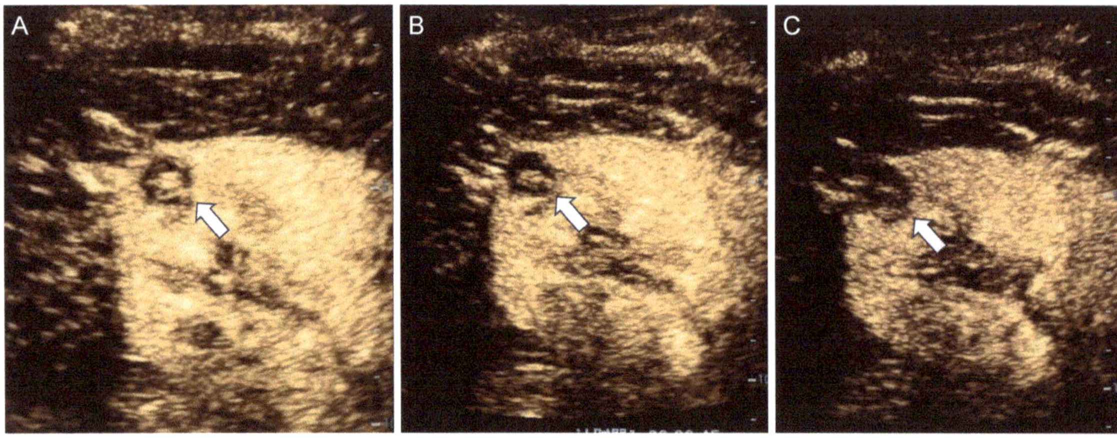

图 1-34-2　**超声造影表现**

A. 病灶 34 s 达峰，实性部分呈等增强；B. 45 s 开始减退呈稍低回声；C. 延迟期呈低回声

其他影像学检查

增强 CT 检查：左肾内见类圆形等密度影，增强后皮髓质交界处病灶内结节状强化，肾实质期强化程度稍减低。CT 提示左肾 MT 机会大。

增强 MRI 检查：左肾皮髓质交界处见类圆形异常信号灶，T1WI 呈低信号，T2WI 呈不均匀高信号，增强动脉期病灶内见结节状强化，静脉期及延迟期未见退出，内见斑片状无强化区，未见明显假包膜。MRI 考虑左肾上皮样血管平滑肌脂肪瘤可能。

手术结果

患者行外科手术切除。术中游离左肾，见肿瘤为完全肾内型，表面未见肿瘤，根据 CT 定位切除可疑肿瘤处，见囊实性肿物。病理结果：透明细胞乳头状肾细胞癌。

随访结果

患者随访 5 年，无复发及转移。

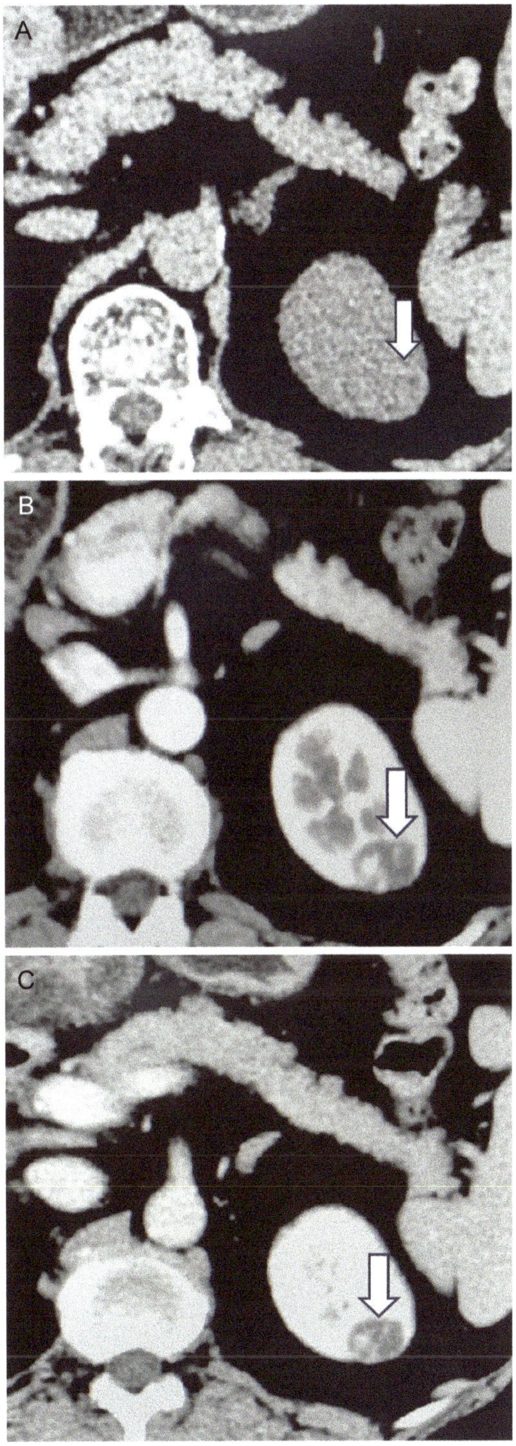

图 1-34-3 **增强 CT 检查**

A. 左肾内见类圆形等密度影；B. 增强后病灶内结节状强化；C. 肾实质期强化程度稍减低

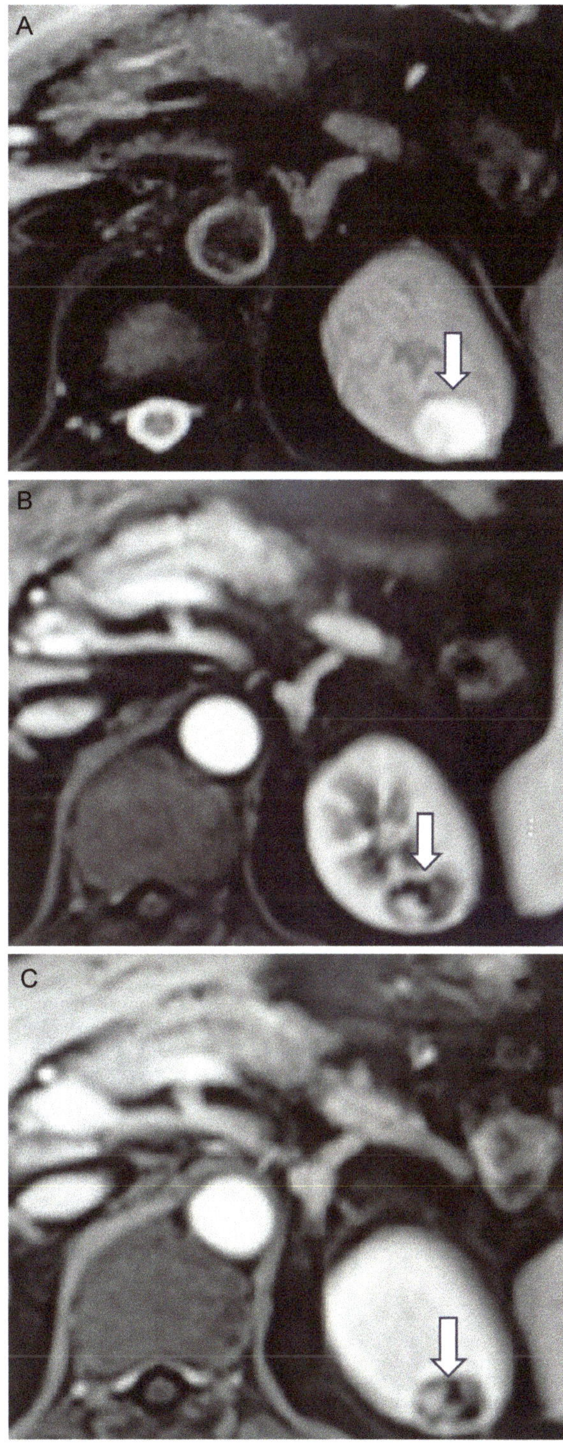

图 1-34-4 **增强 MRI 图像**

A. 左肾内见类圆形异常信号灶，T2WI 呈不均匀高信号；B. 动脉期病灶内见结节状强化；C. 静脉期及延迟期未见退出

分析讨论

透明细胞乳头状肾细胞癌（clear cell papillary renal cell carcinoma，CCPRCC）是一种较为少见的低度恶性肾脏上皮源性肿瘤，属于肾细胞癌的新亚型。该病通常无明显临床症状，少数患者可出现腰痛或血尿，好发于中老年人，无明显性别差异。最初认为该肿瘤与终末期肾病相关，但后续研究发现其亦可发生于正常肾脏。肿瘤平均直径约 3.2 cm，大多为单侧单发。

CCPRCC 大体病理多呈实性或囊实性，镜下以囊状结构为主，通常无出血、坏死及钙化等继发性改变。其乳头结构具有独特形态，可表现为局部分支、纤细或短钝状乳头。最具诊断价值的组织学特征为显著的分支管状结构及囊内突出的微小乳头状结构。免疫组化方面，CK7（+）和 CAIX（+）是其特征性标志物，其中 CAIX 的表达呈特殊的“杯口状”模式，而 CD10 通常为阴性。

CCPRCC 属于低度恶性肿瘤，生物学行为惰性，预后良好。手术切除（部分肾切除或根治性肾切除）是主要治疗方式，术后 5 年总生存率超过 94%，极少出现复发或转移。

CCPRCC 需与以下几种常见肾癌亚型进行鉴别。

（1）透明细胞肾细胞癌（clear cell renal cell carcinoma，CCRCC）：病理特点：具有特征性的精细窦状血管网，无分支管状结构，常见出血、坏死及囊变。免疫组化：CK7（+），CD10（−），CAIX（+），但 CAIX 表达模式与 CCPRCC 不同，无“杯口状”特征。影像学表现：富血供肿瘤，增强 CT 多呈不均匀强化，强化程度接近或高于肾皮质。中晚期肿瘤可呈浸润性生长，侵犯肾周组织或形成癌栓，瘤内坏死较常见，与 CCPRCC 不同。

（2）乳头状肾细胞癌（papillary renal cell carcinoma，PRCC）：病理特点：以纤维血管为轴心的乳头状结构为主，间质中可见泡沫状巨噬细胞及砂粒体。免疫组化：CK7（+），CD10（+），CAIX（+）。影像学表现：肿瘤 < 3 cm 时多表现为密度均匀、边界清晰；> 3 cm 时易发生出血、坏死，增强 CT 多呈轻度强化。

（3）嫌色细胞肾细胞癌（chromophobe renal cell carcinoma，CRCC）：病理特点：由大而淡染的嫌色细胞和嗜酸性细胞组成，排列呈实性巢状。免疫组化：EMA（+），CK7（+），CD10（+），AMACR（+），vimentin（+）。影像学表现：乏血供肿瘤，边界清晰，增强 CT 强化程度较低，密度较均匀，极少出现出血、坏死或囊变。

本例患者超声初诊误诊为复杂性囊肿。需注意以下鉴别要点：①复杂性囊肿：超声显示囊内分隔薄而光滑（< 2 mm），若分隔增厚（> 2 mm）且不均匀，或见附壁结节及血流信号，需警惕恶性可能。CEUS 可表现为外周晕轮样或结节样增强，部分可见假包膜。②囊性肾细胞癌：常规超声：< 3 cm 者多呈高回声，内部回声均匀；> 5 cm 者多回声紊乱，部分呈囊性，囊壁厚且不规则，内部可见实性成分。CEUS 表现：皮质期呈弥漫性均匀或不均匀强化，皮髓质晚期呈等或低增强，早期周边可见细线样环状增强（提示肿瘤包膜）。

参考文献

[1] 王亦秋，李光超，武鹏飞，等．透明细胞乳头状肾细胞癌的 CT 表现 [J]. 中国医师杂志，2017, 19(10):1488-1491, 1495.

[2] Corral de la Calle M Á, Encinas de la Iglesia J, Martín López M R, et al. The radiologist's role in the management of papillary renal cell carcinoma[J]. Radiologia, 2017, 59(2): 100-114.

[3] Garin J M, Marco I, Salva A, et al. CT and MRI in fat-containing papillary renal cell carcinoma[J]. Br J Radiol, 2007, 80(957):e193-195.

[4] 刘学玲，邹新农，陈宏伟，等．多排螺旋 CT 动态增强扫描对乳头状肾细胞癌与嫌色细胞肾癌的鉴别诊断价值 [J]. 中华肿瘤杂志，2015, 37(1):52-56.

病例 35 肾炎性假瘤

李 丛 黄备建

病例介绍

患者男性，51 岁，因间断肉眼血尿 4 个月入院。患者无明显诱因下出现全程血尿，内含血块，长条状，伴腹部钝痛，腹痛后血尿加重。实验室检查：血常规、肿瘤标志物均正常；尿常规：蛋白 +，红细胞 ++++，白细胞 ++。

超声所见

右肾中下盏肾盂内见 23 mm × 18 mm 低回声区，边界不清，形态不规则，CDFI 未见明显彩色血流（图 1-35-1）。右肾下盏见数枚强回声团块伴声影，最大 5 mm。超声造影：右肾病灶 20 s 开始增强，35 s 达峰值，增强强度稍低于肾实质，缓慢减退，延迟期呈稍低回声（图 1-35-2，视频 1-35-1）。超声提示：右肾中下盏实质占位，考虑 MT 可能性大；右肾结石。

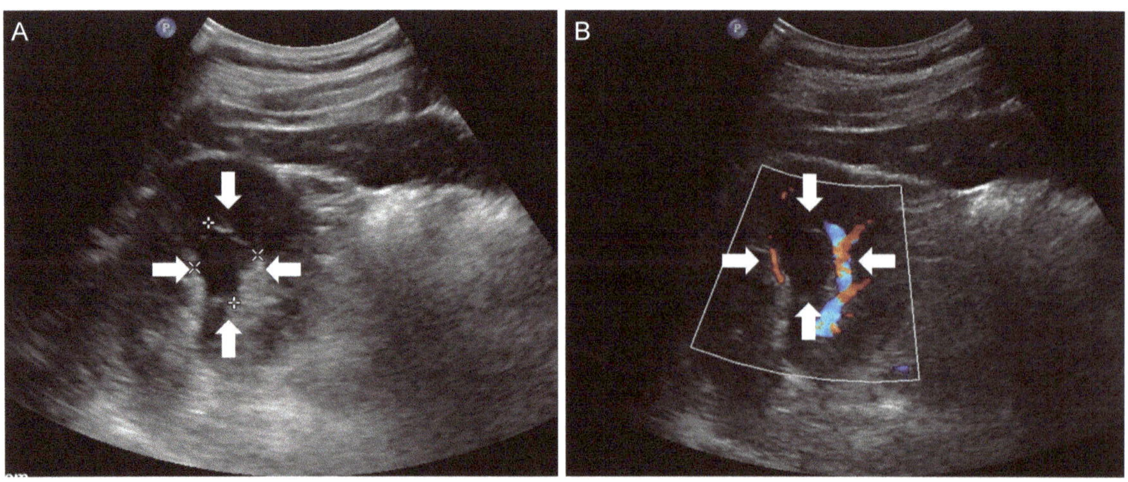

图 1-35-1 常规超声表现

A. 右肾中下盏肾盂内见低回声区，边界不清，形态不规则；B. 病灶内未见明显彩色血流

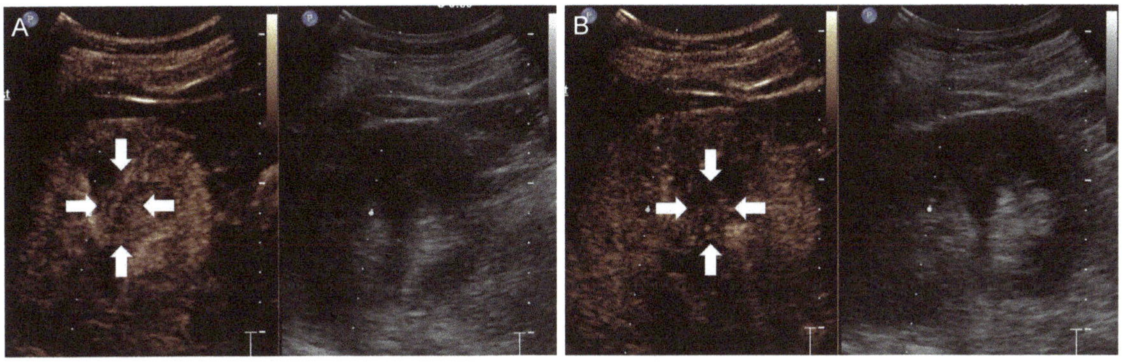

图 1-35-2 **超声造影表现**

A. 右肾病灶 35 s 达峰值，增强强度稍低于肾实质；B. 病灶延迟期呈稍低回声（112 s）

视频 1-35-1 *右肾病灶超声造影皮质期表现*

其他影像学检查

增强 CT 表现：右肾下盏及右肾实质内见异常密度软组织影，平扫呈等密度，增强后轻度延迟强化，边界不清，形态不规则（图 1-35-3）。右肾中盏见多发点状致密影。CT 诊断：右肾盂 MT 累及肾实质机会大；右肾结石。

手术结果

患者行右肾根治术。术中发现肿瘤位于右肾中下部，直径约 3.5 cm。巨检：灰白灰黄色肿块，质中，与肾盂关系不清。病理诊断：病变区纤维组织明显增生，较多淋巴细胞浆细胞浸润，中性粒细胞浸润及组织细胞反应，小脓肿形成。周围肾组织间质内较多炎症细胞浸润，部分肾小球玻璃样变性，可见到较多红细胞管型及白细胞管型。考虑肾盂炎性假瘤伴肾盂肾炎样改变。

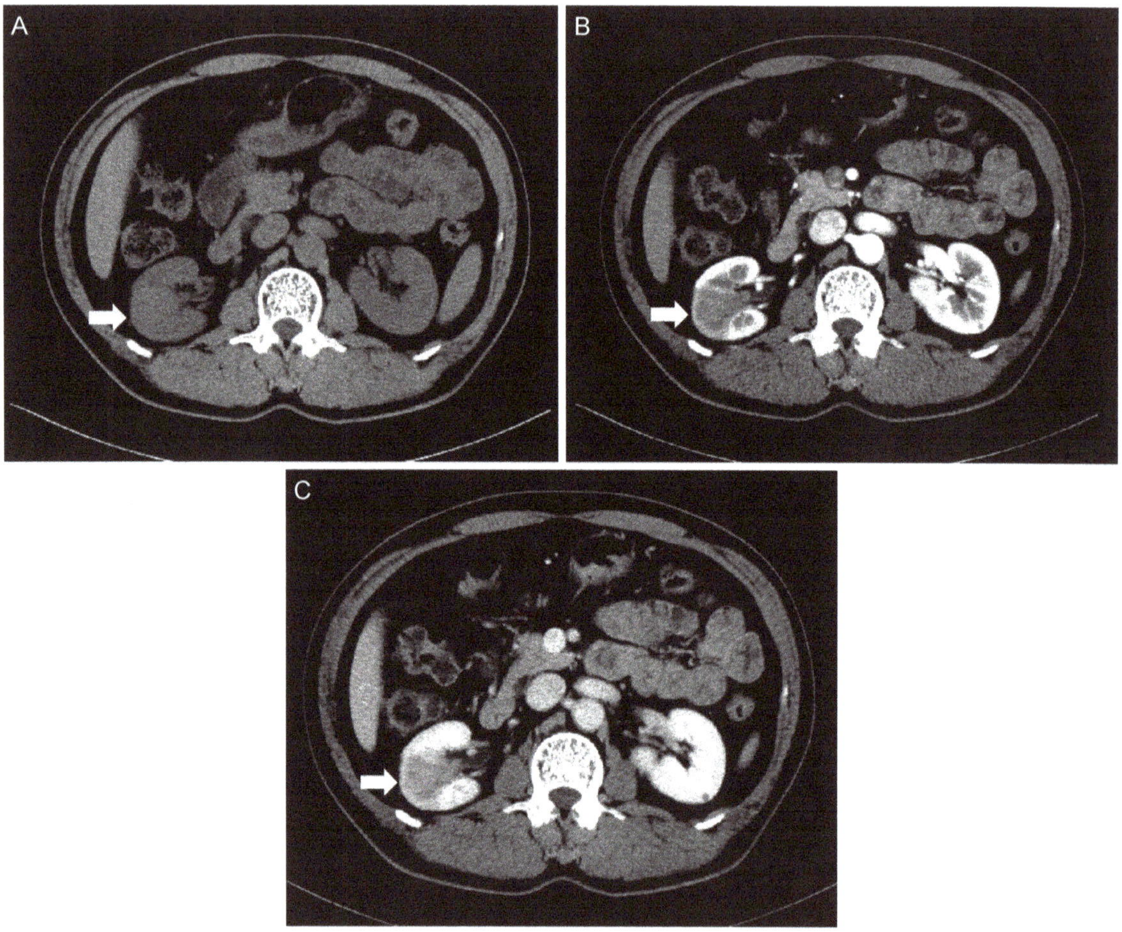

图 1-35-3　**增强 CT 表现**

A. 右肾下盏及右肾实质内见异常密度软组织影，平扫呈等密度；B. 增强后轻度延迟强化；C. 实质期呈低密度

分析讨论

炎性假瘤表现为类似肿瘤样病变，实际为炎性增生性病变，好发于肺、肝，肾脏炎性假瘤罕见。该病好发于青壮年，病因有感染、自身免疫反应、肾结石反复刺激等。临床表现有腰痛，发热，血尿或无症状。病理为浆细胞、淋巴细胞或组织细胞为主的良性局限性炎性增生病变。

该病在影像学上缺乏特异性征象，诊断困难。超声通常表现为低或高回声肿块，部分伴血流增加，病灶边界较肾癌更模糊。CT 表现为位于肾盂或肾实质的低密度实性占位，实质多不均匀，可伴有液性低密度区，肿块边界不清，形态不规则，可轻度强化。影像学特征与肾细胞癌和肾盂癌类似，很难与其他肾脏占位性病变鉴别。有研究认为，肿块无包膜及肾动脉于肿块内穿出等特征可与肾细胞癌和肾盂癌相鉴别。虽然肾脏炎性假瘤与肾癌超声造影都表现为快进，快退，高增强，但本病例仔细观察还是有一些特别之处。因为超声造影剂是纯血池造影剂，CT 造影剂可以渗透进入组织间隙，所以对于炎性病变，增强 CT 显示的范围可能大于超声造影所显示的范围。本病例超声显示的肿瘤范围小于 CT 显示的肿块范围，这提示该病灶是炎性病变的可能。

大多数患者通过术后组织病理学和免疫组化检查确诊。术前如考虑到有炎性假瘤的可能，可行超声引导下穿刺活检，或术中行快速冰冻切片检查，可避免不必要的肾切除术。该病术后复发少见，但患者仍需长期随访。

参考文献

[1] Jindal T, Dhanalakshmi M, Pawar P, et al. Inflammatory pseudotumor of the renal pelvis[J]. J Endourol Case Rep, 2020, 6(4): 405-408.

[2] Khallouk A, Ahallal Y, Tazi M F, et al. Inflammatory pseudotumor of the kidney: A case report[J]. J Med Case Rep, 2011, 5:411.

[3] Nakamura Y, Urashima M, Nishihara R, et al. Inflammatory pseudotumor of the kidney with renal artery penetration[J]. Radiat Med, 2007, 25(10):541-547.

[4] Mukkamala A, Elliott R M, Fulton N, et al. Inflammatory pseudotumor of kidney: A challenging diagnostic entity[J]. Int Braz J Urol, 2018, 44(1):196-198.

[5] Browne R F, Meehan C P, Colville J, et al. Transitional cell carcinoma of the upper urinary tract: Spectrum of imaging findings[J]. Radiographics, 2005, 25(6): 1609-1627.

[6] Patnana M, Sevrukov A B, Elsayes K M, et al. Inflammatory pseudotumor: The great mimicker[J]. AJR Am J Roentgenol, 2012, 198(3):W217-W227.

病例36 肾平滑肌瘤

孙 培 黄备建

病例介绍

患者女性，46 岁，体检发现左肾巨大占位 1 月余。外院 CT 提示左肾 MT 机会大。患者既往体健，无腰痛、血尿、体重减轻等。体格检查腹平软，左上腹轻压痛，无反跳痛。否认糖尿病、高血压、心脏病等病史。

超声所见

左肾上极见 65 mm × 52 mm 稍低回声团块，边界欠清，向外突出，CDFI 示病灶内部点状彩色血流（图 1-36-1）。超声造影：左肾上极病灶 17 s 开始增强，29 s 达峰值，达峰时内部回声不均匀，稍早于肾实质，延迟后期隐约见假包膜样回声（图 1-36-2）。超声提示：左肾实质占位，考虑 MT 可能。

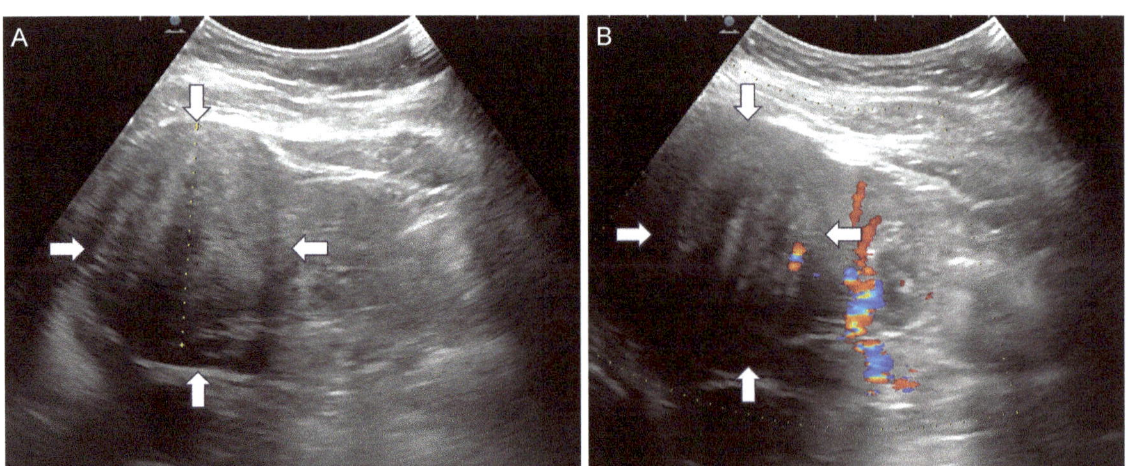

图 1-36-1 **常规超声表现**

A. 左肾上极见稍低回声团块，边界欠清，向外突出；B. CDFI 示病灶内部点状彩色血流

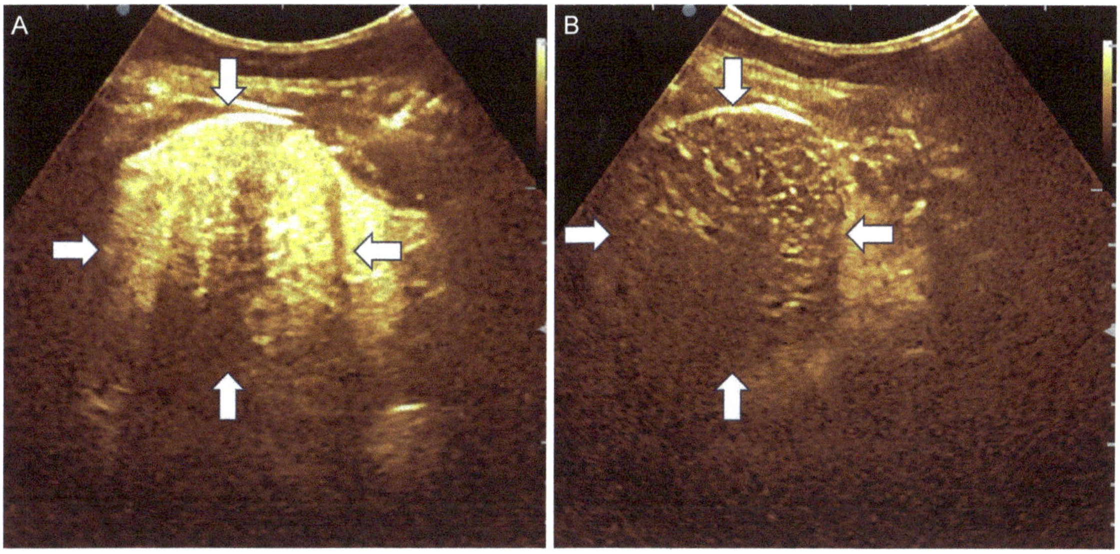

图 1-36-2 **超声造影表现**

A. 左肾上极病灶 29 s 达峰值，达峰时内部回声不均匀，稍早于肾实质；B. 病灶延迟后期（126 s）隐约见假包膜样回声

其他影像学检查

MRI 所见：左肾上极见一类圆形异常信号影，大小约 71 mm × 60 mm，与胰尾部相邻。T1WI 呈低信号，T2WI 呈高低混杂信号，DWI 呈等低混杂信号，增强扫描病灶皮质期明显强化，实质期及集合期持续强化（图 1-36-3）。MRI 提示：左肾 MT 机会大，乏脂肪型 AML 不除外。

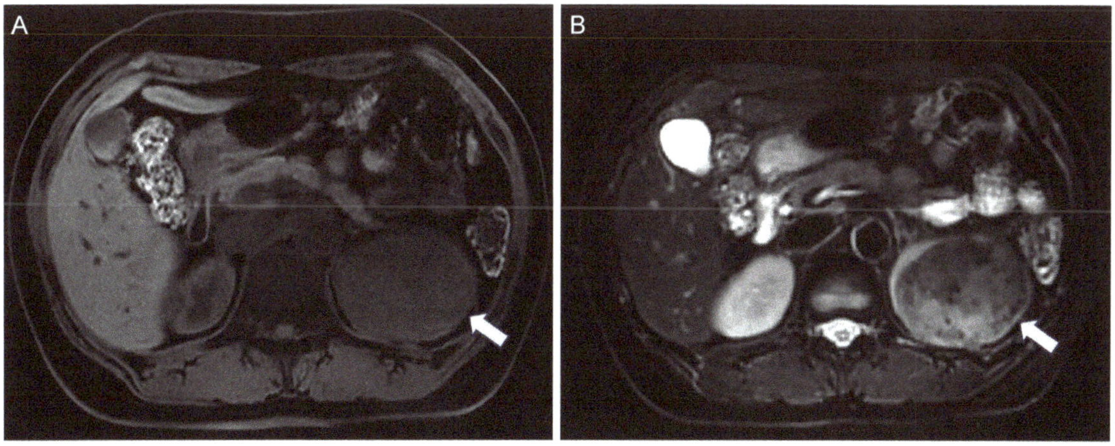

图 1-36-3 **MRI 表现**

A. 病灶 T1WI 呈低信号；B. T2WI 呈高低混杂信号

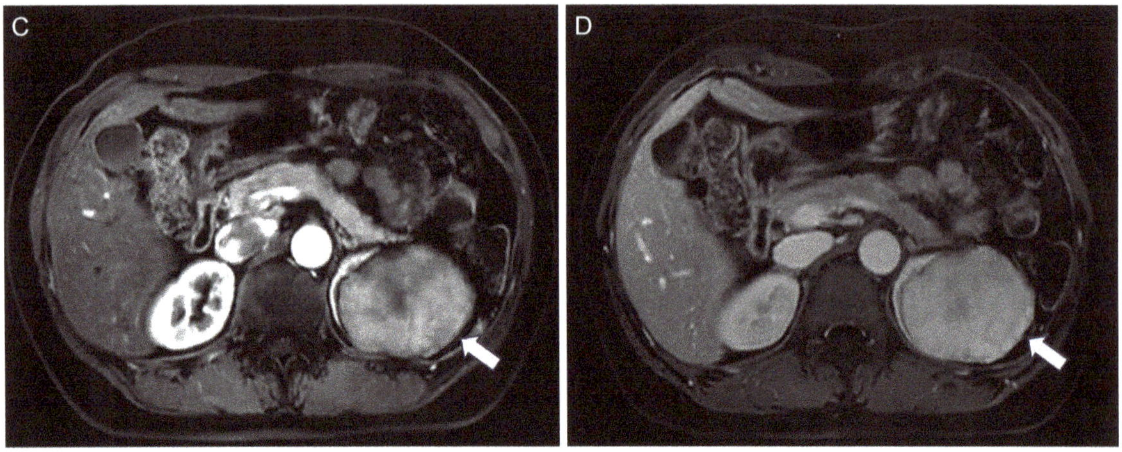

图 1-36-3 （续）MRI 表现
C、D. 增强扫描皮质期明显强化，集合期持续强化

手术结果

患者行腹腔镜下左肾根治切除术。巨检显示：左肾上极皮质内见一巨大结节状肿物，大小 70 mm × 66 mm × 60 mm，切面灰白、质中，漩涡状，似侵犯肾盂。免疫组化显示：Des（+），CD34（+），Ki-67（3% +），SMA（部分 +），Caldesmom（+），B-cat（膜 +）。病理提示：梭形细胞肿瘤，参考免疫组化结果考虑为平滑肌瘤。

分析讨论

平滑肌瘤是一种间叶组织来源的良性肿瘤，好发于富含平滑肌的部位，多见于子宫、消化道等部位，发生于肾脏者较为罕见。该疾病以女性患者多见，发病年龄多为 20~60 岁。肾平滑肌瘤（renal leiomyoma，RL）多起源于肾包膜、肾盂及肾血管的平滑肌组织，约占所有肾良性肿瘤的 1.5%，于 2004 年被列入 WHO 的肾肿瘤分类。RL 发病原因不明，可能与免疫缺陷或免疫抑制剂、EB 病毒感染有关。有研究者认为女性患者体内激素水平的变化可能影响 RL 的发生发展。RL 生长速度缓慢，可无明显临床症状，常在体检时偶然发现，体积较大者，多以腹部包块或腰痛为主要临床症状，部分可出现血尿。临床通常选择手术治疗，预后较好，一般切除即可治愈。免疫组化 SMA、

Desmin 或 Vimentin 不同程度阳性而 HMB45 阴性对 RL 诊断非常关键。

临床上主要根据 CT、MRI、超声检查等进行诊断与鉴别诊断。CT 平扫时，病灶呈边界光整、有完整包膜的软组织影，多呈类圆形或椭圆形，密度高于肾皮质，对周围肾实质无浸润性、多呈推挤改变；增强扫描一般呈明显的渐进性强化，且各期强化程度较肾皮质低。MRI 显示该类疾病与子宫平滑肌瘤表现类似：①形态特点：病变呈单发、边界清楚、大部分有假包膜的类圆形占位。②信号特点：T2WI 上多呈不均匀稍低信号，DWI 上呈均匀稍高信号，病灶内未见脂质、脂肪和出血。③强化特点：病变在皮髓质期呈不均匀轻度强化，随后逐渐表现为中度均匀强化。超声检查报道较少，病灶通常单发，多见于肾被膜下，呈低回声，边界清晰，内部回声不均匀，周边可见环状血流，超声造影特点表现为病灶周围向中心“慢进快退”的低增强。

肾平滑肌瘤需与以下几种疾病相鉴别。

（1）肾透明细胞癌：肾透明细胞癌好发于肾实质，而 RL 多见于肾脏边缘；肾透明细胞癌更易发生囊变、坏死、出血，动脉期明显强化，“快进快出”多见，而 RL 以“慢进快退”低增强多见。

（2）血管平滑肌脂肪瘤：以高回声多见，病灶与肾脏交界面平直、尖端成角；而 RL 以低回声多见。

（3）平滑肌肉瘤：肾平滑肌肉瘤多可触及肿块、伴腰腹痛或血尿等症状，肿瘤体积往往较 RL 大且多发生于肾实质区，与周围组织分界不清；RL 多无明显临床症状且好发于肾边缘区域，与周围分界清晰。PET/CT 有助于鉴别诊断，RL 未见明显 FDG 异常浓聚，而肾平滑肌肉瘤表现为明显的 FDG 亲和阳性。

目前国内外文献报道的 RL 均为个案或小样本分析，不足以归纳其全部特点。本病例呈低回声，超声造影后呈整体不均匀增强，未见明显出血、坏死，延迟后期病灶周边见假包膜，这些特点有助于鉴别诊断。

参考文献

[1] Patil P A, McKenney J K, Trpkov K, et al. Renal leiomyoma: a contemporary multi-institution study of an infrequent and frequently misclassified neoplasm[J]. Am J Surg Pathol, 2015, 39(3):349-356.

[2] 袁文兵，刘平民，种铁，等．右肾平滑肌瘤1例报告并文献复习[J]. 中国临床研究，2014, 27(10):1233-1235.

[3] 赵明，贺慧颖，余晶晶，等．肾脏原发性平滑肌肿瘤临床病理学分析[J]. 中华病理学杂志，2018, 47(4):291-292.

[4] 庄玲玲，何之彦，高康，等．实体性肾平滑肌瘤1例[J]. 医学影像学杂志，2015, 25(11):2091-2093.

[5] 许伟，白旭，常瑞萍，等．肾平滑肌瘤的MRI表现[J]. 放射学实践，2018, 33(8):816-819.

[6] 余秋月，黎斌，邱鸯鸯，等．肾脏平滑肌瘤的MRI表现及误诊分析[J]. 江西医药，2019, 54(9):1112-1115.

[7] 张清泉．肾平滑肌瘤2例超声造影特点[J]. 实用临床医学，2022, 23(01):64-66, 140.

[8] 范晓青，叶琴，梁荣喜，等．肾脏平滑肌瘤的超声诊断与鉴别诊断[J]. 中国超声医学杂志，2021, 37(02):181-183.

病例37 肾脏神经鞘瘤

王晶晶　黄备建

病例介绍

患者女性，58 岁，中上腹持续胀痛半月余，伴腹泻。无腰痛、发热，无尿频、尿急、尿痛及肉眼血尿，高血压病史 4 年，药物控制可。

超声所见

常规超声：右肾肾门处见 26 mm × 24 mm 中等回声团块，边界清，CDFI 未见明显彩色血流（图 1-37-1）。超声造影：注入造影剂声诺维后，病灶 13 s 开始晚于周围组织增强，17 s 达峰值呈低回声，25 s 开始减退，始终呈稍低回声，内见小片状不增强区（图 1-37-2，视频 1-37-1）。超声提示：右肾实质占位，少血供 MT 概率大。

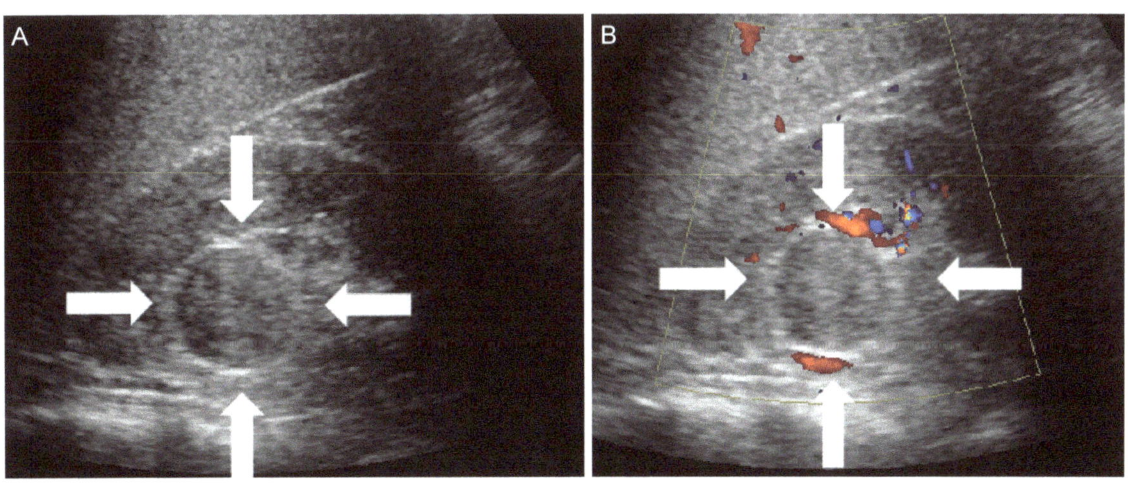

图 1-37-1　**常规超声图像**

A. 灰阶超声病灶呈等回声；B. CDFI 示肿块内部未见明显彩色血流

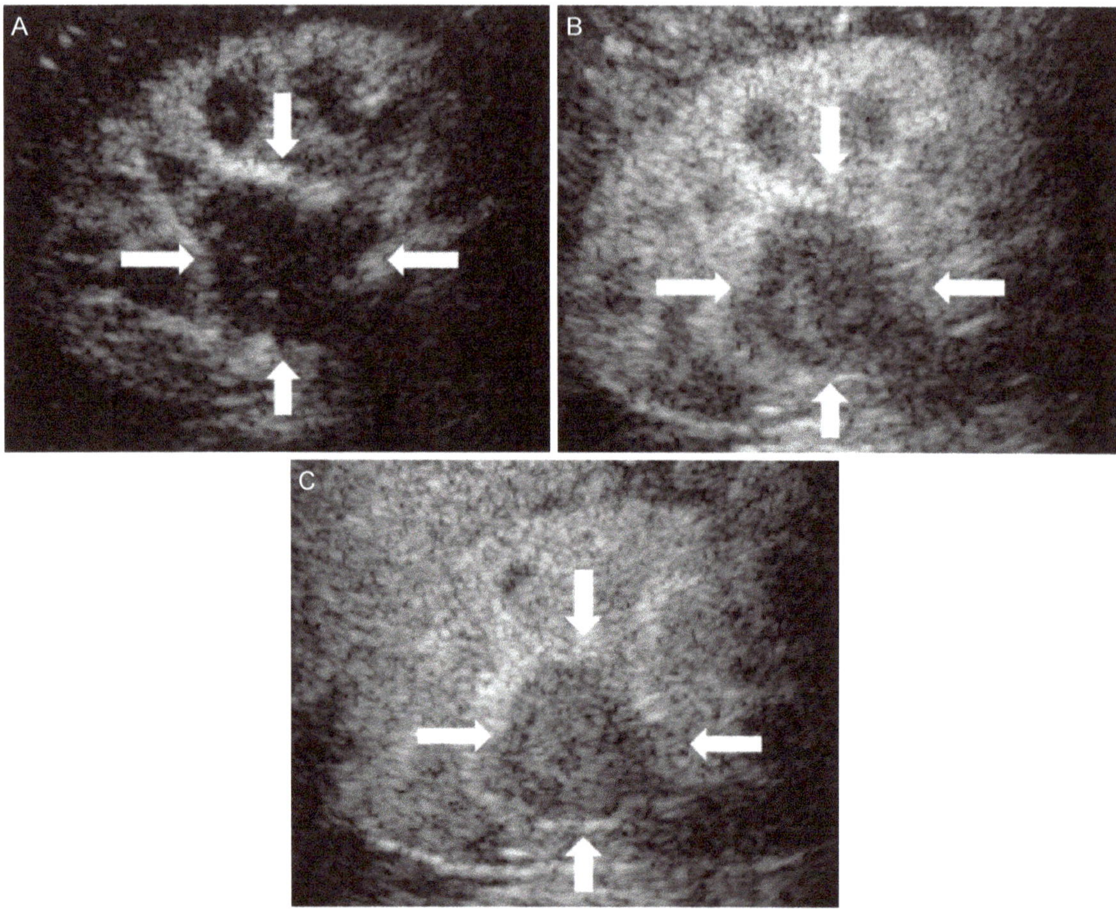

图 1-37-2 **超声造影表现**

A. 肿块 13 s 开始增强，晚于周围组织增强；B. 17 s 达峰值呈稍低回声；C. 25 s 开始减退，始终呈稍低回声，内见小片状不增强区

视频 1-37-1 右肾肿块超声造影动脉期表现

其他影像学检查

增强 CT 检查：右肾中部肾门处见类圆形低密度影，最大截面约 3.9 cm × 3.0 cm，增强后可见轻度强化，其内隐约见小灶坏死区，局部肾门血管呈推移改变（图 1-37-3）。CT 提示：右肾中部 MT 机会大。

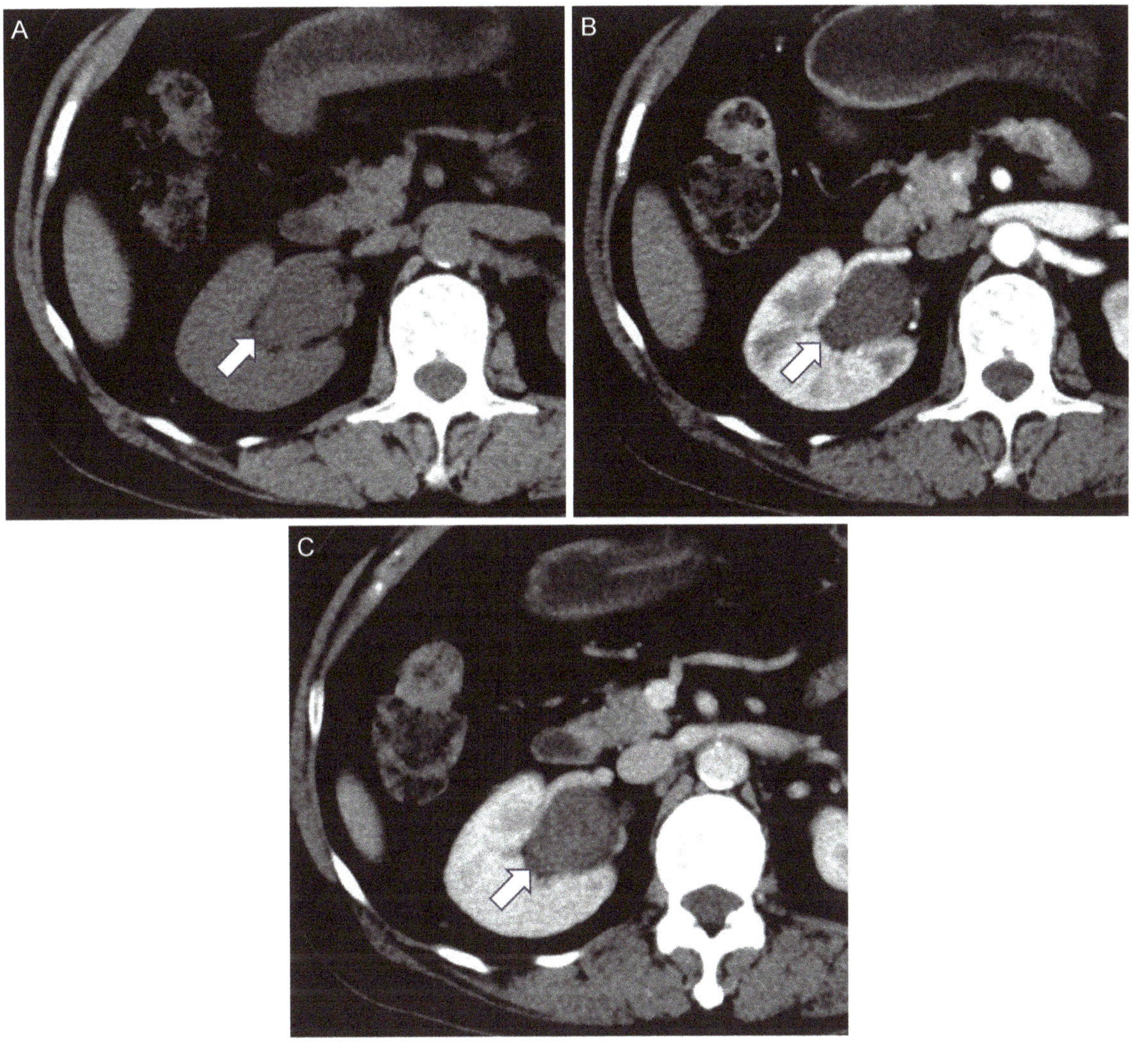

图 1-37-3　CT 表现

A. 肿块平扫呈低密度；B、C. 肿块皮质期、髓质期始终呈低增强，内隐约见小灶坏死区，肾门处血管呈推移改变

手术结果

手术中见肾门处肾脏被膜外见一肿物，大小 3.5 cm × 3.3 cm × 3.3 cm，包膜完整，切面呈五彩状，质软。免疫组化：S-100（+）。病理提示：（右肾）肾门梭形细胞肿瘤，部分细胞较丰富，参考免疫组化，符合神经鞘瘤。

分析讨论

肾脏神经鞘瘤（renal neurilemoma，RN）极为罕见，约占肾脏间叶肿瘤的 3.7%，1955 年 Phillips 等首次报道了原发于肾门部的良性神经鞘瘤，1965 年 Fein 等报道了首例恶性肾脏神经鞘瘤，后国内外均只有零散报道。RN 好发于 23~55 岁患者，尤以 50 岁左右的女性多见。RN 临床症状无特异性，常因体检或其他偶然因素发现。RN 以肾门较为常见，这可能与肾交感神经和副交感神经伴随肾血管进入肾门有关。RN 多为良性，但具有恶变潜能，良性 RN 通常直径小于 5 cm，恶性肿瘤的可能性随肿瘤直径增大而升高。

目前 RN 影像学报道多以 CT 为主，CT 征象主要与神经鞘瘤的组织学特征密切相关。典型的神经鞘瘤由交织分布的 Antoni A 区（束状区）和 Antoni B 区（网状区）组成。CT 上 Antoni A 区组织呈实性、密度较高且强化相对显著；Antoni B 区组织密度低而均匀、强化不明显；囊变区不强化。本例病灶的 CT 表现更符合以 Antoni B 区为主的 RN 表现，同时超声造影声像图亦与 CT 增强表现吻合。后经病理结果证实本例病灶确实为 Antoni B 区为主的 RN，其超声造影表现可能与网状区细胞稀疏，血供稀少有关。免疫组化中 S-100 是诊断神经鞘瘤的相对特异性标志物，Ki-67 在良性组织中表达较低，而在恶性肿瘤中表达较高。本病例 S-100 表达阳性，Ki-67 仅 2% 阳性，进一步证实该病灶为良性神经鞘瘤。

对于本例肾包膜外神经鞘瘤，需要与肾脏良性肿瘤（主要包括乏脂性肾血管平滑肌脂肪瘤及肾嗜酸性细胞腺瘤）及少血供肾癌（主要包括乳头状肾细胞癌及肾嫌色细胞癌）相鉴别。

综上所述，RN 多发生于肾门处，超声及其他影像学表现与肿块的组织学特征相关，由于病例罕见，目前影像学对 RN 诊断仍缺乏特异性，病理检查对肾神经鞘瘤的诊断至关重要。外科切除术是治疗 RN 主要手段，预后较好，但也有术后发生肺转移的报道。

参考文献

[1] Phillips C A, Baumrucker G. Neurilemmoma (arising in the hilus of left kidney)[J]. J Urol, 1955, 73(4):671-673.

[2] Fein R L, Hamm F C. Malignant schwannoma of the renal pelvis: a review of the literature and a case report[J]. J Urol, 1965, 94(4):356-361.

[3] Yang H J, Lee M H, Kim D S, et al. A case of renal schwannoma[J]. Korean J Urol, 2012, 53(12):875-878.

[4] Wang C, Gao W, Wei S, et al. Laparoscopic nephrectomy for giant benign renal schwannoma: a case report and review of literature[J]. Aging Male, 2020, 23(5):1504-1508.

[5] Gubbay A D, Moschilla G, Gray B N, et al. Retroperitoneal schwannoma: a case series and review[J]. Aust N Z J Surg, 1995, 65(3):197-200.

[6] Gobbo S, Eble J N, Huang J, et al. Schwannoma of the kidney[J]. Mod Pathol, 2008, 21(6):779-783.

[7] 高铭聪，徐志锋，潘爱珍，等. 肾脏神经鞘瘤临床及 MSCT 表现一例 [J]. 功能与分子医学影像学（电子版）, 2018, 7(04):1564-1565.

[8] Cachay M, Sousa-Escandon A, Gibernau R, et al. Malignant metastatic perirenal schwannoma[J]. Scand J Urol Nephrol, 2003, 37(5):443-445.

病例38 脐尿管癌

陆 清 闻捷先

病例介绍

患者男性，60 岁，因间歇性无痛性肉眼血尿 3 周就诊，否认尿频、尿急、尿痛，无全身症状。患者有糖尿病史，无肿瘤家族史。体格检查未见异常。

超声所见

下腹部膀胱上方见 112 mm × 80 mm × 100 mm 囊实性团块，以实性为主，边界清，形态欠规则，向上延伸至脐部，其周边部可见组织水肿，CDFI 实性部分见较丰富短线状彩色血流，RI0.63；其下方与膀胱底部相连，膀胱局部壁不均匀增厚，增厚区与膀胱上方占位之间边界模糊，CDFI 两者之间见血流相通（图 1-38-1）。超声提示：脐尿管来源 MT 可能。

手术结果

患者行膀胱全切术。病理显示：病变组织呈腺样及乳头样生长，细胞中度异形，考虑脐尿管癌。免疫组化结果：CK7（部分 +），CK20（+），Ki67（35%），MUC2（+），MUC5AC（部分 +），MUC6（−），GATA3（−），P53（无突变），CDX2（少量 +）。

随访结果

患者随访 3 年，无复发及转移，后失访。

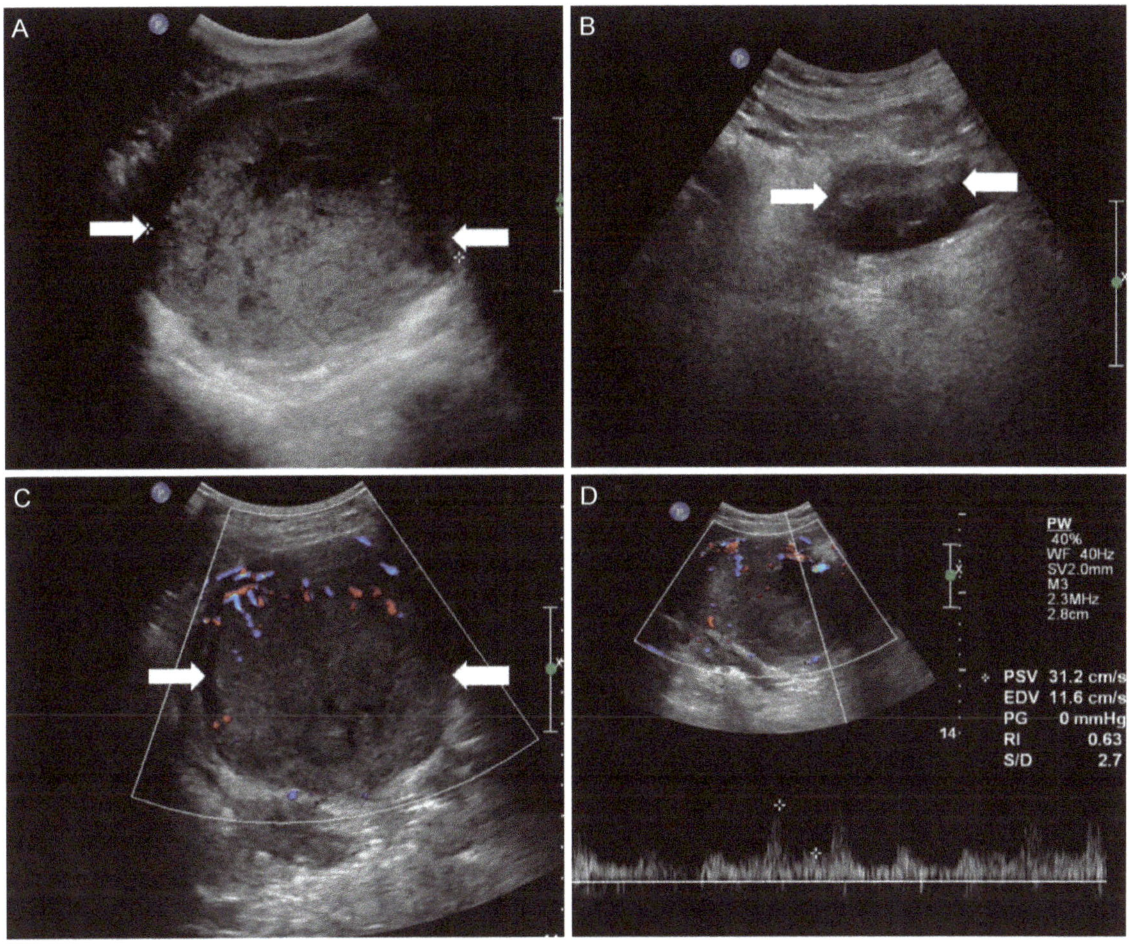

图 1-38-1 **超声表现**

A. 下腹部膀胱上方可见一巨大囊实性团块，以实性为主，内部回声不均匀，形态欠规则；B. 病灶与膀胱底部相邻，膀胱底部内壁局限性不均匀增厚；C. CDFI 病灶周边及内部见点状及短线状彩色血流；D. PW 测及动脉频谱，RI 0.63

分析讨论

脐尿管是位于膀胱顶部和脐之间的胚胎性结构，胚胎发育过程中脐尿管将膀胱和尿囊连接起来，出生时脐尿管自膀胱回缩，但其管腔仍在膀胱壁内，并与膀胱腔相连，管壁移行上皮或柱状上皮覆盖。未闭锁的脐尿管可发生多种脐尿管疾病如脐尿管瘘，脐尿管囊肿，脐尿管癌等。

脐尿管癌为临床上少见的高度恶性上皮肿瘤，1931 年由 Begg 首次报道，占所有膀胱肿瘤的0.1%~0.7%，占原发膀胱腺癌的20%~39%。该病多发于男性，发病年龄50~60岁。

目前对于脐尿管癌诊断标准是：①肿瘤位于膀胱顶部或前壁；②肿瘤主体位于膀胱壁；③膀胱壁无广泛的腺瘤性改变和广泛的囊性膀胱炎/囊性腺性膀胱炎；④膀胱无尿路上皮内瘤变；⑤其他部位缺乏已知的原发性肿瘤。

约80%患者的常见临床表现为肉眼或镜下血尿，这意味着肿瘤已经越过黏膜肌层并侵入尿路上皮表面。其他不常见的症状包括黏液尿、腹痛、腹部肿块和脐部感染。

用于脐尿管癌的诊断方法包括细胞学、影像学和膀胱镜检查。膀胱镜检查可在约80%的患者中识别可见的肿块，而尿液细胞学检查的阳性率仅为38%。由于肿瘤位于膀胱外，尿液细胞学检查可能为阴性。

超声检查时常可见膀胱顶部前壁，或前壁与腹壁之间不规则分叶状、不均匀低回声为主的实性肿块。病灶常累及膀胱内外侧壁，故肿瘤较大时才出现膀胱受压；此外病灶与膀胱黏膜层分界不清，向膀胱肌层或更深部浸润，甚至可以浸润腹壁。病灶也可以向膀胱腔内浸润生长，当浸润累及黏膜层时，会出现一系列临床症状，如血尿等。部分脐尿管癌内可见点状钙化。由于脐尿管癌一般发现较晚，病灶内常见坏死区。

在CT扫描中，脐尿管癌可表现为实性、囊性或两者结合。部分病例可见低衰减成分，反映黏液含量。此外，50%~70%的病例中会出现肿瘤内钙化，可能是点状、曲线状或周边钙化。因此，膀胱穹窿上的中线肿块，无论是实性还是囊性，尤其是伴有小钙化的肿块，应高度怀疑脐尿管癌。同时在增强CT上，病灶呈现不均匀强化，强化程度不等，具有延迟强化特点。侵犯破坏膀胱黏膜层时，局部壁不规则增厚且不均匀强化。

MRI显示肿瘤信号不均匀，T2加权图像显示高信号。由于MRI具有多平面成像的优势，在确定邻近器官（如膀胱）的受累方面可能比CT更有用。

鉴别诊断如下。

（1）膀胱癌：常见于膀胱三角区及侧后壁，基底宽，腔内肿块或膀胱壁改变为主，少有膀胱外生长，少见囊性或囊实性，强化程度较脐尿管癌更为明显。

（2）脐尿管囊肿：壁薄，边缘光滑，无壁结节，无血流信号。

（3）脐尿管瘘：膀胱充盈时高频超声显示下腹部脐尿管呈管状无回声或低回声与膀胱相通。

（4）前腹壁中线硬纤维瘤：位于腹直肌或腹外斜肌腱膜内，女性多见，脐部以下发生为主，CT 或 MRI 为结节状或肿块状软组织影，密度或信号均匀，轻微强化或不强化。

（5）腹壁炎性包块：CT 或 MRI 显示肿块与周围分界不清晰，周围脂肪层模糊等，增强后肿块多呈不均匀强化。

参考文献

[1] 魏恩 AJ. 坎贝尔－沃尔什泌尿外科学 [M]. 9 版 . 郭应禄 , 周利群 , 译 . 北京 : 北京大学医学出版社 , 2009:3763.

[2] Begg R C. The urachus: Its anatomy, histology, and development[J]. J Anat, 1930, 64:170-183.

[3] Paner G P, Lopez-Beltran A, Sirohi D, et al. Updates in the pathologic diagnosis and classification of epithelial neoplasms of urachal origin[J]. Adv Anat Pathol, 2016, 23:71-83.

[4] Ashley R A, Inman B A, Sebo T J, et al. Urachal carcinoma: clinicopathologic features and long-term outcomes of an aggressive malignancy[J]. Cancer, 2006, 107:712-720.

[5] Olina J R, Quevedo J F, Furth A F, et al. Predictors of survival from urachal cancer: a Mayo Clinic study of 49 cases[J]. Cancer, 2007, 110:2434-2440.

[6] Siefker-Radtke A. Urachal adenocarcinoma: a clinician’s guide for treatment[J]. Semin Oncol, 2012, 39:619-624.

[7] Krysiewicz S. Diagnosis of urachal carcinoma by computed tomography and magnetic resonance imaging[J]. Clin Imaging, 1990, 14:251-254.

病例 39 腹膜后淋巴管瘤

王　群　闻捷先

病例介绍

患者女性，23 岁，因“体检发现左肾周占位 1 个月”入院。患者 1 个月前健康体检时超声检查提示左肾周占位，为求进一步手术治疗就诊于我院。患者既往体健，无腹痛腹胀，无肉眼血尿，近期体重无明显改变，CA19-9、CEA 正常范围。

超声所见

左肾中上部肾门区肾包膜处见一长条形无回声区，最大切面约 83 mm × 29 mm，边界尚清，形态不规则，其与左肾动静脉紧贴，嘱患者由右侧卧位改为站立位后再次检查，该无回声区形态及位置均未见明显改变，CDFI 未测及明显彩色血流（图 1-39-1）。超声提示：左肾周囊性区，考虑淋巴管瘤可能。

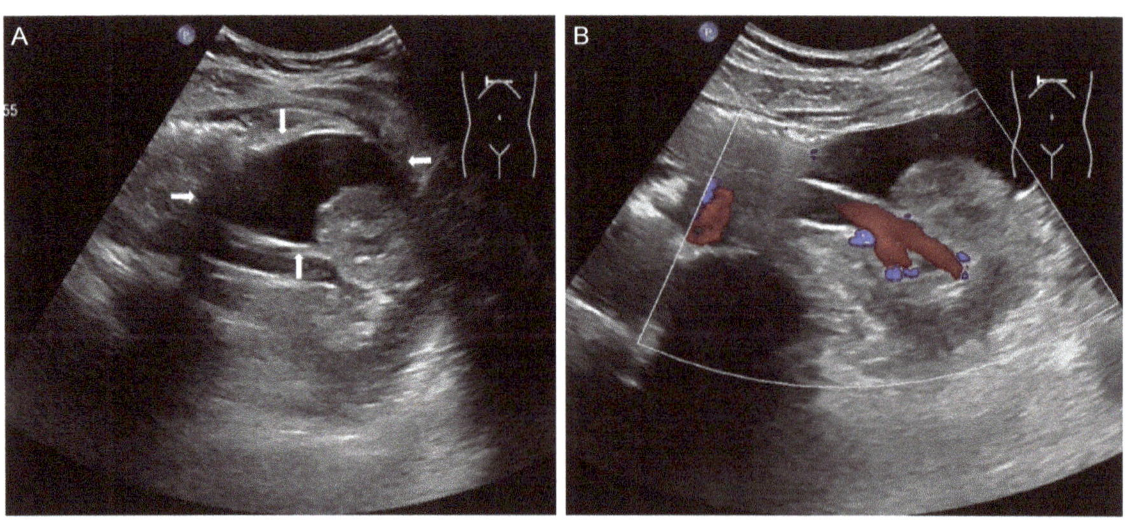

图 1-39-1　**常规超声图像**

A. 左肾周囊性占位，边界清晰，形态欠规则，包绕肾实质及肾门血管；B. CDFI 病灶内部及周边未测及明显彩色血流

其他影像学检查

CT 检查：左肾周见片状囊性低密度灶，大小约 62 mm × 33 mm，边界清晰，形态欠规则，密度均匀，增强后未见强化，肾盂、肾盏及输尿管显影良好，未见狭窄、扩张及移位（图 1-39-2）。诊断：左肾周囊性占位，考虑淋巴管瘤可能。

手术结果

术中发现左腹膜后病灶与左肾中上极、肾蒂、脾脏、胰腺体尾部、降结肠及系膜、腰大肌粘连致密，小心分离病灶后完整切除。

病理结果

巨检：左腹膜后灰黄色脂肪样组织一枚，大小约 80 mm × 30 mm × 10 mm。病理诊断：左腹膜后脉管瘤，结合病史及免疫组化结果，考虑为淋巴管瘤。免疫组化：D2-40

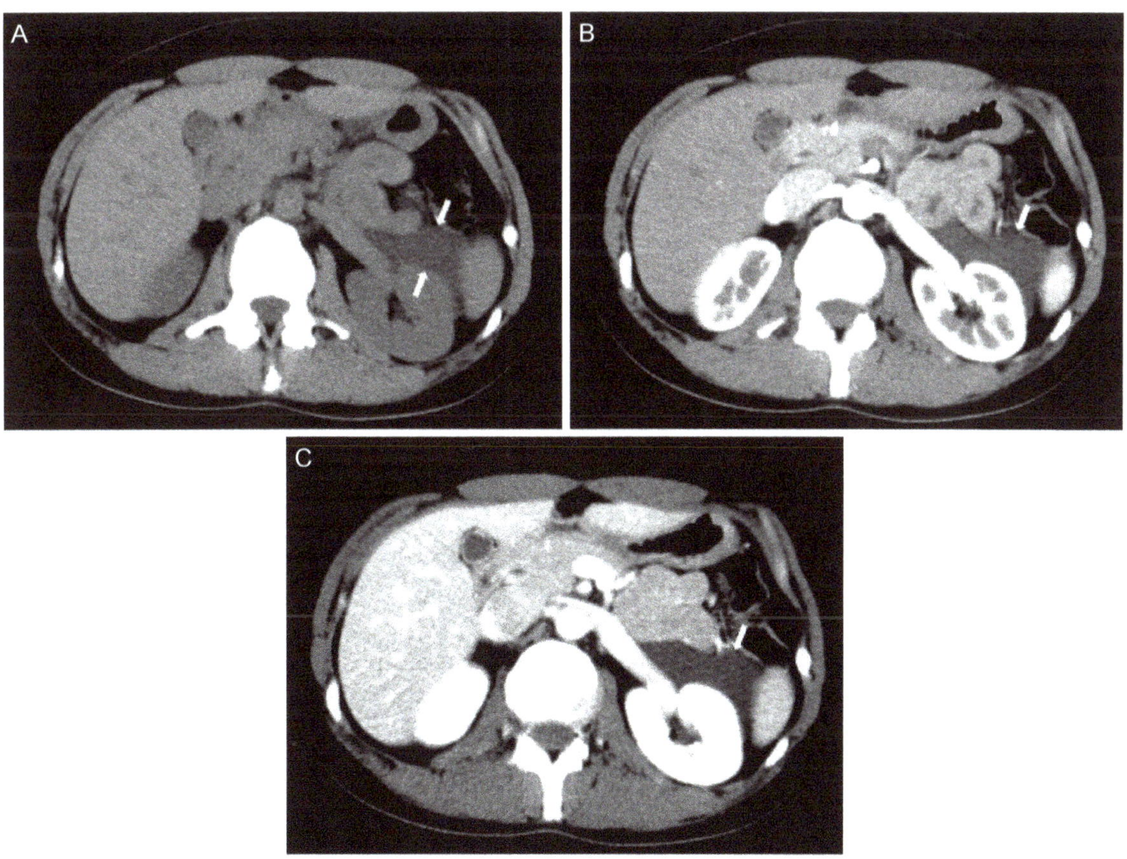

图 1-39-2　增强 CT 图像

A. 左肾周片状低密度灶；B. 动脉期病灶未见强化；C. 静脉期未见强化

(+)，CD34（+），ERG（+），Ki-67（1%+），SMA（平滑肌 +），CD68（KPI）（组织细胞 +）。

分析讨论

淋巴管瘤的发病病因与发病机制尚不完全清楚，是一种少见的淋巴系统畸形，多为淋巴管良性过度增生所致，恶性淋巴管瘤极少见。本病好发于儿童及青少年，多位于头颈部与腋窝，成人腹部淋巴管瘤较罕见。病灶体积较小时一般无明显临床症状，患者多为体检偶然发现，病灶体积较大时常因压迫或累及邻近脏器时出现相应临床症状，如腹痛、腹胀等。病理上淋巴管瘤根据淋巴管扩张程度的不同分为单纯性淋巴管瘤、海绵状淋巴管瘤及囊性淋巴管瘤三型，其中以囊性淋巴管瘤最常见。体积较大的腹部淋巴管瘤术前影像学检查常常难以判断其具体脏器来源，外科手术切除是本病的主要治疗手段。

淋巴管瘤的超声表现与其组织病理分型密切相关。多数边界清晰，病灶体积较小时形态尚规则，体积较大时形态不规则呈“匍匐性”“延展性”生长（张力较小），CDFI 多不能测及明显彩色血流，部分病灶仅在囊壁或分隔上测及少量彩色血流。单纯性淋巴管瘤灰阶超声多表现低回声或中等回声病灶；海绵状淋巴管瘤灰阶超声多表现为病灶内数个大小不等囊腔，状如海绵，其内常因间质较丰富而表现为弱回声、低回声或等回声；囊性淋巴管瘤灰阶超声多表现为无回声区，部分可因内部出血或感染表现为弱回声。一般情况下，腹膜后病灶边界清晰，囊壁薄、内部呈均匀的无回声区，对邻近脏器无明显挤压占位的影像学表现有助于囊性淋巴管瘤的诊断。

CT/MRI 检查能够通过冠状位及矢状位重建使腹膜后淋巴管瘤与邻近组织器官的解剖关系更清晰，指导外科手术切除范围。

本例患者左肾周的占位性病灶张力较低，对肾实质及肾门处血管无挤压，边界清晰，内部回声呈均匀无回声，这些声像图特征符合囊性淋巴管瘤的影像学表现，有助于淋巴管瘤的诊断。

参考文献

[1] 陈志奎，吴宇卉，钱清富，等. 成人原发性腹部淋巴管瘤的超声分型与诊断分析[J]. 中国超声医学杂志，2019, 35(8):730-732.

[2] 宋晓峰. 中国近 21 年成人腹膜后淋巴管瘤流行病学特征及诊治经验 [D]. 青岛：青岛大学，2017.

[3] Raufaste T M, Ernst O, Lanchou M, et al. Imaging features, complications and differential diagnoses of abdominal cystic lymphangiomas[J]. Abdom Radiol (NY), 2020, 45(11):3589-3607.

病例 40　腹膜后囊性成熟性畸胎瘤

王　攀　闻捷先

病例介绍

患者女性，48 岁，2016 年底体检彩超提示胰头后方异常回声，后腹膜来源可能。2017 年 1 月 13 日外院 MRI 提示后腹膜占位，考虑神经源性肿瘤，节细胞神经瘤可能，当地医院胰腺 MDT 建议暂不手术治疗。患者为进一步治疗来我院就诊。实验室检查：糖类抗原 72-4：14.2 U/mL（正常 ＜ 10 U/mL）。

超声所见

超声造影：肾动脉水平，下腔静脉与腹主动脉之间，胰腺及肠系膜上静脉后方见 38 mm × 31 mm × 50 mm 低回声团块，边界清，内部回声欠均匀，内见数个强回声区，CDFI 未见明显彩色血流（图 1-40-1），该肿块随腹主动脉搏动似与脊柱轻微相对移动。注入造影剂后，该肿块未见明显强化（图 1-40-2，视频 1-40-1）。超声提示：腹膜后实质占位，考虑良性病变可能性大，神经来源不除外。

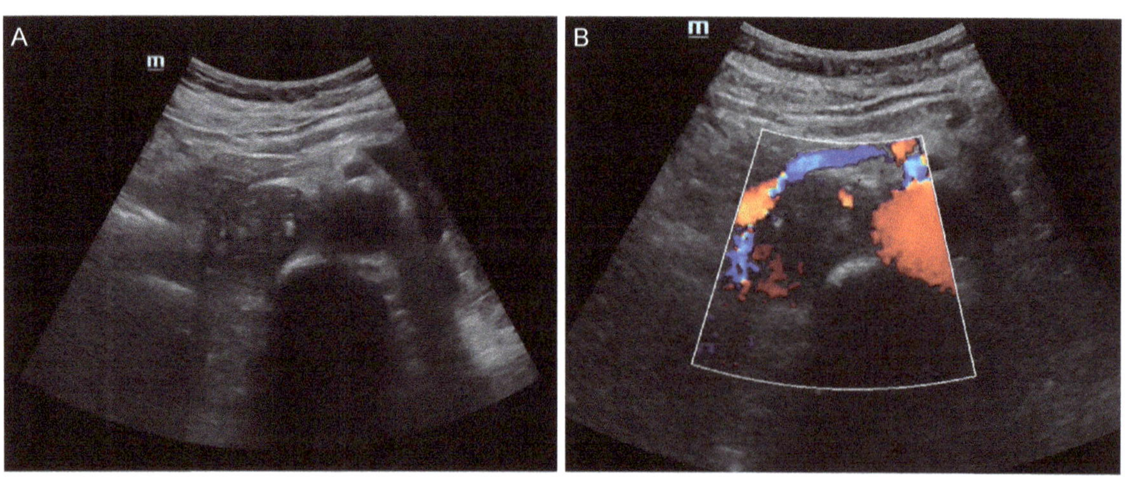

图 1-40-1　**常规超声表现**

A. 腹膜后见一低回声团块，内见数个强回声区；B. 彩色多普勒超声示肿块内未见血流信号

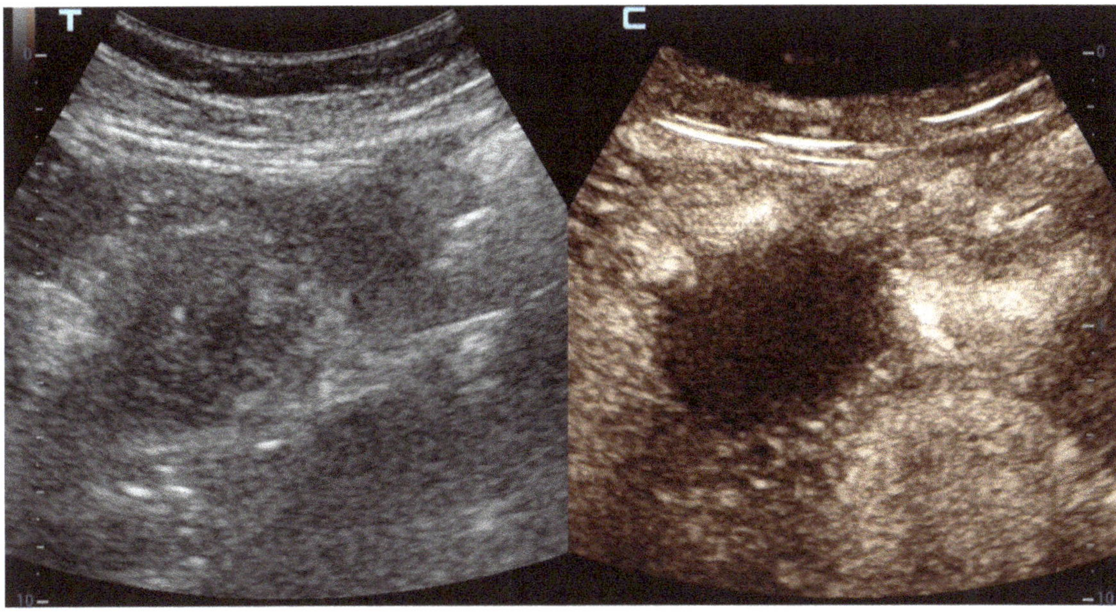

图 1-40-2 **超声造影显示腹膜后病灶未见明显强化**

视频 1-40-1 超声造影显示腹膜后病灶未见明显强化

其他影像学检查

增强 MRI 显示：门脉下腔静脉后缘占位，考虑后腹膜来源，神经源性肿瘤概率大。

腹腔内动静脉 CTA 显示：右侧腹膜后占位，腹腔干可疑供血，MT 可能。

手术结果

行腹膜后肿瘤切除术 + 右侧肾上腺部分切除术。

病理诊断：(腹膜后肿瘤) 考虑单胚层畸胎瘤，部分区可见到胞质淡染细胞。结合免疫组化结果：考虑囊性成熟性畸胎瘤，伴囊壁内神经内分泌细胞增生。

分析讨论

畸胎瘤是源于生殖细胞的肿瘤，临床上好发于性腺，原发于性腺外的畸胎瘤较为少见，其主要好发部位依次为前纵隔、骶尾部、腹膜后等。

原发性腹膜后畸胎瘤仅占腹膜后肿瘤的 5%~10%，在出生后 6 个月和青少年期出现双峰，只有 10%~20% 发生在 30 岁以后，患腹膜后畸胎瘤的女性是男性的两倍。与其他腹膜后肿瘤相似，发病初期患者通常无特异临床表现，当肿瘤直径超过 5~10 cm 时才会出现相关临床症状。

据文献报道大部分腹膜后成熟型畸胎瘤属良性肿瘤，仅 26% 为恶性。恶变率明显高于卵巢成熟性畸胎瘤，部分可恶变为脂肪肉瘤、鳞状细胞癌、黏液性腺癌、类癌等。

腹膜后成熟性畸胎瘤在超声图像上一般表现为：圆形或类圆形混合性回声团块，内部可见高回声、密集点状回声漂浮、CDFI 点状或短条状血流信号，通常囊壁较厚、边界清，肿块不随呼吸、体位而改变，部分肿瘤可推挤肠管致变形。

有研究显示 6% 的腹膜后成熟性畸胎瘤患者可有甲胎蛋白（AFP）水平升高，但血清标志物对畸胎瘤并不具有特异性，术前需评估各项肿瘤标志物，如 CEA、CA125、CA19-9、HCG、AFP 等以排除其他生殖系统恶性肿瘤。

目前腹膜后成熟性畸胎瘤以手术治疗为主，肿瘤的完全切除加病理学诊断是评估良恶性的金标准，一般预后良好，术后需要长期随访。对于肿瘤未能完整切除或伴有广泛浸润和未成熟性畸胎瘤者，除手术切除病变外，可考虑尝试以顺铂为基础的 BEP 化疗方案 [博来霉素、足叶乙苷（依托泊苷）、顺铂]，无效时还可考虑使用干扰素 -α（interferon-α，IFN-α）治疗。影响预后的因素主要包括侵犯囊壁、囊壁破裂、肿瘤播散、腹水、粘连等。

参考文献

[1] 吴莹，郭瑞霞，袁文静，等．腹膜后巨大成熟性囊性畸胎瘤 1 例报告并文献复习 [J]. 河南医学研究，2021, 30(8):1532-1534.

[2] Scott A L, Abbassi-Ghadi N, Archer C M, et al. Neu-roendocrine carcinoma arising within a retroperitoneal mature ter-atoma[J]. Ann R Coll Surg Engl, 2010, 92(6):W5-W8.

[3] 袁慧星，张志成，詹鹰，等．成人腹膜后巨大囊实性畸胎瘤 1 例报告 [J]. 现代泌尿外科杂志，2013, 18(6):545.

病例41 回盲部肉芽肿性病变

李 丛 闻捷先

病例介绍

患者女性，29岁，因右下腹痛1个月入院。患者1个月前右下腹持续性轻度疼痛，饱食后加重，排泄后缓解，否认发热、腹泻、便秘、腹胀等。患者于当地医院查CT示盲肠肿块，未予特殊处理。

超声所见

右下腹髂动脉前方见48 mm × 32 mm低回声团块，内部回声欠均匀，边界尚清，形态欠规则，CDFI内部见短线状彩色血流，RI 0.64（图1-41-1）。超声提示：右下腹实质占位，考虑MT可能。

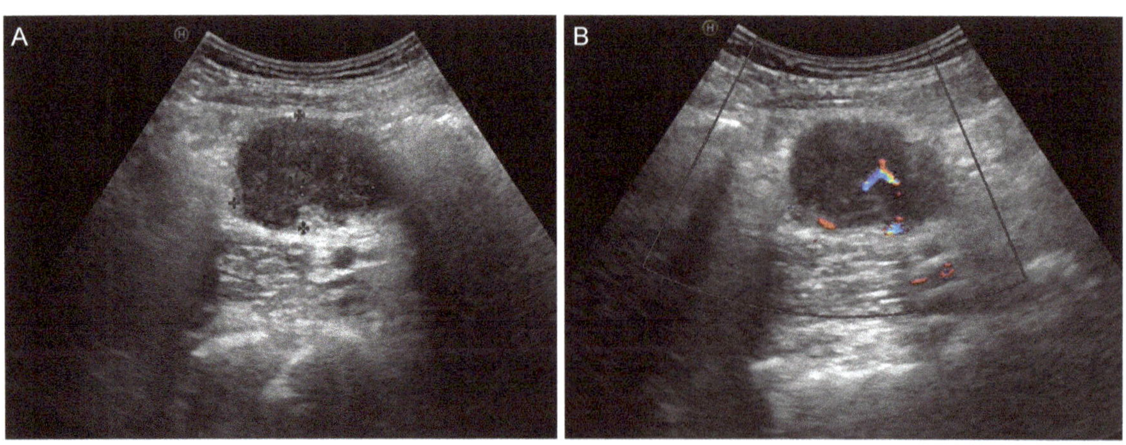

图1-41-1 **超声表现**

A. 右下腹见低回声肿块，内部回声欠均匀，形态欠规则；B. CDFI见短线状彩色血流

其他影像学检查

增强 CT 检查：右下腹腔回盲部旁见 67 mm × 28 mm 软组织肿块，平扫呈等低密度，增强后病变不均匀蜂窝状强化，病变右缘与盲肠升结肠分界欠清，与末段回肠及阑尾分界尚清（图 1-41-2）。病变周围见肿大淋巴结。CT 提示：回盲部周围占位，间叶来源 MT 可能。

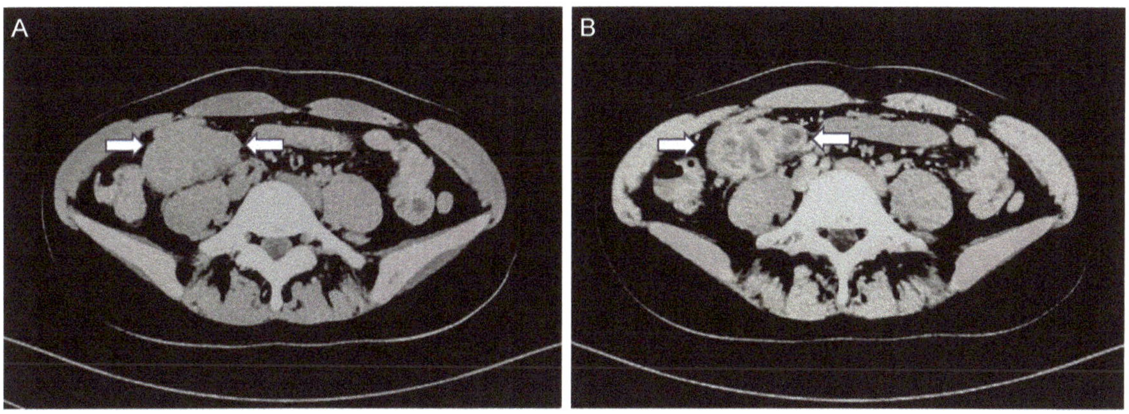

图 1-41-2 CT 表现

A. 右下腹腔回盲部旁软组织肿块，平扫呈等低密度；B. 增强后病变不均匀蜂窝状强化

PET/CT 检查：右下腹腔近回盲部见糖代谢异常增高肿块，大小 58.1 mm × 31.2 mm，平均 CT 值为 40.2 Hu，最大 SUV 值为 11.9，与邻近肠道分界不清。周围脂肪间隙密度增高，腹膜增厚，病灶旁见淋巴结。PET/CT 提示：右下腹糖代谢异常增高肿块，考虑 MT 可能，炎症不除外。

手术结果

患者行腹腔镜下右半结肠切除术，术中于右半结肠近回盲部可及巨大肿块，约 8 cm，横结肠系膜粘连覆盖于肿块。巨检：回盲部浆膜面见一肿物，大小 8 cm × 5.5 cm × 4 cm，回盲部黏膜面似见隆起，直径 1 cm，肿物切面灰黄灰白、部分区坏死，似累及肠壁全层，肿物与黏膜面隆起相连。病理诊断：（回盲部）肠壁全层见凝固性坏死，伴组织细胞及多核巨细胞反应，可见较多中性粒细胞、淋巴细胞及浆细胞浸润，考虑肉芽肿性病变，抗酸染色见阳性菌。

分析讨论

肉芽肿是由巨噬细胞及其演化的细胞局限性浸润和增生所形成的境界清楚的结节状病灶。肉芽肿的本质是迟发超敏反应所致的炎症，免疫应答中起作用的主要是巨噬细胞和上皮样细胞。因此肉芽肿可定义为巨噬细胞及其衍生细胞（如上皮样细胞，多核巨细胞）的聚集，伴随或不伴随其他炎症细胞的出现。发病原因有变态反应、自身免疫、细菌病毒感染等。

临床上通常将回肠末端（约 10 cm）、盲肠及阑尾统称为回盲部。由于解剖生理上的特点，回盲部是肠管的炎症、肿瘤、结核、肠套叠和溃疡的好发部位。常见恶性肿瘤有结肠腺癌、淋巴瘤、间叶来源肿瘤、转移瘤等。常见良性肿瘤有腺瘤、间质瘤、脂肪瘤、血管瘤等。炎症性病变有阑尾炎、憩室炎、结核、克罗恩病、溃疡性结肠炎等。术前回盲部肉芽肿与恶性肿瘤影像学鉴别困难，同样表现为右下腹实质性肿块，血供较丰富，增强后可见强化。故该疾病多由手术病理证实。结核常侵犯回盲部，特征性表现为回盲瓣和盲肠内壁的不对称性增厚，肠外病变蔓延包裹末端回肠，淋巴结肿大，同时存在腹膜受累。本病例表现为抗酸染色阳性的回盲部肉芽肿性病变，支持回盲部结核性肉芽肿。

参考文献

[1] Ramakrishnan L. Revisiting the role of the granuloma in tuberculosis[J]. Nat Rev Immunol, 2012, 12(5):352-366.

[2] Hamada Y, Tanaka K, Tano S, et al. Pyogenic granuloma mimicking a colon cancer[J]. Endoscopy, 2014, 46 Suppl 1 UCTN: E153- E154.

[3] Bondurant R E, Reid D. Ileocecal tuberculosis[J]. Am J Gastroenterol, 1975, 63(1):58-65.

[4] Lascano E F. Ileocecal pathology. Pathological anatomy[J]. Prensa Med Argent, 1965, 52(36):2096-2099.

[5] Kedia S, Das P, Madhusudhan KS, et al. Differentiating Crohn's disease from intestinal tuberculosis[J]. World J Gastroenterol, 2019, 25(4):418-432.

[6] Limsrivilai J, Shreiner A B, Pongpaibul A, et al. Meta-Analytic Bayesian Model For Differentiating Intestinal Tuberculosis from Crohn's Disease[J]. Am J Gastroenterol, 2017, 112(3):415-427.

病例 42 叶外型肺隔离症

闻捷先　王文平

病例介绍

患者男性，58 岁，1 个月前出现咳嗽、发热（Tmax 38.1℃），于外院抗炎治疗 6 天后体温平。期间外院 CT 平扫示：左肺尖少许炎症改变，肝胃间隙结节灶。门诊以“肝胃间隙结节灶”收治入院。体格检查无殊，实验室检查示血常规、肝肾功能、乙肝表面抗原、AFP、CA19-9、CEA 均正常。

超声所见

超声检查示肝胃间见 23 mm × 17 mm 稍高回声实质团块，边界欠清，形态欠规则，内可见点状强回声，注射超声造影剂后病灶动脉期呈轻度增强，与肝实质同步减退（图 1-42-1，图 1-42-2，视频 1-42-1）。

超声提示：肝胃间实质占位，考虑良性病变可能性大，建议随访。

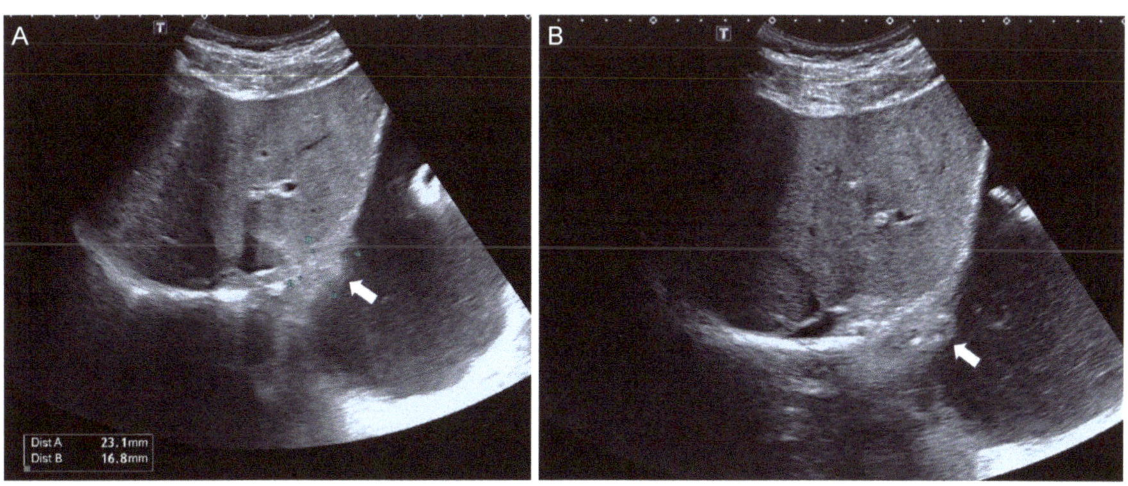

图 1-42-1　**超声表现**

A. 肝胃间见稍高回声实质团块，大小 23 mm × 17 mm；B. 病灶内可见点状强回声

视频 1-42-1　超声造影表现

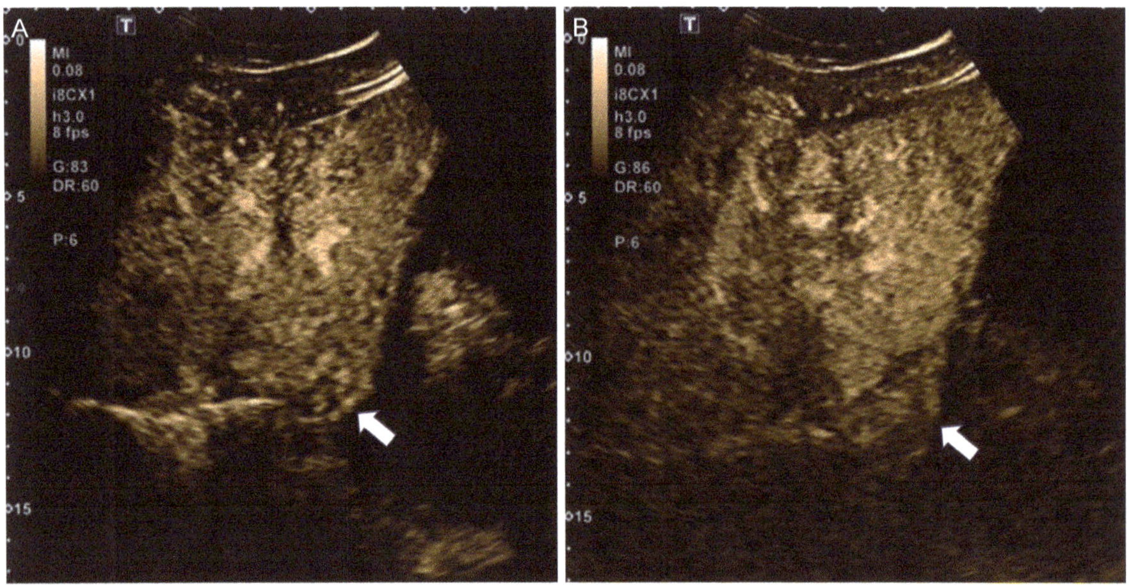

图 1-42-2　**超声造影表现**

A. 动脉期病灶呈轻度增强；B. 病灶与肝实质同步减退

其他影像学检查

CT 检查（图 1-42-3）：肝胃间隙见类圆形低密度灶，密度欠均，边缘见点状钙化，大小约 1.8 cm × 2.9 cm，增强后不均匀强化，见腹腔干分支走行入病灶内，病灶与膈肌关系密切。CT 提示：肝胃间隙占位，考虑良性病变。

手术结果

肿瘤位于肝胃间，大小约 2.8 cm × 2.0 cm × 1.8 cm，界不清，质软，囊实性，内有部分囊状结构，含黏稠囊液，术中诊断为后腹膜肿块，遂行腹腔镜下肿块切除术。病理巨检：灰黑色带包膜肿物一枚，包膜完整，切面灰白，部分区呈囊性，囊内含灰白色胶冻样物，囊壁光滑。病理诊断：镜下为肺组织，间质较多淋巴细胞浸润，支气管内见黏液潴留，符合叶外型肺隔离症。

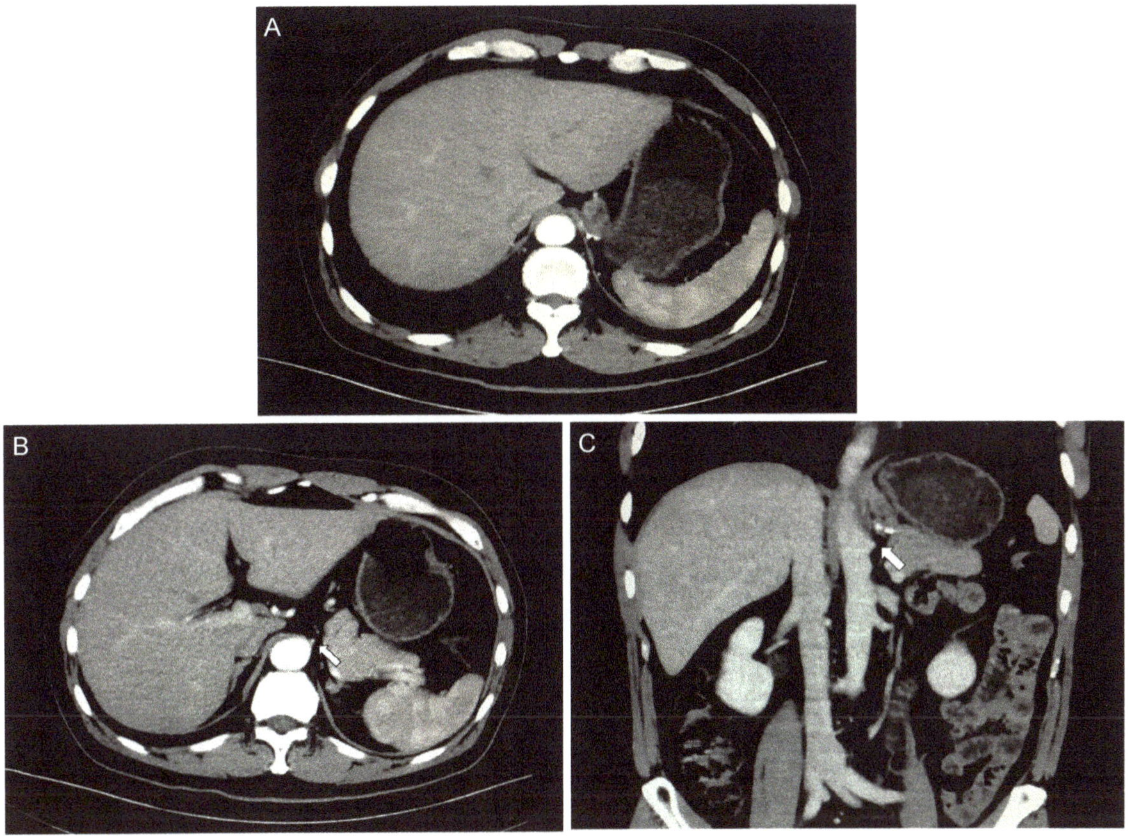

图 1-42-3 叶外型肺隔离症 CT 表现

A. 肝胃间隙低密度灶，边缘见点状钙化；B、C. 增强后呈不均匀增强，箭头所指为走行入病灶的腹腔干分支

分析讨论

肺隔离症是一种先天性肺发育异常的疾病，即一部分无功能肺组织与正常肺组织分隔。分隔肺组织由体循环的大动脉分支供血，多为胸主动脉及腹主动脉，引流静脉叶内型多为肺静脉，叶外型为体循环静脉。

根据解剖学特点分为叶内型及叶外型。叶内型组织与相邻肺组织被共同的脏胸膜所覆盖，成为其所在肺叶的一部分，好发于双肺下叶，其中以左肺下叶常见，且绝大部分位于后或内基底段。由于叶内型多与支气管相通且体循环压力明显高于肺循环，隔离肺内毛细血管易破裂而出现咯血症状。叶外型有其独立的脏层胸膜，游离于正常肺叶之外，多发生于左侧胸腔后部脊柱旁，本病例病灶为膈肌下方，为罕见发病部位，叶外型多无临床症状，易被误诊为肺囊肿、支气管扩张、肺肿物、肺癌、纵隔肿物、畸胎瘤等。临床表现为反复感染、咯血的患者有手术指征。

目前 DSA 是诊断肺隔离症的金标准，发现异常供血动脉及引流静脉为确诊的重要依据。对于成人肺隔离症，由于超声很难明确病灶供血动脉是否来自主动脉，因此其诊断意义有限。本病例易误诊为后腹膜神经来源肿瘤或畸胎瘤，而在产前及婴幼儿期超声对该病的诊断有重要意义。通常超声表现为胸腔或腹腔内位于膈肌附近的均匀高回声肿块，带或不带有囊性成分。彩色多普勒超声可显示主动脉分出异常血管供应隔离肺组织。另外可通过超声引导下细针穿刺明确诊断。

参考文献

[1] Pryce D M. Lower accessory pulmonary with intralobar sequestration of lung: report of seven cases[J]. J Pathol, 1946, 58:457-467.

[2] Romero R, Chervenak F A, Kotzen J, et al. Antenatal sonographic findings of extra-lobar pulmonary sequestration[J]. J Ultrasound Med, 1982, 1:131-132.

[3] Crameri J A, Ford W D A, Furness M E. Pulmonary sequestrations detected by antenatal ultrasound[J]. Pediatr Surg Int, 1996, 11:112-115.

[4] Samuel M, Burge D M. Extra-Lobar Intra-Abdominal Pulmonary Sequestration[J]. Eur J Pediatr Surg, 1996, 6:107-109.

[5] 胡芳 , 肖恩华 . 肺隔离症影像诊断研究进展 [J]. 医学影像学杂志 , 2011, 21:1763-1766.

[6] 韩学芳 , 耿左军 , 孙胜军 . 肺隔离症的影像学表现 [J]. 河北医药 , 2012, 22:3394-3396.

第二章 浅表疑难病例

病例 1　甲状腺嗜酸细胞癌

徐亚丹　闻捷先

病例介绍

患者男性，44 岁，体检发现甲状腺结节 1 年余。无声音嘶哑、呼吸困难、颈部疼痛等不适。甲状腺功能正常，癌胚抗原及降钙素正常。

超声所见

甲状腺左叶中部见 12 mm × 11 mm 低回声结节，周边见少许无回声区，边界尚清晰，形态欠规则，周边见不规则点状强回声，横切面显示该结节呈纵向（图 2-1-1）。彩色多普勒超声显示结节内部较丰富短线状彩色血流（图 2-1-2）。超声造影显示甲状腺左叶结节稍晚于周围甲状腺实质增强，增强强度与周围实质类似，周边见不规则未增强带（图 2-1-3，视频 2-1-1）。超声弹性成像显示甲状腺左叶结节质地偏硬（图 2-1-4）。超声提示：甲状腺左叶中部结节（TI-RADS：4b 类）。

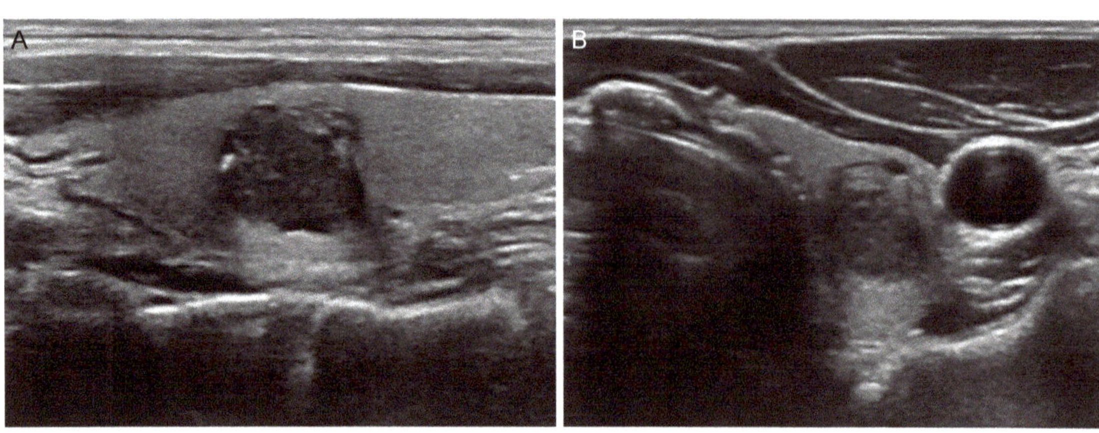

图 2-1-1　二维超声表现

A. 纵切面显示甲状腺左叶中部见一低回声结节，周边见少量无回声区，边界尚清晰，形态欠规则；B. 横切面显示结节呈纵向

视频 2-1-1　超声造影表现

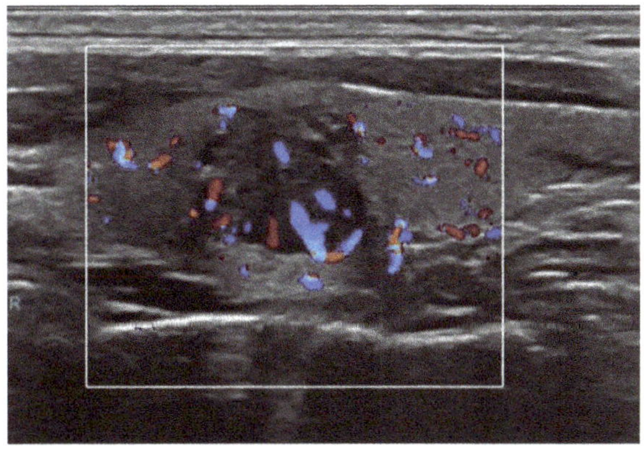

图 2-1-2　彩色多普勒超声显示甲状腺左叶结节丰富短线状彩色血流

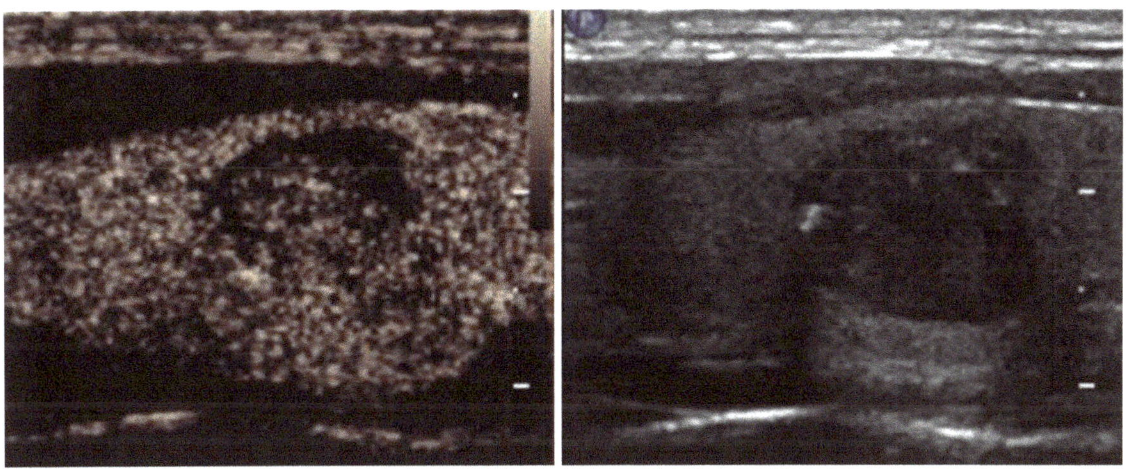

图 2-1-3　超声造影显示甲状腺左叶结节增强强度与周围实质类似，周边见不规则未增强带

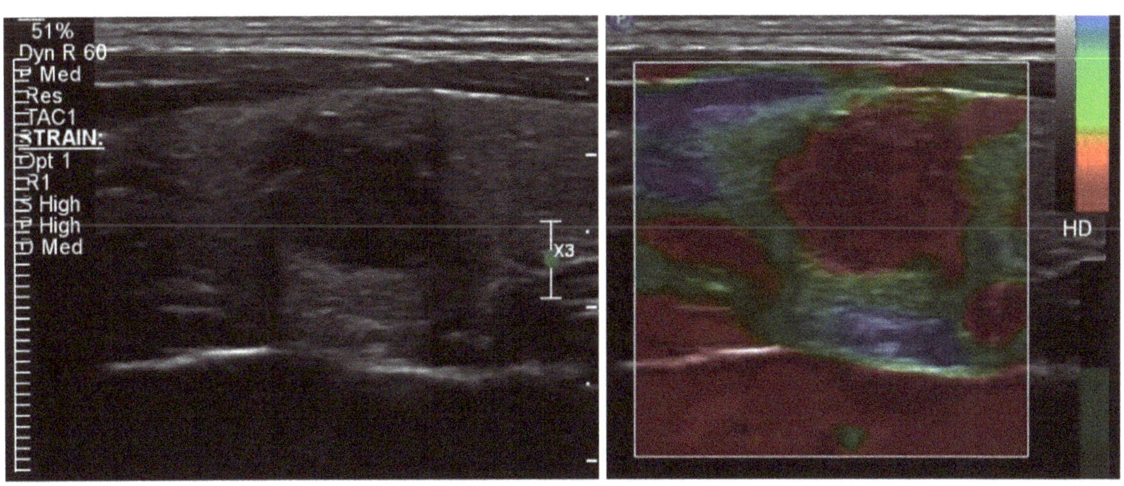

图 2-1-4　弹性超声成像显示甲状腺左叶结节呈现均匀红色，质地偏硬

手术结果

行甲状腺左叶切除术。病理结果：(甲状腺左叶结节) 局灶包膜侵犯的嗜酸细胞癌，左侧颈部淋巴结转移 (1/8)。

分析讨论

甲状腺嗜酸细胞肿瘤是由嗜酸细胞构成的肿瘤，2022 新版 WHO 要求嗜酸细胞在肿瘤细胞中占比≥ 75% 且缺乏甲状腺乳头状癌的核特征和高级别特征，以往称为 Hürthle 细胞，这其实是个误称，因为 Hürthle 实际上描述的是滤泡旁细胞（C 细胞）。甲状腺嗜酸细胞癌（Oncocytic carcinoma of the thyroid，OCA）是一种甲状腺滤泡上皮起源的分化型肿瘤，可以发生在甲状腺的任何部位，包括异位部位，约占甲状腺癌的 5%。好发于 50 岁以上的成年人，多见于女性，男女比约 1∶1.6，少见于儿童，与辐射暴露无关。由于临床结果的差异，OCA 分为以下三型：①微小浸润型：仅有包膜侵犯。②有血管侵犯，伴或不伴包膜侵犯。③广泛浸润型：明显的侵袭性生长，常有广泛的血管浸润。OCA 临床多表现为无痛缓慢增大的结节，广泛浸润型的患者可触及肿块或伴有压迫症状。

OCA 的预后因素包括患者年龄、肿瘤大小、血管侵犯、甲状腺外扩散和远处转移，诊断时远处转移是 OCA 最重要的预后因素，OCA 的 5 年总生存率为 85%，但在有远处转移的患者中仅为 24%。

OCA 的超声表现目前研究较少，结合本例及以往的文献报道总结其超声表现如下：通常 OCA 在超声图像上表现为单发的结节，以低回声和混合回声常见，边界多数比较清晰，纵横比通常小于 1，而约半数的结节会出现囊性变，但是该囊性变区域一般范围不大，呈小片状，大约 20% 的患者会出现钙化，彩色多普勒超声通常显示甲状腺结节血流比较丰富，影像学上可发现 20% 的患者出现颈部淋巴结转移。

参考文献

[1] Matsuura D, Yuan A, Wang L, et al. Follicular and Hurthle Cell Carcinoma: Comparison of Clinicopathological Features and Clinical Outcomes[J]. Thyroid, 2022, 32(3):245-254.

[2] 刘志峰 , 栗春梅 , 李喜静 , 等 . 甲状腺嗜酸细胞癌临床病理分析 [J]. 中华转移性肿瘤杂志 , 2025, 08(02):231-234.

[3] Humphreys B M, Memeh K O, Funkhouser A, et al. Prognostic factors and survival analysis of Hurthle cell carcinoma: A population-based study[J]. Surgery, 2022, 172(5):1379-1384.

[4] Gruszczynski N R, Hasan S S, Brennan A G, et al. Oncocytic carcinoma of the thyroid: Conclusions from a 20-year patient cohort[J]. Head & Neck, 2024, 46(8):2042-2047.

[5] 赵蕊 , 任玉波 , 郑海宁 , 等 . 甲状腺嗜酸细胞肿瘤的超声特征及病理分析 [J]. 中国超声医学杂志 , 2021, 37(4):475-479.

病例 2　甲状腺透明变梁状肿瘤

张龙辉　闻捷先

病例介绍

患者男性，39 岁，5 年前体检彩超发现甲状腺左叶 24 mm × 14 mm 低回声团块，随访至今，无明显不适主诉。3 天前体格检查于左侧甲状腺触及大小约 40 mm × 30 mm 肿块，边界清，质韧，无压痛，随吞咽上下移动。实验室检查：甲状腺球蛋白：373.4 ng/mL（↑），余甲状腺功能指标正常范围。

超声所见

甲状腺左叶见 35 mm × 30 mm 椭圆形稍低回声团块，内回声欠均匀，见少许小裂隙样无回声区，边界清晰，后方回声稍增强，周边见纤细暗环，CDFI 示周边环状、内部短线状彩色血流，颈部淋巴结未见明显异常。应变力弹性成像（红色为质地软，蓝色为质地硬）：肿块呈蓝绿相间，硬度Ⅱ ~ Ⅲ级。超声造影：动脉期病灶与周围甲状腺实质同步增强，呈整体均匀增强，峰值期相对甲状腺实质呈稍高回声，减退晚于甲状腺实质，呈持续稍高回声，边缘未见明显高回声环（图 2-2-1）。超声提示：甲状腺左叶实质占位，考虑良性病变，腺瘤可能。

手术结果

患者行甲状腺左叶及峡部切除术，术后病理见滤泡上皮肿瘤伴滤泡上皮增生；免疫组化：CD56（+），CK19（−），Galectin-3（−），HBME-1（−），KI67（5%），Met（−），TG（+），TPO（−），TIF-1（+），Syn（−），CgA（−）；病理结果：甲状腺透明变梁状肿瘤。

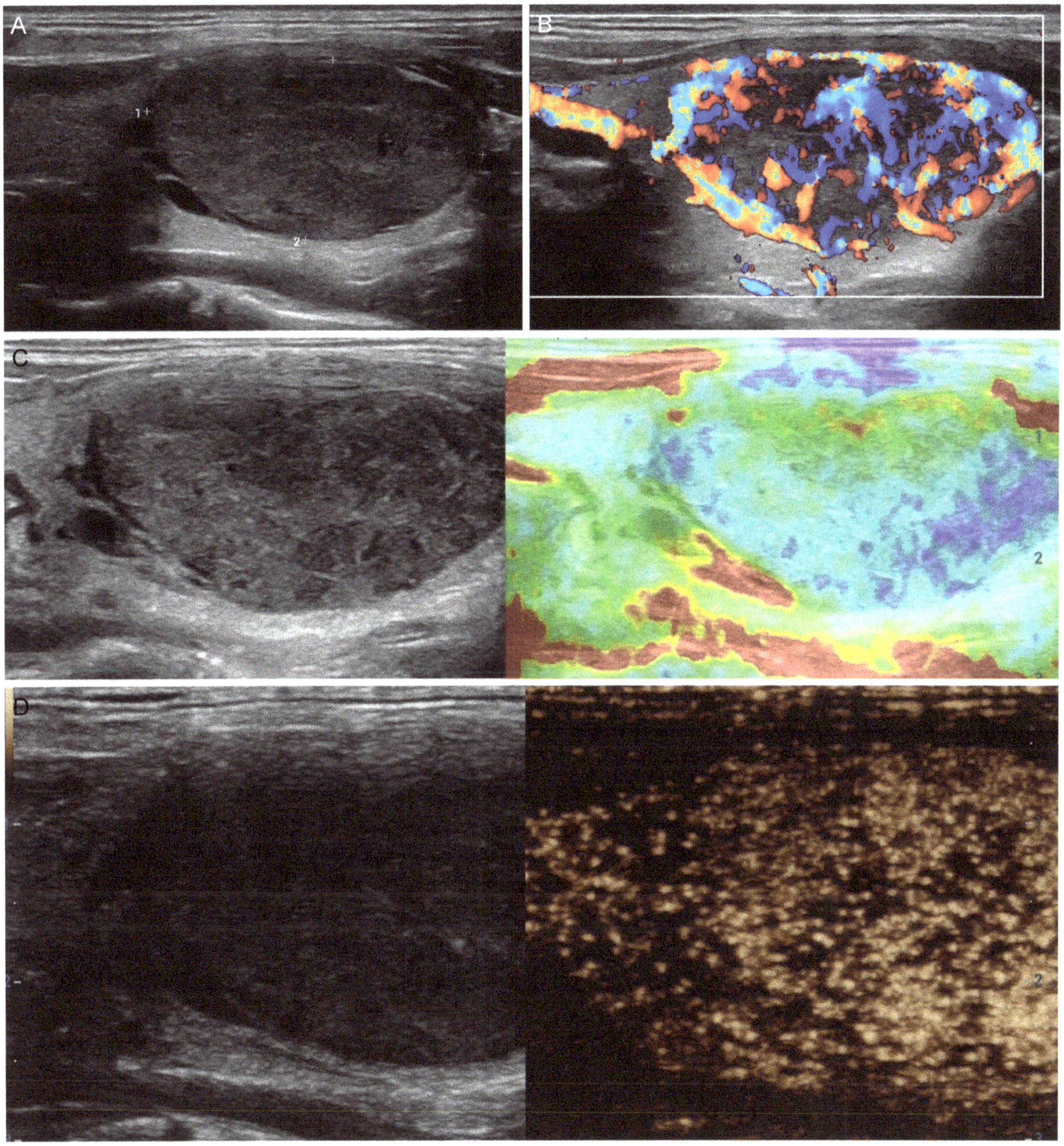

图 2-2-1 **超声表现**

A. 甲状腺左叶椭圆形稍低回声肿块，回声欠均匀，边界清，后方回声稍增强；B. CDFI 肿块内部及周边见较丰富彩色血流；C. 弹性成像显示肿块质地中等偏硬；D. 超声造影峰值期（14 s）呈稍高回声

分析讨论

甲状腺透明变梁状肿瘤（hyalinizing trabecular tumors，HTT）是一种病因不明的罕见滤泡源性肿瘤，通常边界清或包膜完整，病理特点为梁状结构的生长方式和梁间致密的透明样基质，细胞呈多角形或梭形，易见核沟和核内假包涵体，偶见砂粒体。该肿瘤良恶性存在争议，但绝大多数病例表现为良性，极少数出现术后复发、血管侵犯和远处转移等恶性肿瘤特征，因此被认为其生物学行为恶性潜能未定，2017 年 WHO 将其界定为交界性肿瘤。

目前该疾病主要依赖于超声检查，多项研究报道，HTT 的二维超声表现为椭圆形，纵横比＜ 1，边界光滑，低回声，实性为主，少数肿瘤伴有囊性变，CDFI 为周边和（或）内部较丰富彩色血流。总体上，绝大多数 HTT 超声表现出良性结节特征，少数病例边界不清，内部含钙化，表现为恶性结节特点。本病例的二维及彩色多普勒超声均表现为良性结节的特点，且病程较长，容易被误诊为甲状腺腺瘤。研究表明，当甲状腺肿块弹性成像硬度高，超声造影表现为低增强及不均匀增强时，更倾向于恶性肿瘤可能。本病例应变力弹性成像显示质地中等偏硬，超声造影表现为较均匀的高增强，均倾向于良性肿瘤特点。但由于发病率低，目前缺少 HTT 的弹性成像及超声造影表现的相关研究。HTT 除了超声诊断困难以外，术前超声引导下细针穿刺活检诊断 HTT 的准确率也不足 20%，原因是 HTT 细胞核中存在大量的核沟及核内假包涵体使其常被误诊为 PTC；另由于其细胞间质中的透明样基质类似于淀粉样蛋白，HTT 也易被误诊为甲状腺髓样癌。因此，本病的最终诊断仍依赖手术及病理检查。

参考文献

[1] Carney J A, Hirokawa M, Lloyd R V, et al. Hyalinizing trabecular tumors of the thyroid gland are almost all benign[J]. Am J Surg Pathol, 2008, 32(12):1877-1889.

[2] 戚琪，周爱云，徐盼，等．甲状腺透明变梁状肿瘤的超声表现及病理分析 [J]. 中国超声医学杂志，2020, 36(09):856-858.

[3] Choi W J, Baek J H, Ha E J, et al. The ultrasonography features of hyalinizing trabecular tumor of the thyroid gland and the role of fine needle aspiration cytology and core needle biopsy in its diagnosis[J]. Acta

Radiologica, 2015, 56(9):1113-1118.

[4] Hyunsik J, Keun P C, Ju S E, et al. Hyalinizing trabecular tumor of the thyroid: diagnosis of a rare tumor using ultrasonography, cytology, and intraoperative frozen sections. [J]. Ultrasonography (Seoul, Korea), 2016, 35(2).

[5] Lee S, Han B, Ko E Y, et al. The ultrasonography features of hyalinizing trabecular tumor of the thyroid are more consistent with its benign behavior than cytology or frozen section readings[J]. Thyroid, 2011, 21(3):253-259.

[6] Xi X, Gao L, Wu Q, et al. Differentiation of thyroid nodules difficult to diagnose with contrast-enhanced ultrasonography and real-time elastography[J]. Front Oncol, 2020, 10:112.

病例3 甲状腺未分化癌

曹佳颖 董 怡

病例介绍

患者男性，60 岁，颈部肿大 1 月余，近半月来出现声音嘶哑。患者 1 个月前无明显诱因下自觉颈部肿大，无其他明显不适。近半月来出现声音嘶哑，遂于我院急诊就诊，发病以来无发热、呼吸困难、气喘、体重下降、纳差、头晕呕吐等不适。实验室异常指标：白细胞：19.85×10^9/L，中性粒细胞数：17.80×10^9/L，中性粒细胞百分比：89.8%，单核细胞数：0.79×10^9/L，碱性磷酸酶：133 U/L，γ-GT：105 U/L，葡萄糖：11.1 mmol/L。

超声所见

甲状腺左叶见巨大低回声团块，边界不清，大小约 122 mm × 65 mm，内部回声不均匀，内见数枚不规则强回声团块，CDFI 示内部短线状彩色血流（图 2-3-1）。超声造影显示：甲状腺左叶病灶 20 s 开始增强，呈整体不均匀增强，25 s 达峰值强度，病灶内

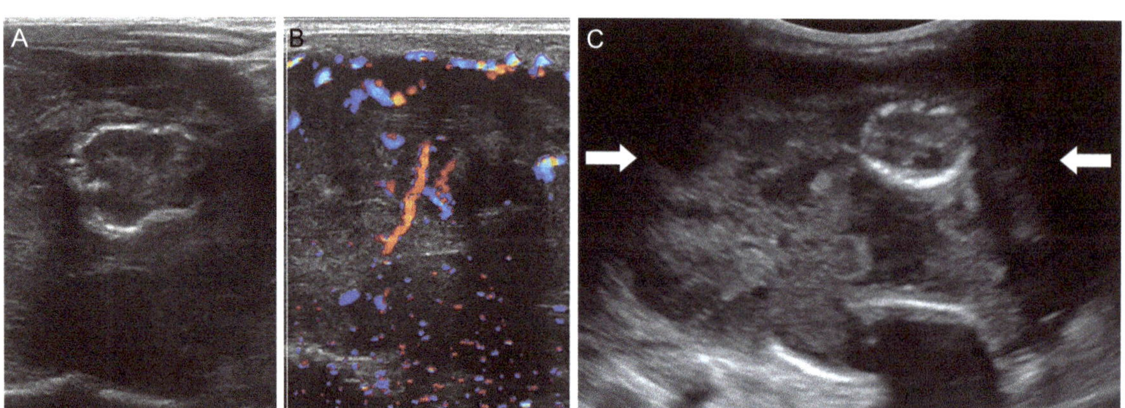

图 2-3-1 常规超声表现

A. 甲状腺左叶见边界不清的低回声团块，内见强回声团块；B. 肿块内可见线状彩色血流；C. 低频探头可探及完整病灶

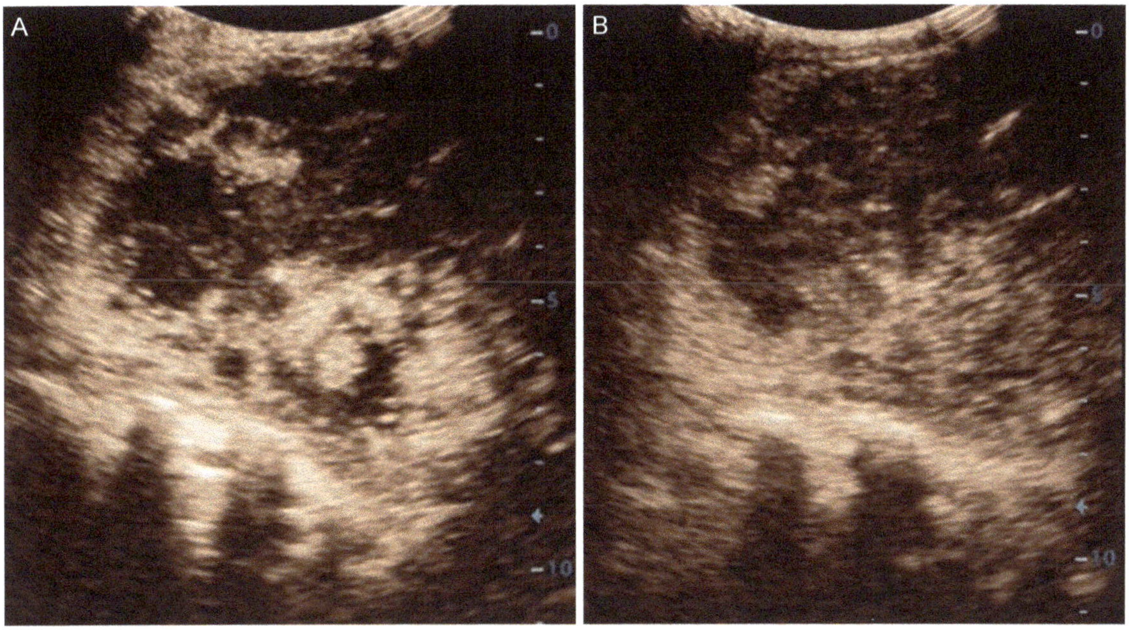

图 2-3-2 **超声造影表现**

A. 动脉期呈整体不均匀增强；B. 静脉期呈稍低回声，病灶内可见未增强区

见多处片状不增强区，80 s 左右开始减退，静脉期呈稍低回声改变（图 2-3-2）。超声提示：甲状腺左叶巨大实质占位伴钙化，考虑 MT（TI-RADS 5 类）。

其他影像学检查

甲状腺 CT 平扫：甲状腺左右叶及峡部体积增大伴密度不均减低，左叶显著，上下范围自舌骨至锁骨上窝，较大横截面范围约 90 mm × 67 mm，其内见环状钙化，病灶包绕气管并稍向右侧推移，左侧喉壁轻度受推移并软组织增厚，食管起始段亦轮廓显示不清，左侧颈部血管、肌肉向外侧推移、关系紧密，双侧颈血管间隙见多个小及稍大淋巴结（图 2-3-3）。CT 提示：甲状腺占位，气管右移，建议进一步检查。

处置经过

经外科会诊，考虑淋巴瘤可能性大，建议穿刺活检，以明确病理性质。后患者行超声引导下甲状腺肿块穿刺活检。病理结果：低分化恶性肿瘤，伴大片凝固性坏死，结合免疫组化结果，首先考虑甲状腺未分化癌。免疫组化：Ki-67（30% 阳性），CD68[KP1]（组织细胞 +），CK[pan]（个别 +），p53[DO7]（60%+），CK19（−），CD34（血管 +），CK19（−），TG（−），TTF-1（−），A103（−），CD68[KP1]（组织细胞 +），Des（−）。

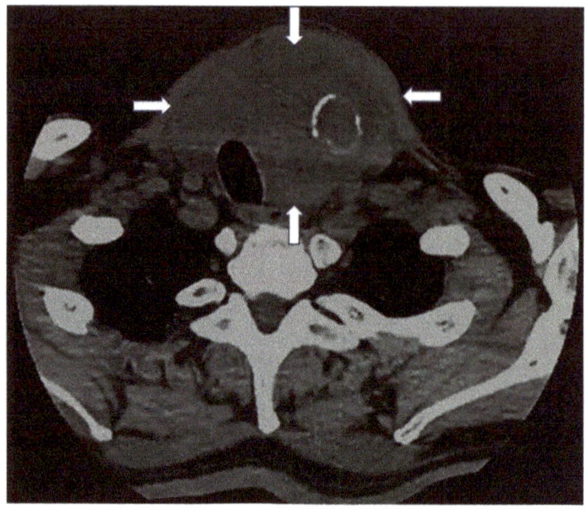

图 2-3-3　甲状腺 CT 平扫图像

分析讨论

甲状腺未分化癌（anaplastic thyroid carcinoma，ATC）发病率低，仅占所有甲状腺癌的 1%~2%，但占甲状腺癌相关死亡的 50%，是甲状腺癌中恶性程度最高的一种类型。该病好发于 60~80 岁老年女性，男女比例 1∶2.3，多数患者就诊时表现为颈部突然增大的肿块、呼吸困难、吞咽困难、声音嘶哑及远处转移，中位生存期 3~9 个月，1 年生存率仅为 20%，疾病特异性死亡率接近 100%。

ATC 是全部或部分由未分化细胞构成的上皮分化的高度恶性肿瘤，恶性程度高，侵袭能力强，常伴有淋巴结转移，侵入邻近组织引起相应的临床症状。大约 40% 的患者有远处转移，其中肺部转移占 80%。所有的 ATC 一经确诊均属于Ⅳ期，不论原发灶大小、淋巴结转移情况。ⅣA、ⅣB 期患者可手术切除治疗，对于丧失手术机会或有手术禁忌证的患者建议放疗和（或）化疗。年龄≥ 60 岁、分期晚、白细胞计数≥ 10.0×10^9/L 是预后不良的独立因素。超声检测显示患者甲状腺内存在不均质低回声肿块且伴有砂粒样钙化表现时，要警惕甲状腺未分化癌的可能。

本病例临床表现典型，影像学检查此类病灶可发现肿块体积巨大，边界不清，形态不规则，内部不同程度的坏死及出血。且病灶纵横比多＜ 1，此点与乳头状癌的超声表现不同。此类肿瘤生长迅速，当瘤体较大突破甲状腺包膜的限制时，常沿气管食管间隙和椎前间隙横向延伸。肿瘤血流信号多样，可表现为丰富、不丰富或无血流信号。

参考文献

[1] Are C, Shaha A R. Anaplastic thyroid carcinoma: biology, pathogenesis, prognostic factors, and treatment approaches [J]. Ann Surg Oncol, 2006, 13(4):453-464.

[2] Xu B, Fuchs T, Dogan S, et al. Dissecting anaplastic thyroid carcinoma: A comprehensive clinical, histologic, immunophenotypic, and molecular study of 360 cases [J]. Thyroid, 2020, 30(10):1505-1517.

[3] Molinaro E, Romei C, Biagini A, et al. Anaplastic thyroid carcinoma: from clinicopathology to genetics and advanced therapies [J]. Nat Rev Endocrinol, 2017, 13(11):644-660.

病例 4　甲状腺转移性低分化癌

杨雨辰　韩　红

病例介绍

患者女性，54 岁，因呼吸困难 1 周余入院。既往史：6 年前因鼻咽癌伴颈部淋巴结转移行放化疗治疗；4 年前因颈部淋巴结肿大行清扫术，病理提示转移性低分化鳞癌。

超声所见

甲状腺右叶见数个低回声团块，大者 5 mm × 4 mm，边界清，CDFI 示周边短线状彩色血流。甲状腺左叶未见正常甲状腺组织，见 38 mm × 16 mm 低回声团块，回声不均匀，CDFI 示周边短线状彩色血流（图 2-4-1）。右侧颈根部锁骨上窝见 4 mm × 4 mm 低回声团块，形态不规则，CDFI 示周边短线状彩色血流；左侧颈根部见多个低回声团块，最大 14 mm × 13 mm，呈结节融合状，边界尚清，CDFI 见短线状彩色血流（图 2-4-2）。超声提示：甲状腺左叶弥漫性病变，MT 不除外；甲状腺右叶多发结节，考虑良性病变，TI-RADS 3 级；双侧颈部多发低回声团块（左侧显著），考虑淋巴结肿大，MT 浸润可能性大。

手术结果

患者行甲状腺左叶 + 峡部切除术。巨检：灰红组织一块，大小 45 mm × 35 mm × 10 mm，部分区域有包膜，切面大部分区域呈灰白灰红色。未见正常甲状腺组织。病理诊断：甲状腺左叶及峡部恶性肿瘤，肿瘤分化差，伴大片坏死，考虑低分化癌，结合临床病史，免疫组化及原位杂交结果，倾向鼻咽癌转移。

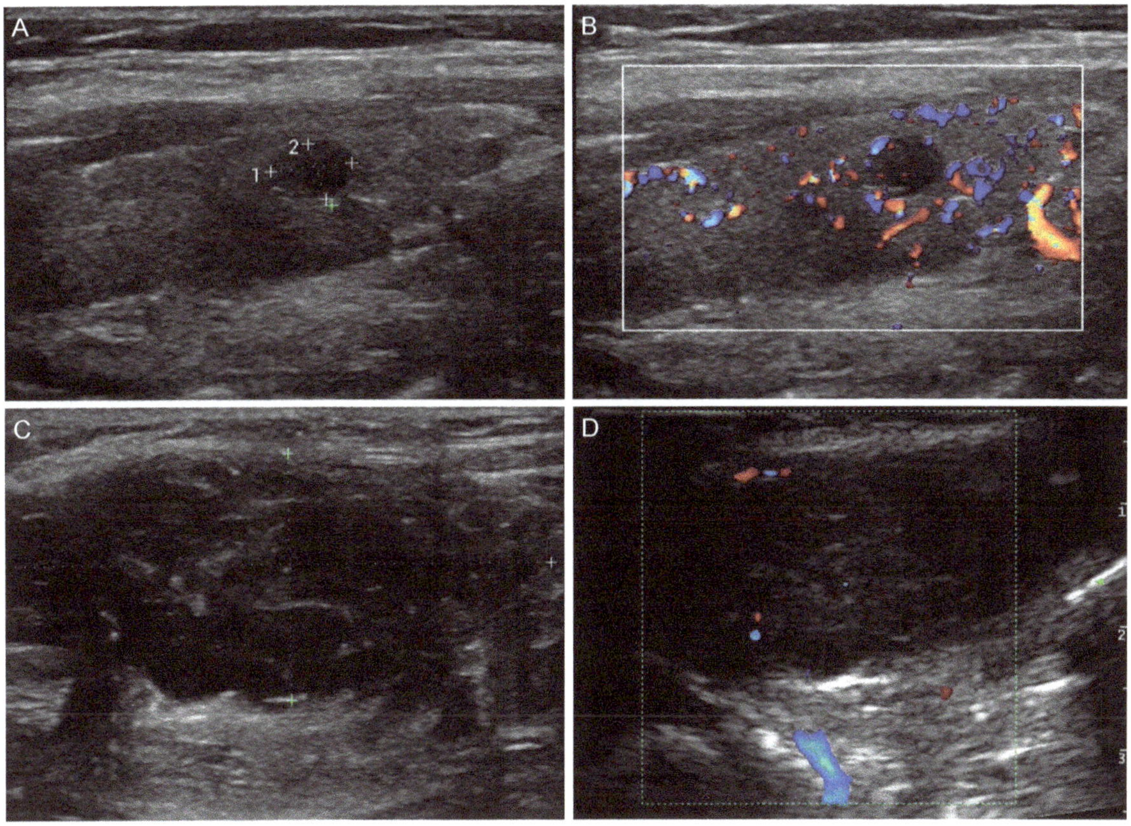

图 2-4-1 **甲状腺病灶超声表现**

A、B. 甲状腺右叶低回声团块，CDFI 示周边短线状彩色血流；C、D. 甲状腺左叶未见正常甲状腺组织，呈低回声团块，CDFI 见周边短线状彩色血流

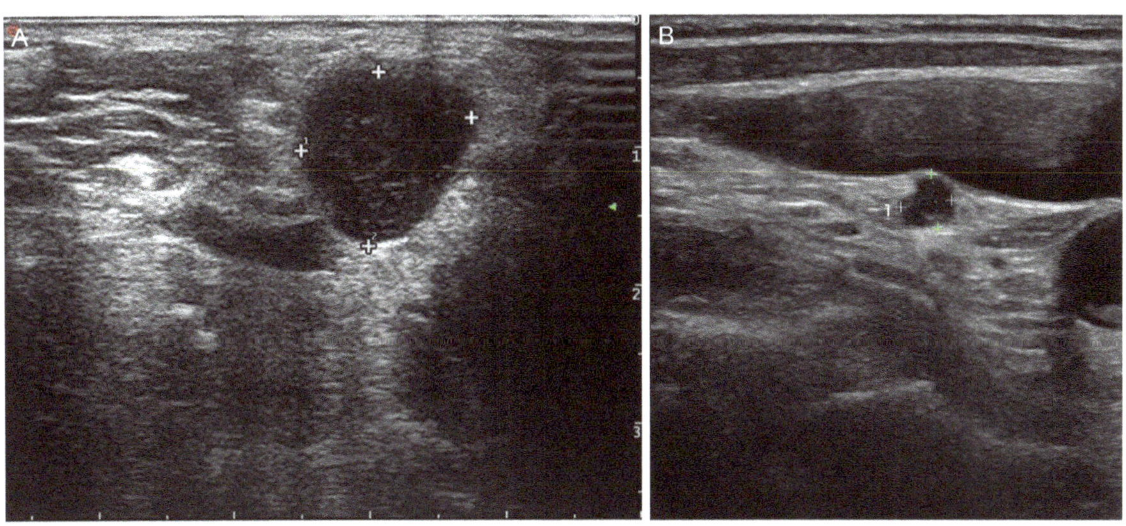

图 2-4-2 **颈部淋巴结超声表现**

A. 左侧颈根部低回声团块，呈结节融合状；B. 右侧颈根部锁骨上低回声团块

分析讨论

甲状腺血供丰富，但转移癌少见，发生率为0.05%~3.1%，其原因可能是甲状腺内动脉血流速度非常快，抑制了肿瘤细胞的黏附，此外甲状腺内高氧饱和度和高碘含量抑制了肿瘤细胞的生长。甲状腺转移瘤的原发肿瘤种类繁多，可继发于肺癌、肾癌、乳腺癌、食管癌、直肠癌等，但鼻咽癌罕见，大多数患者无明显症状，有症状者多表现为颈部肿块、呼吸及吞咽困难、声音嘶哑等。

甲状腺转移癌的诊断主要依据患者病史、临床表现、病理学检查、影像学检查等。具有恶性肿瘤病史的患者，若出现甲状腺异常体征，需考虑转移癌的可能性。超声是浅表器官最常见的检查手段，对于甲状腺转移癌的发现及诊断具有重要的作用。根据文献报道，甲状腺转移灶与原发病灶具有相似的超声特征，多数伴有颈部淋巴结肿大，超声主要表现为结节型及弥漫浸润型。刘春等人发现大部分结节型甲状腺转移癌超声特征表现为形态不规则，边界不清，实性低回声，微钙化或粗大钙化灶，无低回声晕，血流信号丰富等；小部分结节型的超声特征与甲状腺良性结节超声特征重叠，主要是形态规则、边界清、完整或部分声晕，囊实混合回声等。弥漫浸润型的超声特征缺乏特异性，与甲状腺炎或其他甲状腺弥漫性疾病相似。病理学检查仍是诊断金标准，结合病史及相关影像学检查有助于明确原发肿瘤来源。

目前对于甲状腺转移癌的治疗手段多以手术治疗为主，辅以放疗和化疗，可在一定程度上有效延长生存期，但整体预后仍然较差，全身多发性肿瘤转移是患者死亡的主要原因。因此，早期发现、早期治疗对于改善患者预后至关重要。

参考文献

[1] Hegerova L, Griebeler M L, Reynolds J P, et al. Metastasis to the thyroid gland: report of a large series from the Mayo Clinic [J]. Am J Clin Oncol, 2015, 38(4):338-342.

[2] Rizzo M, Rossi R T, Bonaffini O, et al. Thyroid metastasis of clear cell renal carcinoma: Report of a case [J]. Diagn Cytopathol, 2009, 37(10):759-762.

[3] Lacka K, Breborowicz D, Uliasz A, et al. Thyroid metastases from a breast cancer diagnosed by fine-needle aspiration biopsy. Case report and overview of the literature [J]. Exp Oncol, 2012, 34(2):129-133.
[4] 戴瑾瑶，曹君．甲状腺转移癌研究进展 [J]. 浙江中西医结合杂志，2020, 30(4):338-341.
[5] 魏武斌，马子骞，孟琳慧，等．甲状腺转移癌的临床特点（附 11 例病例）[J]. 中日友好医院学报，2022, 36(4):226-228, 231.
[6] 刘春，成雪晴，何发伟，等．甲状腺转移癌的超声表现和临床特点研究 [J]. 中国超声医学杂志，2021, 37(8):941-944.
[7] Calzolari F, Sartori P V, Talarico C, et al. Surgical treatment of intrathyroid metastases: preliminary results of a multicentric study [J]. Anticancer Res, 2008, 28(5B):2885-2888.
[8] Debnam J M, Kwon M, Fornage B D, et al. Sonographic evaluation of intrathyroid metastases [J]. J Ultrasound Med, 2017, 36(1):69-76.

病例 5　结缔组织病涎腺受累

王 希　俞 清

病例介绍

患者男性，65 岁，因“双侧颌下肿块 1 年”于我院就诊。患者于 2018 年 7 月无明显诱因下发现双侧颌下肿块，呈椭圆形，质地韧，无红肿、皮温升高及压痛，局部皮肤完整。无发热、咳嗽等全身症状。2018 年 11 月出现短暂吞咽不适，后自行缓解。2019 年 2 月出现下腹部大片红色皮疹，予以激素治疗后略有缓解。同年 6 月行增强 MRI 检查提示口咽壁弥漫性增厚，双侧颌下腺体积增大，颌下区及颈部多发淋巴结肿大。实验室检查示免疫球蛋白 G 升高（20.51 g/L），巨细胞病毒 IgG ＞ 500 U/mL。

超声所见

双侧颌下腺可见低回声团块，右侧范围 40 mm × 23 mm，左侧范围 47 mm × 24 mm，边界尚清晰，形态欠规则，内部可见条状高回声分隔带，CDFI 示病灶内可见分支状彩色血流信号，可测及高阻动脉频谱；肿大的颌下腺及腮腺内另见多个散在低回声团块（图 2-5-1）。

处置经过

患者行超声引导下左侧颌下腺病灶穿刺活检术。采用 16 G 核心活检针行经皮穿刺活检，超声实时监测进针路径及针尖位置，切取组织 2 条送病理检查（视频 2-5-1）。病理结果：唾液腺小叶间淋巴细胞浸润，免疫组化显示 T、B 淋巴细胞均增生，IgG4/IgG 阳性细胞约占 5%。结合基因重排结果，考虑淋巴组织不典型增生。免疫组化进一步显示：Ki-67 阳性率约 30%，IgG 部分阳性，IgG4 阳性密集区可见 10 个 /HPF，CD3、CD4、CD5、CD8、BCL2 部分阳性，IgM 阴性。患者 3 天后行皮肤活检术，病理结果：真皮层小血管周围可见淋巴细胞及浆细胞浸润，T、B 细胞均增生，肿瘤证据不足。免疫组化提示 IgG4 阴性，IgM 阴性，CD3、CD20 点状灶性阳性。

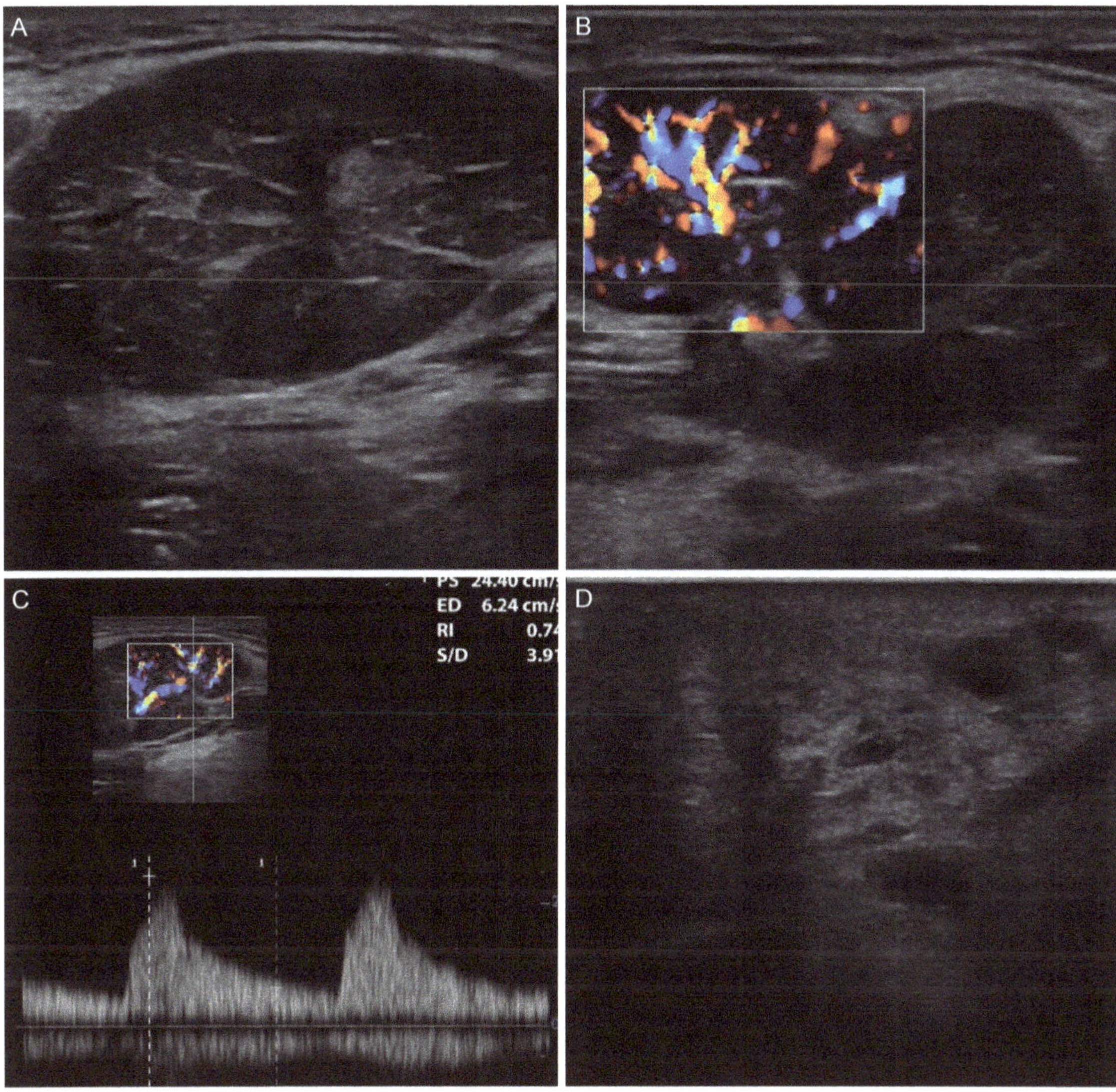

图 2-5-1 **双侧涎腺病变超声图像**

A. 右侧颌下腺内低回声团块；B. 左侧颌下腺内低回声团块，CDFI 示丰富线状彩色血流；C. 右侧颌下腺团块内测得动脉频谱，RI 0.74；D. 左侧腮腺内可见散在低回声团块，腮腺回声不均匀

视频 2-5-1 左侧颌下腺病灶超声引导下穿刺活检

分析讨论

未分化结缔组织病（undifferentiated connective tissue disease，UCTD）是一类具有风湿病相关症状和免疫学异常，但尚不符合特定结缔组织病分类标准的疾病。近年来的研究指出，UCTD 并非完全过渡性状态，部分患者可长期维持未分化状态，亦有一定比例进展为系统性红斑狼疮、系统性硬化症或干燥综合征等明确诊断的结缔组织病。最新回顾研究表明，20%~30% 的 UCTD 患者在 3~5 年内会发生疾病分类的转换，尤以出现多系统受累、自身抗体谱扩大为进展高危因素。

UCTD 患者常表现为皮疹、关节痛、雷诺现象等症状，而涎腺受累亦逐渐受到关注。临床上，双侧腮腺及颌下腺无痛性肿大可能是其早期表现之一，易误诊为唾液腺肿瘤、IgG4 相关疾病或 Sjögren 综合征。组织病理多表现为腺泡萎缩、淋巴细胞浸润及肌上皮岛形成，提示其与干燥综合征在发病机制上可能存在一定交叉。有研究指出，部分 UCTD 患者在涎腺组织中亦可见类似干燥综合征的病理改变，但其 IgG4 表达水平较低，提示其与 IgG4 相关疾病存在鉴别意义。

高分辨率超声作为评估唾液腺病变的重要影像工具，可从结构性和血流信号两方面提供依据。UCTD 中唾液腺受累的超声表现多样，常呈结节型或类肿瘤型分布，病灶内可见条状高回声分隔带，有别于典型良性腺瘤的均质性回声模式。近期的一项前瞻性研究发现，类肿瘤型结构在无痛性唾液腺肿大的患者中具有一定提示价值，应引起临床对潜在系统性疾病的重视。

综上，UCTD 虽缺乏统一诊断标准，但其涎腺受累表现可为早期识别提供线索。结合超声分型、病理分析及自身抗体谱，有助于早期诊断及鉴别良恶性唾液腺病变，防止误诊或漏诊，提高疾病监测与管理水平。

参考文献

[1] García-González M, Rodríguez-Lozano B, Bustabad S, Ferraz-Amaro I. Undifferentiated connective tissue disease: predictors of evolution into definite disease[J]. Clin Exp Rheumatol, 2017, 35(5):739-745.

[2] La Paglia G M C, Sanchez-Pernaute O, Alunno A, et al. Ultrasound salivary gland involvement in Sjogren's syndrome vs. other connective tissue diseases: is it autoantibody and gland dependent[J]? Clin Rheumatol, 2020, 39(4):1207-1215.

[3] Lesturgie-Talarek M, Goossens J, Berkani S, et al. Salivary gland ultrasonography in patients with connective tissue diseases: a multi-centre observational study[J]. Rheumatology(Oxford), 2022, 61(8):3362-3369.

病例 6 颌下腺血管瘤

王 莹 闻捷先

病例介绍

患者男性，32 岁，发现左侧颌下腺肿物 1 年余。进食时肿物增大，无疼痛及咽部异物感。一周前自觉肿物增大。就诊我院。患者有吸烟史。实验室检查无殊。

超声所见

左侧颌下腺见 43 mm × 21 mm 低回声团块，内部回声不均匀，形态不规则，边界不清，内见多枚点状强回声，CDFI 示其内线状彩色血流，RI 0.77（图 2-6-1）。超声提示：左侧颌下腺实质占位，考虑良性病变，混合瘤可能。超声造影：左侧颌下腺病灶 30 s 开始轻度点线状增强，51 s 达峰，呈不均匀网状增强（图 2-6-2，视频 2-6-1）。超声造影提示：左侧颌下腺实质占位，考虑 MT 可能。

其他影像学检查

CT 平扫：左侧颌下腺见团块状稍高密度软组织灶，大小约 48 mm × 31 mm，密度欠

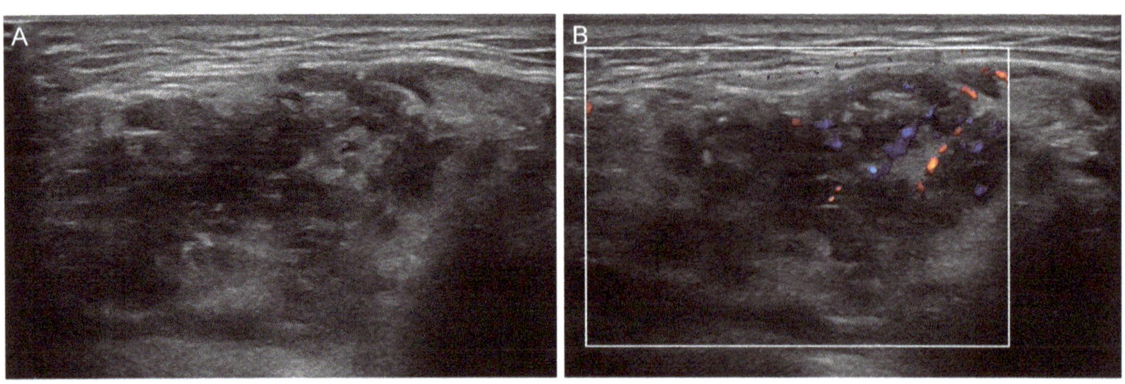

图 2-6-1 **常规超声表现**

A. 左侧颌下腺见不均匀低回声团块，边界不清，形态不规则；B. CDFI 内见线状彩色血流

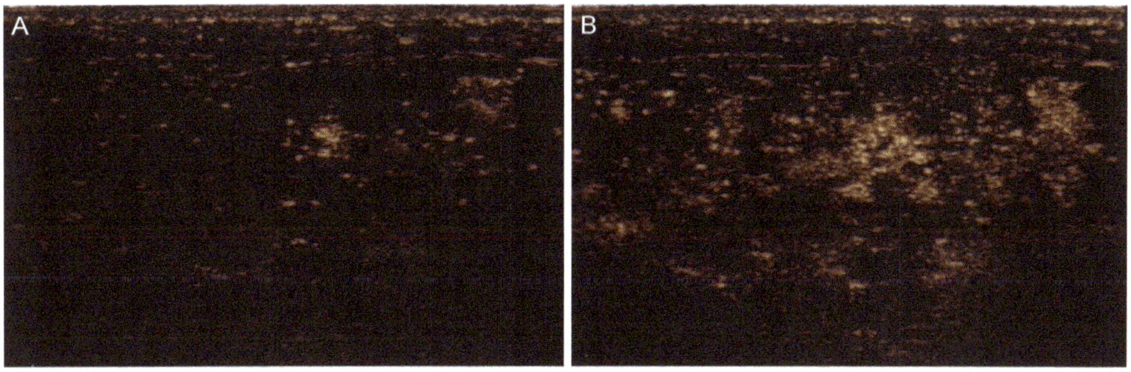

图 2-6-2 **超声造影表现**

A. 病灶 30 s 开始轻度点线状增强；B. 51 s 强化程度达峰，达峰时不均匀，呈网状增强

视频 2-6-1 左颌下腺病灶超声造影表现

均，内见钙化影；邻近皮下脂肪间隙稍模糊（图 2-6-3）。CT 提示：左侧颌下腺团块灶伴钙化，建议 MR 增强检查。

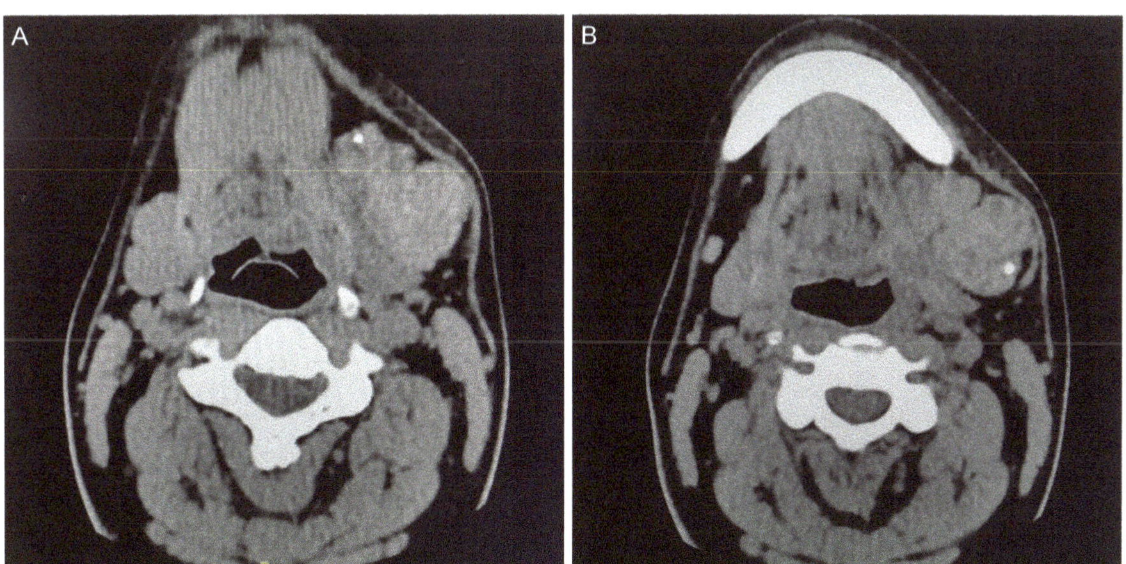

图 2-6-3 CT 图像

A. 左侧颌下腺见团块状稍高密度软组织灶；B. 内可见钙化影

手术结果

患者行外科手术切除。术中见肿块位于颌下腺后外方，有包膜，色黑，质地柔软，与颌下腺部分相连。病理结果：(巨检）灰红色肿块，大小 4 cm × 1.8 cm × 1.3 cm，质软–中，界不清。诊断：(左颌下腺腺体及肿物）血管源性肿瘤，倾向血管瘤。

分析讨论

血管瘤（hemangioma）由胚胎时期残留的成血管细胞发育而来，属于先天性良性肿瘤或血管畸形。依据组织病理学特征与临床表现，可将其分为毛细血管瘤、海绵状血管瘤和蔓状血管瘤三类。具体来看，毛细血管瘤无包膜结构，内部为密集分布的血管网；海绵状血管瘤主要由充满血液的静脉窦构成，多数伴随血管组织增生，囊性扩张的血管相互融合形成团块，部分还可能出现血栓机化或钙化形成静脉石；蔓状血管瘤则由扭曲盘绕的血管群组成，血管壁较厚、管腔较大，瘤体周围有丰富的滋养小动静脉，且常形成动静脉瘘。此类病变可发生于身体各处，其中在口腔颌面部肿瘤中的占比为 9.4%。

涎腺血管瘤（salivary gland hemangioma）是一类较为少见的涎腺良性肿瘤，其发病部位以腮腺为主，颌下腺偶有发生，其中海绵状血管瘤更为常见。临床中女性发病率高于男性，且好发于婴幼儿与儿童群体，具有起病早、生长迅速的特点。

超声检查中，该肿瘤多表现为单发肿块，形态呈不规则形或椭圆形，内部为实性或囊实混合性结构，回声分布不均，可见大量管腔样、条束状或管网状结构。若肿块内伴有静脉石（此特征对诊断具有重要价值），则会出现斑点状强回声并伴声影；肿块后方回声多稍增强或无明显变化，边界常不清晰，无明确包膜，挤压时可发生形态改变，低头体位试验时肿块会出现增大表现。

血流信号方面，毛细血管瘤因瘤体内血流速度过低，CDFI 通常无法探测到血流；海绵状血管瘤常可检测到低速静脉血流信号，超声加压试验中，彩色血流信号在加压、减压过程中会呈现蓝、红交替现象；蔓状血管瘤内血流信号丰富，部分可呈现五彩镶嵌样表现，PW 不仅能测及静脉血流信号，还可探及动脉血流或动静脉瘘信号，加压试验同样呈阳性。回顾本例动态视频可以观察到细微的超声探头加压后血流稍增多现象。涎腺海绵状血管瘤的超声造影表现多为增强时间晚于周围正常组织，增强程度呈不均匀性低增强，增强模式由中心向周边呈放射状扩散，增强后病灶边界变得清晰，周边可见增强环，且肿块大小无明显增大。

鉴别诊断方面，涎腺血管瘤需与以下几种疾病相鉴别。

（1）混合瘤：好发于中青年女性，肿块质地偏硬，形态多为圆形、椭圆形或分叶状，边界可清晰或模糊，内部回声不均匀，血流分布呈外周“提篮样”特征。

（2）腺淋巴瘤：常见于有吸烟史的中年男性，肿块质地较软且有囊性感，形态为椭圆形，边界清晰，内部呈低弱回声，表现为网格状或多囊状结构，多伴有丰富的血流信号。

（3）基底细胞腺瘤：以老年男性为主发人群，肿块硬度中等，呈卵圆形且边界清晰，内部为均匀低回声，可存在囊性结构，血流较丰富呈短棒状分布。

（4）腺样囊性癌：多见于中年女性，肿块质地较硬且形态不规则，边界欠清晰，内部为不均匀低回声，血流信号相对稀少。

参考文献

[1] 李泉水 . 浅表器官超声医学 [M]. 北京 : 科学出版社 , 2017:86-87.

[2] 陈琴 , 岳林先 . 浅表器官超声造影诊断图谱 [M]. 北京 : 人民卫生出版社 , 2014:216-217.

[3] 李茂萍 . 腮腺血管瘤超声误诊 1 例 [J]. 临床超声医学杂志 , 2013, 15(12):858-861.

[4] 叶思予 , 王弘士 , 朱世亮，等 . 颈部囊性肿块的超声诊断与鉴别诊断 [J]. 肿瘤 , 2004, 24(3):277-279.

[5] 王燕 , 徐辉雄 , 谢晓燕 . 涎腺少见局灶性病变的高频超声表现 [J]. 中华医学超声杂志 , 2011, 8(6):1304-1311.

病例 7

多模态超声诊断乳腺结外 NK/T 细胞淋巴瘤

夏罕生　俞　清

病例介绍

患者女性，49 岁，发现左侧乳腺弥漫性增大一周入院。患者无明显乳腺红肿热痛，无发热，既往无乳腺手术及相关恶性肿瘤病史，无明显家族遗传病史。外院超声检查提示左侧乳腺腺体弥漫性增厚，BI-RADS 3 类，建议随访观察。乳腺 MRI 检查提示炎性病变可能，BI-RADS 3 类。

超声所见

常规超声：左侧乳腺腺体弥漫性增厚，内部结构紊乱，无明显占位性肿块。下方象限腺体内见较多扭曲扩张的导管，部分区域见散在可疑点状强回声（图 2-7-1）；CDFI 示病变区域内较丰富血流信号，血流沿导管走行分布，累及整个腺叶（图 2-7-2）。胸壁软

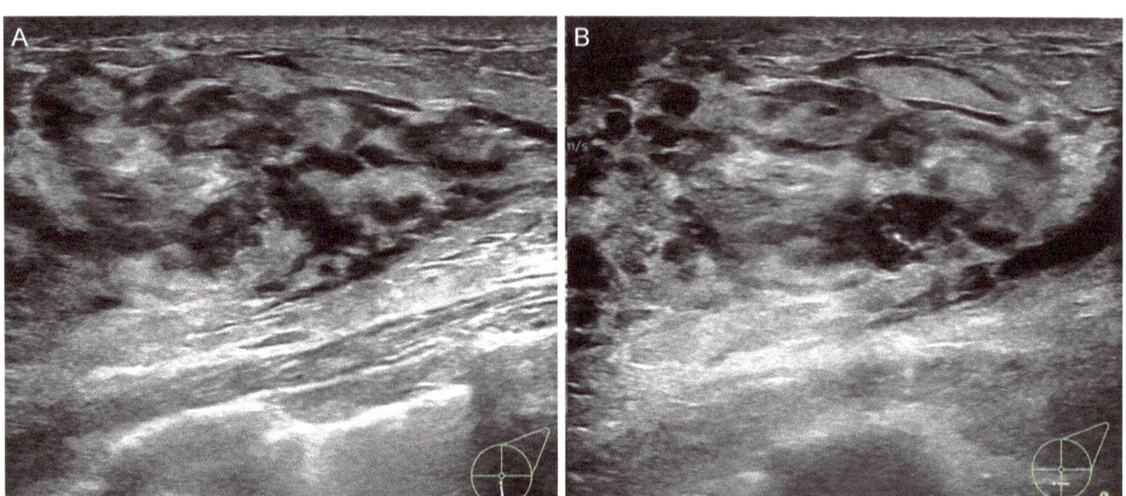

图 2-7-1　**常规超声表现**

A. 左乳腺体弥漫性增厚，内部结构紊乱，见较多扭曲扩张导管；B. 部分区域内见散在点状强回声

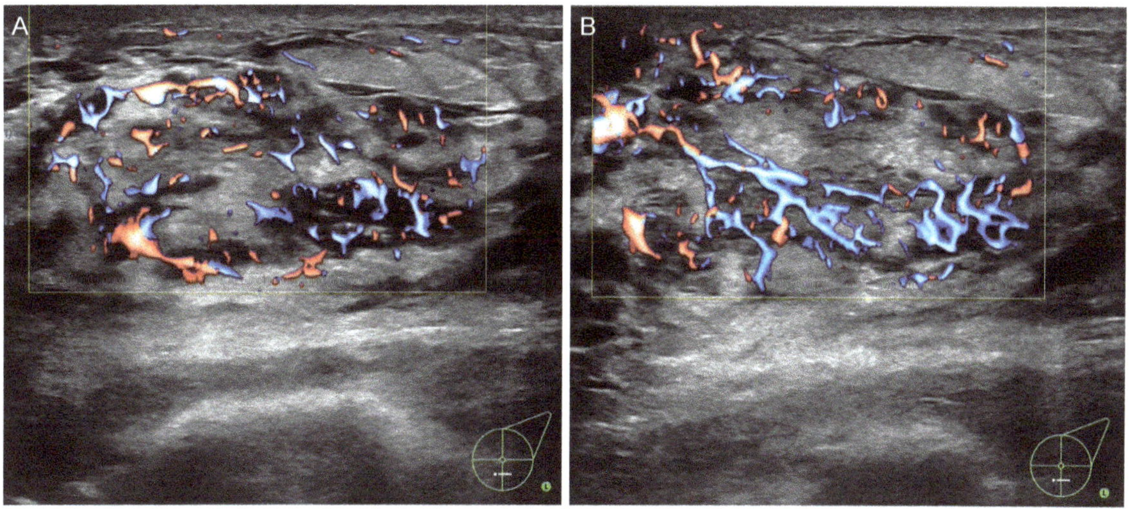

图 2-7-2　**彩色多普勒超声表现**

A. 病变区域内见丰富彩色血流；B. 血流沿导管走行分布，累及整个腺叶

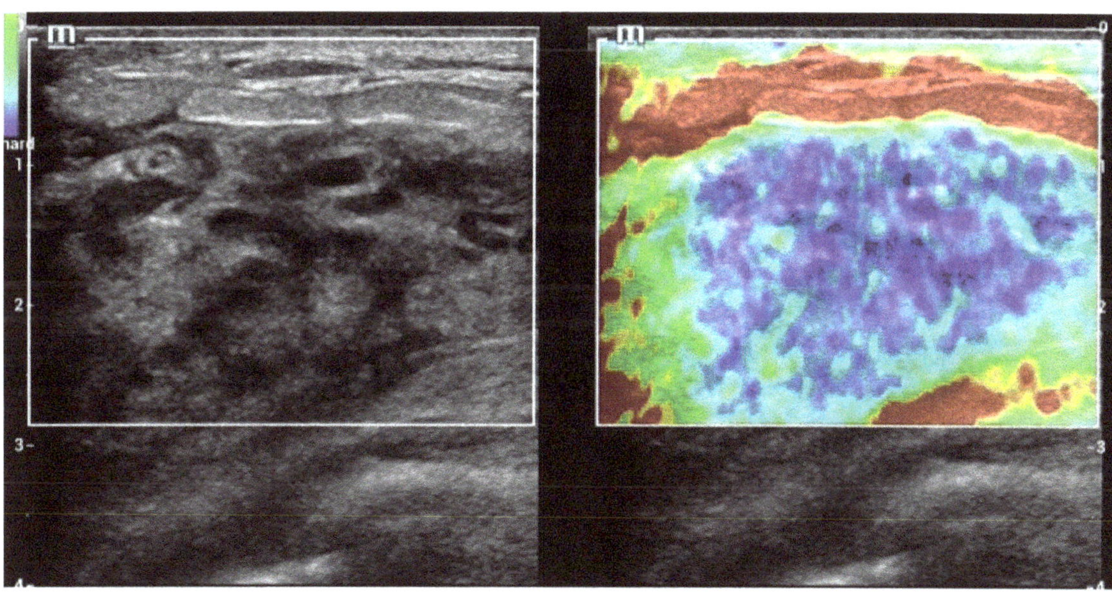

图 2-7-3　**应变弹性超声显示病变区域弥漫性硬度升高，呈不规则条片状改变，区域性分布，Tsukuba 评分 4~5 分**

组织呈弥漫性增厚并伴有水肿表现。左侧腋窝见多个稍增大淋巴结，淋巴门结构正常，部分见较丰富血流信号。

弹性超声：应变弹性显示病变区域弥漫性硬度升高，表现为不规则条片状，区域性分布，Tsukuba 评分 4~5 分（图 2-7-3）。剪切波弹性检查提示病变区域硬度明显升高，呈不规则团片样改变（图 2-7-4）。

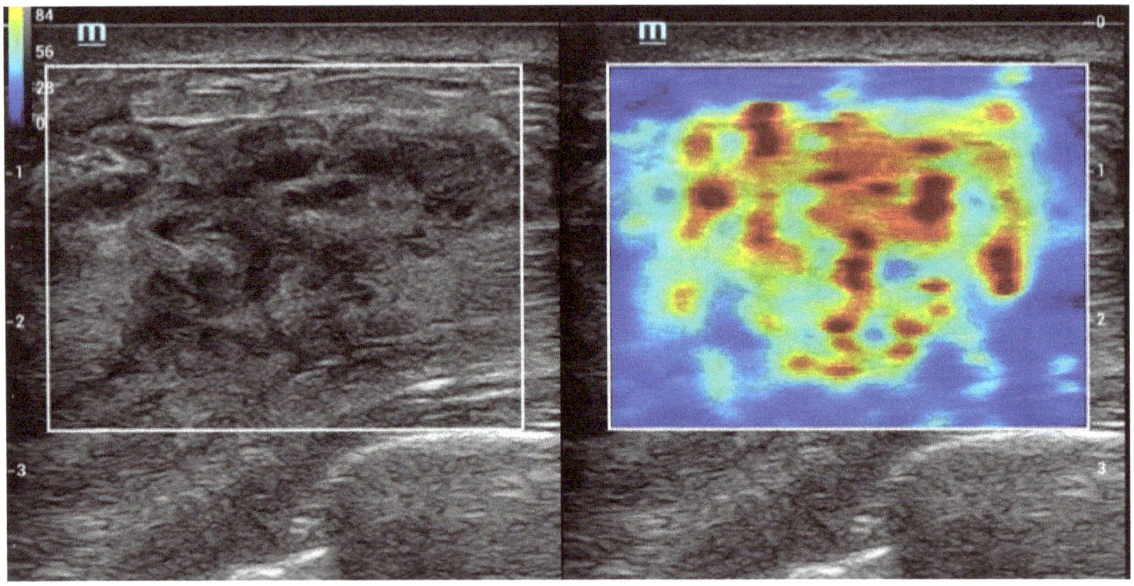

图 2-7-4 剪切波弹性超声显示局部病变区域硬度明显升高，呈不规则团片样改变

超声造影：左乳下方象限病灶于注射造影剂后 14 s 开始增强，23 s 达峰值，呈不均匀高增强，区域性分布，局部可见明显腺叶样分布强化，静脉期及延迟期呈不均匀减退（图 2-7-5、图 2-7-6）。

超声提示：左侧乳腺非肿块性病变，肿瘤较炎性病变可能性大（BI-RADS 4 类），建议穿刺活检。

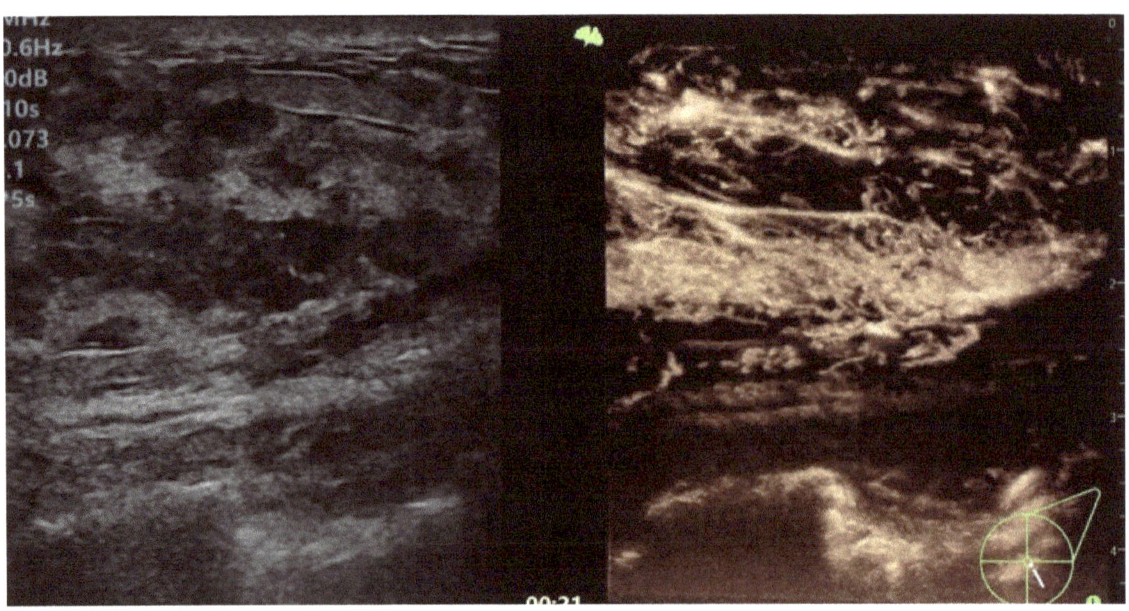

图 2-7-5 超声造影显示左乳下方象限呈不均匀高增强，区域性分布，可见明显腺叶样强化

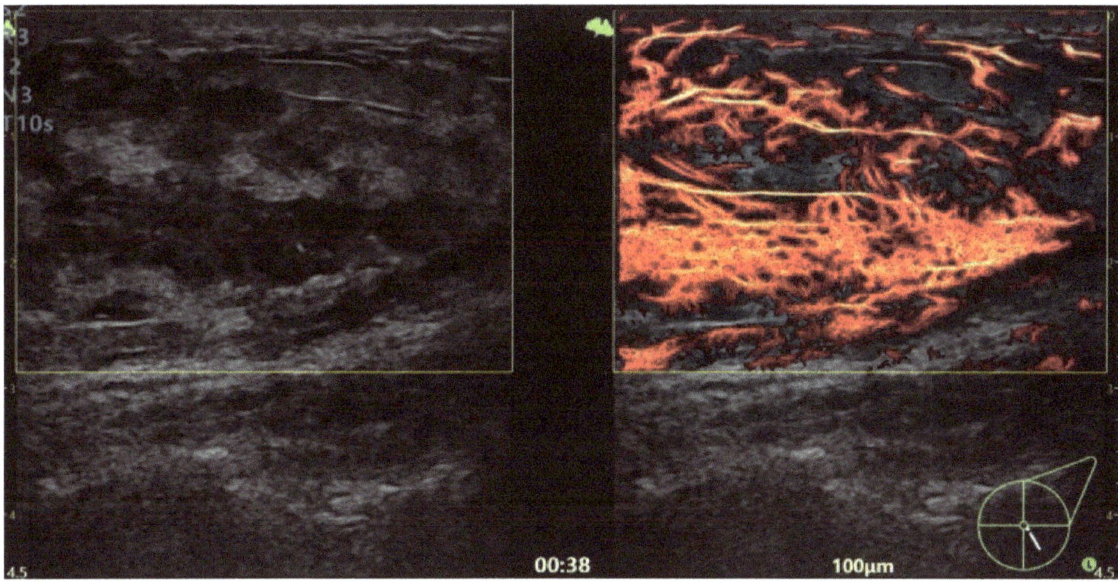

图 2-7-6 显微超声造影显示左乳下方病变区域血管密度明显增高，血管扭曲紊乱

处置经过

患者行超声引导下左乳腺病变区穿刺活检。病理结果：组织中见大量小圆细胞呈浸润性生长。免疫组化提示：CD56（+），CD3（+），EBER（+），提示乳腺结外 NK/T 细胞淋巴瘤。

同侧腋窝淋巴结穿刺示反应性增生，未见恶性细胞浸润。

分析讨论

乳腺原发性结外淋巴瘤是一类较为罕见的疾病，占乳腺恶性肿瘤的 0.04%~0.5%，占全部结外淋巴瘤的不到 2%。其中，弥漫大 B 细胞淋巴瘤最为常见，而结外 NK/T 细胞淋巴瘤罕见且呈高度侵袭性，多发于鼻腔和上呼吸道，乳腺原发极少报道，临床及影像表现缺乏特异性，易误诊为炎症或其他类型乳腺肿瘤。

乳腺结外淋巴瘤的发病机制尚不完全明确，可能与长期慢性炎症刺激、自身免疫异常、病毒感染（如 EB 病毒）及免疫功能低下等因素相关。乳腺淋巴瘤患者中 EB 病毒阳性检出率明显高于普通人群，提示 EB 病毒感染可能在该病的发生中发挥重要作用。

超声是乳腺淋巴瘤影像学检查的首选方法，但表现缺乏特异性。典型乳腺淋巴瘤超声多呈单发或多发性较大结节，形态不规则，边界模糊，内部回声较低且不均匀，可伴较丰富血流信号。但本病例与典型表现有所不同，呈现弥漫性乳腺组织增厚、结构紊乱、导管扩张及散在点状强回声，胸壁软组织弥漫性水肿明显，更类似于炎性乳腺癌或乳腺炎。应变弹性成像则提示区域性硬度升高，剪切波弹性超声呈明显硬度异常，进一步提示肿瘤性病变的可能性，说明弹性超声对弥漫性非典型乳腺病变的鉴别诊断有重要辅助价值。

乳腺 MRI 对淋巴瘤诊断亦有重要参考价值，通常表现为肿块或弥漫性乳腺实质异常强化，T1WI 多呈低或等信号，T2WI 多呈等或稍高信号，动态增强扫描可见早期快速强化，持续时间较长。但本例 MRI 提示炎性病变可能，与 NK/T 细胞淋巴瘤表现有相似之处，亦提示 MRI 对于淋巴瘤诊断的局限性，最终诊断需依靠病理及免疫组化。

乳腺淋巴瘤需与乳腺癌及炎性乳腺病变鉴别，特别是 NK/T 细胞淋巴瘤需与乳腺弥漫大 B 细胞淋巴瘤相鉴别。乳腺弥漫大 B 细胞淋巴瘤多表现为单个或多个结节状病灶，边界模糊、质地较软，影像表现多呈不均质低回声区，内部坏死较常见，血流丰富但相对均匀；MRI 表现为均匀或环状强化。NK/T 细胞淋巴瘤病灶通常侵袭性更强，多表现为弥漫性实质浸润，易伴皮肤或胸壁软组织水肿、增厚，更易与炎症或炎性乳腺癌混淆。此外，NK/T 细胞淋巴瘤免疫组化特征明确表达 CD56、细胞毒性分子（如颗粒酶 B）及 EB 病毒（EBER 阳性），而 B 细胞淋巴瘤通常表达 CD20、CD79a 等 B 细胞标志物，且 EB 病毒阳性少见，两者在病理免疫组化特征上差别显著。

乳腺原发性淋巴瘤治疗方案以化疗为主，手术治疗意义有限，因此诊断时准确区分乳腺淋巴瘤与乳腺癌对患者治疗和预后尤为关键。本病例在初期因临床表现不典型，被误诊为炎性病变，但结合超声弹性检查的硬度升高、超声造影区域性不规则高增强、病变周围腺叶结构紊乱等表现，有助于及时考虑肿瘤性疾病可能，经穿刺活检获得明确病理诊断，体现了多模态超声在乳腺罕见淋巴瘤诊断中的价值。

因此，临床工作中若遇到乳腺弥漫性增厚、结构紊乱且伴区域性硬度明显升高的患者，即使 MRI 或常规超声初步提示炎症性病变，也需考虑 NK/T 细胞淋巴瘤或其他侵袭性恶性肿瘤可能，及时进行超声引导下活检，以避免误诊误治。

参考文献

[1] Jeong C Y, Kim Y B, Kim A, et al. NK/T-cell lymphoma of the breast: a case report[J]. Journal of Breast Cancer, 2018, 21(1):96-100.

[2] 李婧, 王亚伟, 王明东. 乳腺结外 NK/T 细胞淋巴瘤的影像学表现及鉴别诊断 [J]. 中国医学影像技术, 2021, 37(3):419-422.

[3] 李文涛, 张强, 李鑫, 等. 乳腺结外 NK/T 细胞淋巴瘤 1 例报告并文献复习 [J]. 中华血液学杂志, 2019, 40(10):870-872.

[4] Cheah C Y, Campbell B A, Seymour JF. Primary breast lymphoma[J]. Cancer Treat Rev, 2014, 40(8):900-908.

[5] Surov A, Holzhausen H J, Wienke A, et al. Primary and secondary breast lymphoma: prevalence, clinical signs and radiological features[J]. Br J Radiol, 2012, 85(1014): e195-e205.

病例 8　乳腺包裹性乳头状癌

荆露霞　闻捷先

病例介绍

患者女性，82 岁，触及左乳肿物 1 月余，无疼痛、乳头溢液等不适。专科检查示：左乳 10 点距乳头约 7 cm 处可触及大小约 2 cm × 1.5 cm 肿块，质地偏硬，境界清，无压痛，活动度可。

超声所见

左乳 10 点见一混合回声团块，边界清，形态规则，CDFI 内见丰富线状分支状彩色血流，RI0.85。弹性超声显示肿块呈蓝绿红相间、绿色为主图像，与周围正常组织弹性比值为 1.81（图 2-8-1）。超声提示：左乳囊实性占位，考虑 MT 可能。

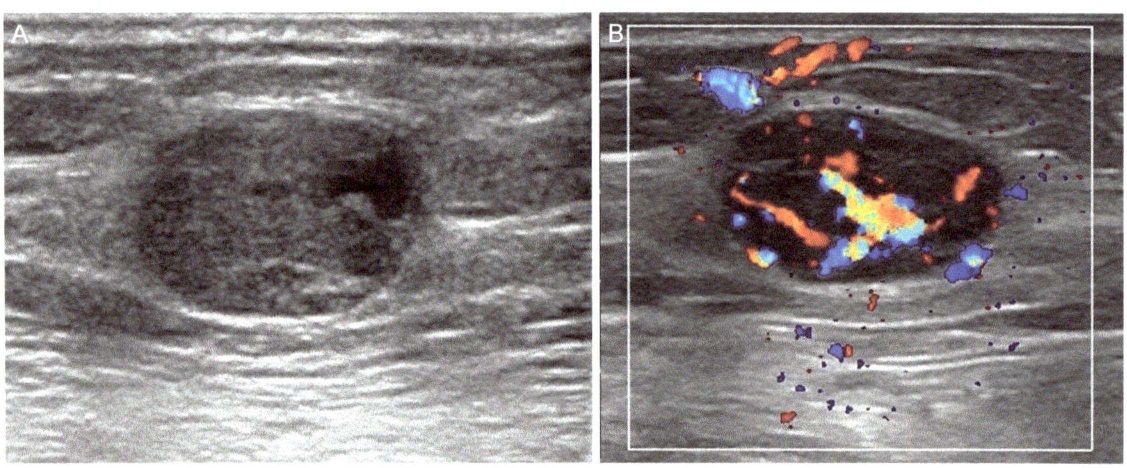

图 2-8-1　常规超声及弹性超声表现

A. 左乳见混合回声团块，形态规则，边界清；B. CDFI 示病灶内见丰富分支状血流信号

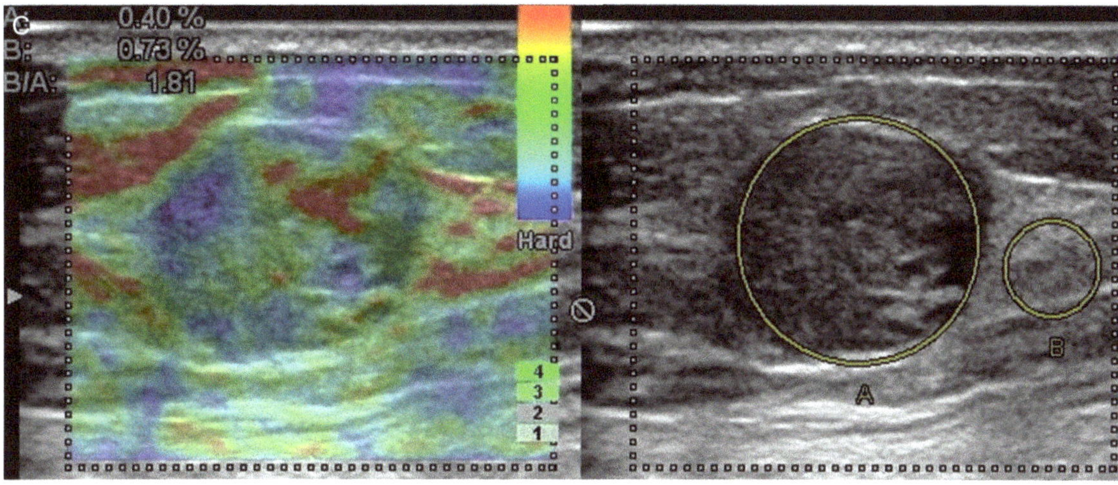

图 2-8-1 （续）常规超声及弹性超声表现
C. 病灶与正常组织弹性比值为 1.81

手术结果

患者行外科手术切除。大体病理见一灰褐色肿块，切面质软，界尚清。病理结果：导管上皮肿瘤性增生，部分区可见纤细乳头状结构，部分区呈实性筛状，肿瘤周围可见纤维性包膜，免疫组化结果显示肿瘤内部及肿瘤周围均未见明显肌上皮结构，考虑为包裹性乳头状癌。

分析讨论

乳腺包裹性乳头状癌（encapsulated papillary carcinoma，EPC）曾命名为囊内乳头状癌，最早以乳腺导管内原位癌被提出，2012 年 WHO 根据其乳头状结构及其所在的扩张囊性导管内均缺乏肌上皮细胞，将其定义为一种低级别的浸润性癌。发病率占所有乳腺癌的 0.5%~2%，好发于年龄 > 60 岁的老年女性，平均发病年龄较乳腺癌高。症状通常表现为可触及的逐渐增大的肿块，伴或不伴有乳头溢液，病史多较长。

包裹性乳头状癌组织学具有独特外观，表现为一个位于囊腔内的质脆伴圆形突起的肿瘤。肿瘤通常具有较宽的基底部，附着于囊壁，有时囊内可见血块。低倍镜下表现为被一层厚纤维被膜围绕的乳头状增生性病变。

EPC 超声表现不具备乳腺癌的特异征象，可分为囊性伴乳头型和实性乳头型两类。囊性伴乳头型多见，表现为高度扩张囊肿内见乳头状低回声突入囊腔内部，形态不规则，基底部较宽。囊壁呈清晰的高回声，内面光滑连续。彩色多普勒超声示乳头状低回声内部可见丰富点线状血流信号，动脉血流为主，血流信号局限在囊腔内部。实性乳头状型声像图表现为清晰环状高回声包绕均匀性低回声，呈膨胀立体感。较大癌灶者内部血供多丰富，可见由四周向中央分布的条状血流信号，血管分支走行扭曲，粗细不均。

鉴别诊断如下。

（1）复杂性囊肿：乳腺囊肿内容物浓缩甚至合并感染时，有时可见附壁稍高回声，但回声多细腻平滑，缺乏肿瘤立体感，彩色多普勒超声检查假乳头内部无血流信号。

（2）导管内乳头状瘤：好发于 40~50 岁女性，可表现为扩张导管内肿块、囊肿内肿块和实质性肿块，好发于乳晕区，形态规则，体积相对较小，单发，边界光整，内部回声均匀，呈圆形或卵圆形，后方回声不变，患者常有乳头溢液等症状，而 EPC 实性部分呈不规则形，回声不均，且血流信号明显，呈点线状，可测及动脉频谱。

（3）纤维腺瘤：部分也表现为实性为主，伴少部分囊性改变，但其体积较小，发病年龄也较 EPC 低。

参考文献

[1] Avau F, Chintinne M, Baudry S, et al. Literature review and case report of bilateral intracystic papillary carcinoma associated with an invasive ductal carcinomaina male breast[J]. Breast Dis, 2022, 41(1):5-13.

[2] 汪强，张琪．乳腺包裹性乳头状癌超声表现 1 例 [J]. 中国超声医学杂志，2021, 37(11):1309.

[3] 张英，董智芬，高雅，等．乳腺包裹性乳头状癌超声声像特征分析 [J]. 中华实用诊断与治疗杂志，2023, 37(10):983-986.

[4] 刘利民，张韵华，夏罕生，等．乳腺包裹性乳头状癌的超声诊断 [J]. 肿瘤影像学，2019, 28(5):339-343.

病例 9 乳腺良性纤维 / 肌纤维母细胞肿瘤

吴爱琴　闻捷先

病例介绍

患者女性，33 岁，外院体检发现左乳占位 1 周。患者无明显不适，外科检查未触及肿块，实验室检查均阴性。

超声所见

左乳 3 点处乳腺组织表面与脂肪层间见 12 mm × 6 mm 不均质低回声团块，病灶周边为高回声，中央呈低回声，边缘呈毛刺样，CDFI 见短线状彩色血流，RI0.65。VTIQ 模式测及肿块硬度与周围组织相仿。超声造影：左乳 3 点病灶 13 s 开始整体不均匀性增强，18 s 达峰，病灶增强范围未见明显扩大，39 s 减退呈等回声（图 2-9-1，视频 2-9-1）。超声提示：左乳病灶考虑炎性病变可能。

手术结果

术中扪及质韧肿物，直径约 1 cm，边界不清。病理结果：（左乳肿块）梭形细胞肿瘤，结合免疫组化标记，为良性纤维母 / 肌纤维母细胞肿瘤。免疫组化：S-100（−），Ki-67（5% 阳性），CD34（部分 +），B-cat（浆 +），CK7（−），CK[pan]（−），ALK[D5F3]（−），Des（−），SMA（+）。

视频 2-9-1　左乳病灶超声造影表现

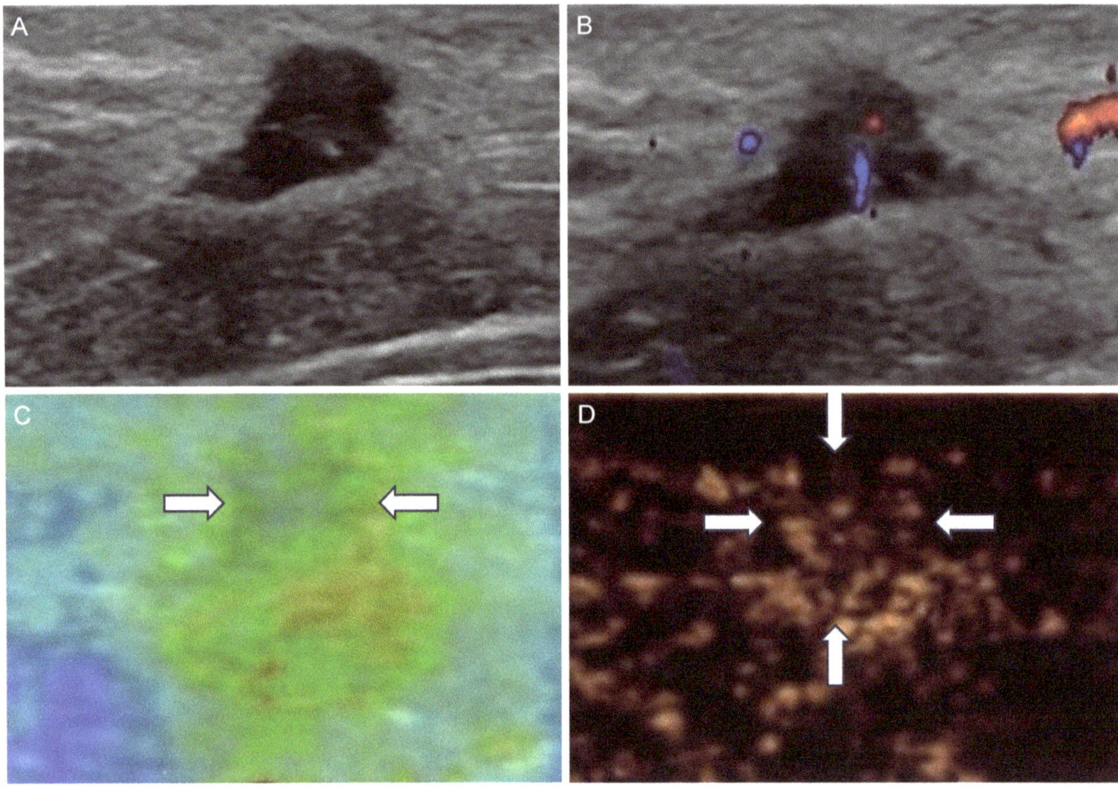

图 2-9-1 **常规超声、超声弹性及超声造影表现**

A. 左乳 3 点乳腺组织表面与脂肪层间见不均质低回声团块，病灶周边呈高回声，中央低回声区，边缘呈毛刺样；B. CDFI 见短线状彩色血流；C. VTIQ 模式见肿块硬度与周围组织相仿；D. 超声造影示病灶整体不均匀增强，增强范围未见明显扩大

随访结果

患者随访 4 年，无复发及转移。

分析讨论

原发于乳腺的纤维母细胞 / 肌纤维母细胞性瘤（breast fibroblastic/myofibroblastic tumors，BF/MFT）是间叶来源的、有多种分化潜能的罕见良性肿瘤，与其他间叶来源的肿瘤如梭形细胞脂肪瘤、平滑肌瘤、纤维组织细胞瘤等有相似的特点，常见于损伤修复和肿瘤的间质反应等多种病理状态。病理表现：镜下见肿瘤由短束状杂乱排列的梭形或卵圆形细胞组成，细胞间见宽大

的玻璃样胶原纤维隔开。因肌纤维母细胞瘤具有多种分化潜能，免疫指标无特异性。任何年龄均有发病报道，最常见于绝经后女性。临床表现为乳腺无症状缓慢生长、质韧、活动度好的单发肿块，无皮肤及胸肌侵犯。超声表现：肿块以低回声为主，边界清，不含微钙化，形态规则，常有短线状彩色血流。目前尚无超声造影典型表现的报道。乳腺肌纤维细胞瘤生物学行为良好，无局部复发倾向，治疗以手术切除为主。

BF/MFT 的鉴别诊断如下。

（1）乳腺纤维腺瘤：是乳腺常见的良性肿瘤，好发于各个年龄段女性，是由于乳腺结缔组织增生而形成的肿块，乳腺纤维腺瘤通常为可活动的游离性肿块，边界清晰，质地较软。超声显示肿块边缘清晰，形态规则，内部回声均匀，后方回声增强，CDFI 可见低阻彩色血流。

（2）乳腺癌：好发于 51~61 岁女性，超声常显示不均质内部回声，可见多发小钙化，边缘不清晰，形态异常，后方回声常不增强，CDFI 可见高阻血流信号。超声造影主要表现为肿块增强强度明显高于周围组织，肿块内呈不均匀性增强，增强范围明显扩大，肿块中央部分较正常乳腺组织减退得早。

（3）乳腺导管内乳头状瘤：是一种良性疾病，发生于乳腺导管上皮细胞。主要表现为无痛性乳头溢液，可发生于各个年龄段，且存在 6%~8% 的恶变率，被认为是癌前病变。超声表现为局部导管扩张，扩张导管内可见肿块回声，导管壁完整，肿块边缘清晰，形态规则，CDFI 可测及少许血流信号。

参考文献

[1] 滕晓东，尤启汉 . 女性乳腺浸润型肌纤维母细胞瘤一例 [J]. 中华病理学杂志，2005, 34(3):186.

[2] Magro G, Longo F, Salvatorelli L, et al. Wilms'tumor protein (WT1) in mammary myofibroblastoma:an immunohistochemical study[J]. Acta Histochem, 2014, 116(5):905-910.

[3] 王阳，王翔，王昕，等 . 乳腺肌纤维母细胞瘤的临床诊治分析 [J]. 癌症进展，2015, 13(3):302-305.

[4] 王一川，毛春迎，赵弟远 . 高频超声鉴别诊断乳腺癌和乳腺纤维腺瘤作用及影像特征 [J]. 吉林医学，2025, 46(5):1124-1126.

病例 10 乳腺腺肌上皮瘤

王 莹 闻捷先

病例介绍

患者女性，43 岁，发现左乳肿物 10 天。患者自行检查发现左侧乳腺肿物，无红肿热痛，无乳头溢液、溢血，无乳头凹陷等。肿瘤标志物 AFP、CEA、CA19-9 及 CA125 均阴性。

超声所见

左乳 3 点距乳头约 40 mm 处见 11.7 mm × 5.8 mm 低回声团块，边界欠清，形态不规则，内部似见条索状高回声，CDFI 周边见短线状彩色血流，RI 0.51（图 2-10-1）。超声造影：左乳病灶 9 s 开始早于周围乳腺组织增强，14 s 达峰，达峰时增强强度欠均匀，范围较二维似有扩大，缓慢减退（图 2-10-2，视频 2-10-1）。超声提示：左乳 3 点实质占位，考虑乳腺病结节可能，MT 不除外，建议穿刺活检。

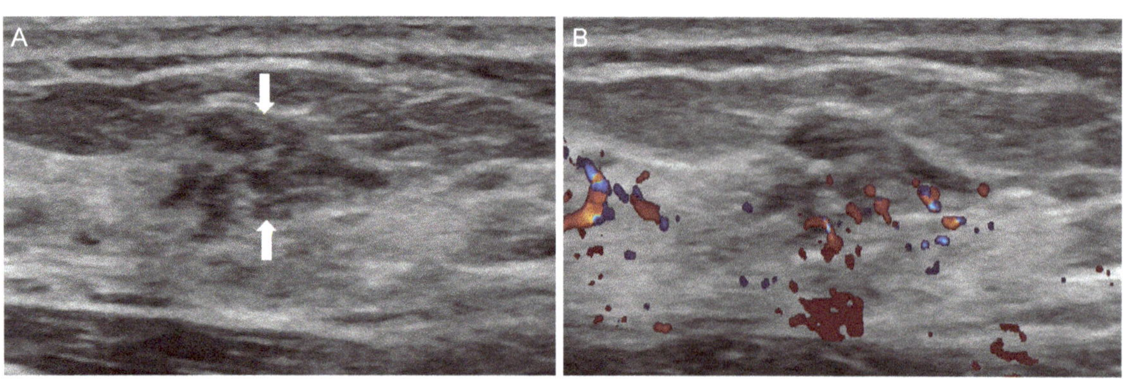

图 2-10-1 常规超声图像

A. 左乳 3 点见低回声团块（箭头），边界欠清，形态不规则；B. CDFI 周边见短线状彩色血流

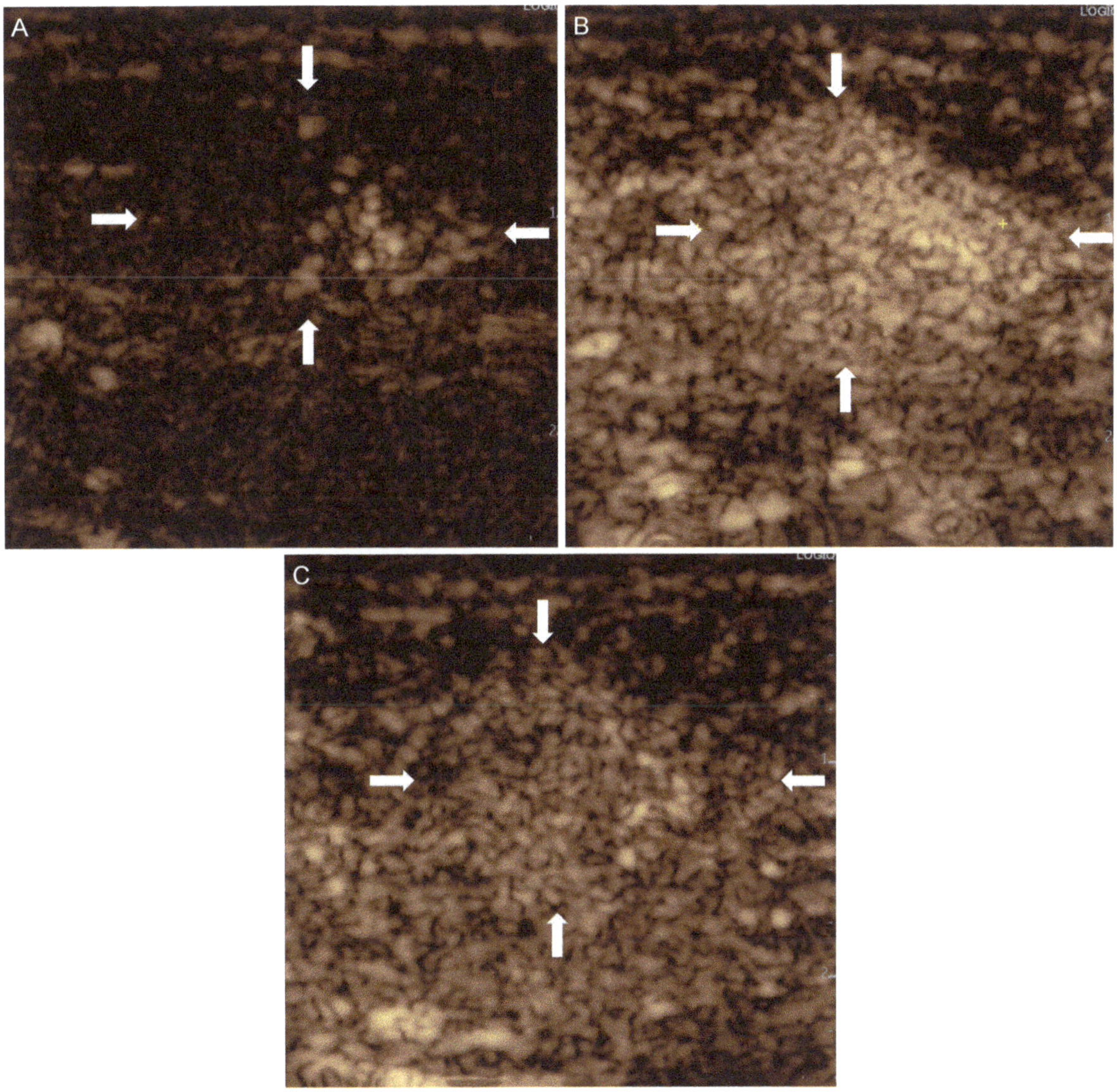

图 2-10-2 **超声造影图像**

A. 左乳病灶早于周围乳腺组织增强（箭头）；B. 病灶达峰时欠均匀，范围较二维似有扩大；C. 病灶缓慢减退，呈稍高回声改变

视频 2-10-1 左乳病灶超声造影表现

手术结果

患者行外科手术切除。术中于腺体及脂肪层之间扪及一肿块，直径约 2 cm，质韧。病理结果：(左乳肿块）导管上皮增生性病变伴肌上皮增生，结合免疫组化，考虑腺肌上皮瘤。免疫组化：SMMHC（肌上皮 +），CK5/6（肌上皮 +），p63（肌上皮 +），CD10（肌上皮 +），EMA（肌上皮 +），S-100（+）。

分析讨论

乳腺腺肌上皮瘤（adenomyoepithelioma，AME）是罕见特殊类型乳腺肿瘤，由腺上皮与（或）肌上皮双向肿瘤性增生形成。1970 年由 Hamperl 首次报道，组织病理特征为腺上皮内衬管腔，周围是层状或成排增生、以肌上皮增生为主的肌上皮细胞。该肿瘤多为良性，预后较好但易复发，少数病例的上皮和（或）肌上皮成分会恶变（即恶性 AME）。

临床特点方面，AME 好发于中老年女性，男性偶发，发病年龄跨度广，21~92 岁均有病例报道，平均发病年龄 59 岁。多数患者无显著临床症状，查体常可触及无痛、单发、边界清晰的结节，少数结节边界欠规整；病变可分布于乳腺各象限，个别患者伴乳头溢液或皮肤破溃表现；肿瘤一般生长缓慢，病程长短差异大，长者可达数十年。通常无腋窝淋巴结肿大表现，若肿瘤增大显著，需高度警惕恶变可能。

超声表现缺乏特异性，AME 多呈低回声实性肿块，边界清晰，形态规则或不规则，后方回声略增强，无周围间质破坏；部分肿块呈轻度分叶状，彩色多普勒超声显示肿块内条状彩色血流信号，RI 小于 0.70。恶性病灶则为低回声不均质肿块，形态不规则，边界模糊，后方回声衰减，周围间质受破坏，彩色多普勒超声可见其内条状彩色血流信号，频谱呈高速高阻型，难以和乳腺其他恶性肿瘤区分。恶性 AME 超声造影下与其他乳腺恶性肿瘤的表现相似，为均匀高增强伴少量灌注缺损区，增强后病灶径线增大、形态改变，长宽比显著变小，之后造影剂缓慢消退，呈现“快进慢出”特征。

鉴别诊断如下。

（1）纤维腺瘤：多表现为圆形或椭圆形占位，边界清楚，形态规则，周围可探及包膜，其内呈均匀性低弱回声，伴侧方声影。CEUS 多表现为快进 / 同进、高增强或等增强，其内增强多较均匀，增强后边界清楚，形态规则，无扩大表现。

（2）叶状肿瘤：多为单发实性不均匀低回声团块，肿瘤大小不一，可见无回声区，边界清楚，呈分叶状，可见假包膜；CEUS 多呈同进或快进高增强，可见首先增强的粗大血管，其内增强多不均匀，有不规则不增强区，增强后边界清楚，形态呈大分叶状，无扩大表现。

（3）乳腺癌：结节形态不规则，边界不清，通常纵横比＞1，边缘可见毛刺状浸润，病灶内可见钙化，后方回声衰减，血流丰富，频谱多为高速高阻型；CEUS 多为快进慢退高增强，其内可有不规则无增强区，增强后边界欠清，形态多不规则，病灶有增大改变，可观察到滋养血管。

此病临床诊断困难，影像学也无特异性表现，主要依靠病理检查确诊。免疫标记对 AME 的确诊起着重要作用，如腺上皮标志物 CK、EMA 及肌上皮标志物 SMA、S-100、p63、CD10、CK5/6、CK14、Calponin 等，而 ER、PR 均为阴性。

参考文献

[1] 何登飞 , 王安标 . 乳腺腺肌上皮瘤一例 [J]. 放射学实践 , 2019, 34(2):228-229.
[2] 吕志红 , 韩鄂辉 , 柯建梅 , 等 . 乳腺恶性腺肌上皮瘤一例的超声造影分析 [J]. 中华乳腺病杂志 , 2014, 8(11):62-63.
[3] 刘利民 , 张韵华 , 丁红 , 等 . 乳腺腺肌上皮病变的超声表现 [J]. 上海医学影像杂志 , 2004, 13(2):135-137.
[4] 杜岳武 . 少见乳腺腺肌上皮瘤与乳腺腺样囊性癌超声声像图探讨 [J]. 现代实用医学 , 2019, 31(5):665-666.
[5] 刘福兴 , 蒋小芹 , 戴桂红 , 等 . 乳腺腺肌上皮瘤 8 例临床病理分析 [J]. 肿瘤研究与临床 , 2016, 28(11):766-768.

病例 11 乳腺硬化性腺病

林希元　闻捷先

病例介绍

患者女性，41 岁，因“发现右乳肿块 2 年，进行性增大”入院。患者 2 年前无明显诱因下发现右乳肿块，自觉经期有疼痛感，当时未行处理。2 年来肿块进行性增大，现体表可触及，边界尚清，活动度可，皮肤表面凹凸不平。

超声所见

右乳外上象限见 28 mm × 20 mm 低回声团块，边界清，形态不规则，内见数枚强回声团块，CDFI 示肿块内线状彩色血流，RI0.53。弹性超声显示肿块内部呈蓝绿混杂相间信号，弹性评分 3 分（图 2-11-1）。超声提示：右乳实质占位伴钙化，考虑 MT 可能（BI-RADS 4B 类）。

其他影像学检查

乳腺 X 线检查：右乳外上象限见占位，直径约 2.7 cm，内见多枚不规则钙化，密度较高（图 2-11-2）。诊断：右乳占位伴钙化，MT 待排（BI-RADS 4A 类）。

手术结果

右乳外上象限腺体内见一灰白色肿物，大小约 3 cm，质硬。病理结果：硬化性腺病伴导管上皮增生，部分区域见导管内乳头状瘤形成。免疫组化：CK5/6（部分 +），E-cad（膜 +），ER（30%+），Her-2（−），Ki-67（10%+），P120（膜 +），p63（肌上皮 +），PR（40%+），SMMHC（肌上皮 +）。

随访结果

患者随访 3 年，无复发及转移。

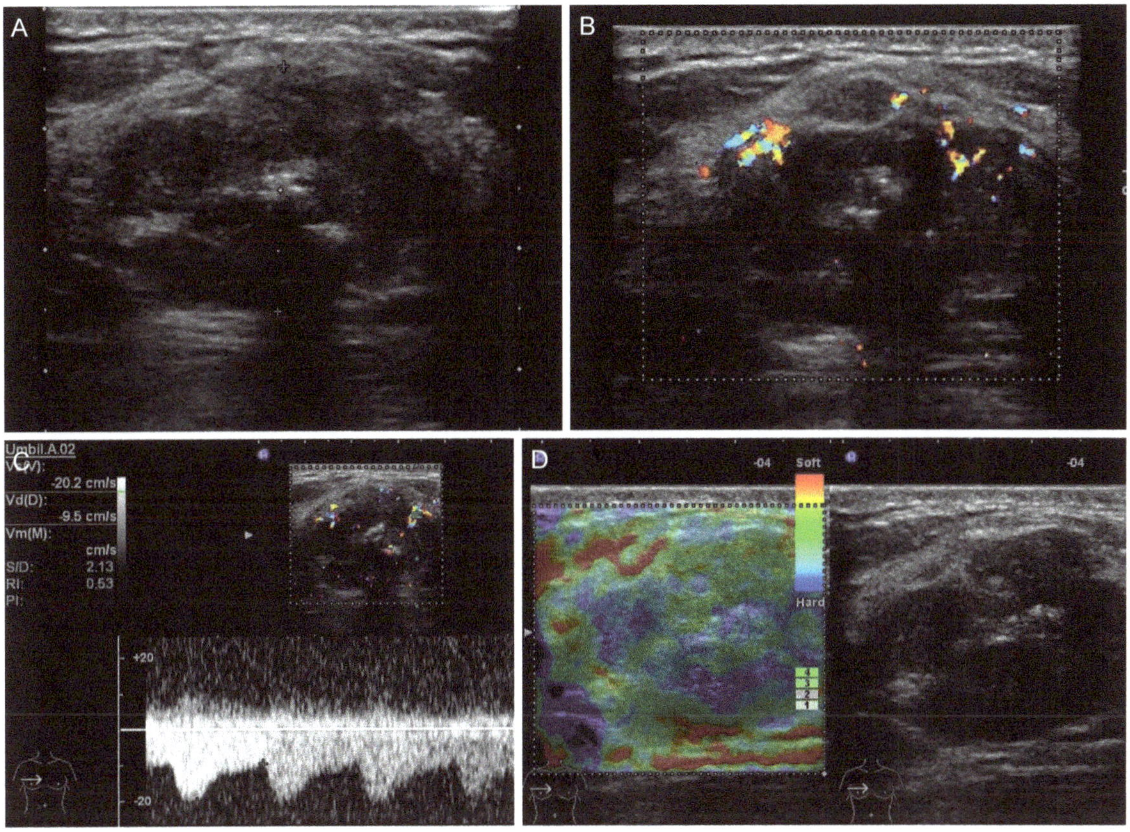

图 2-11-1　**超声图像**

A. 右乳外上象限低回声团块，边界清，形态不规则，内见数枚强回声团块；B. CDFI 示肿块内线状彩色血流；C. 测及阻力指数 0.53；D. 弹性超声示肿块内部呈蓝绿混杂相间信号

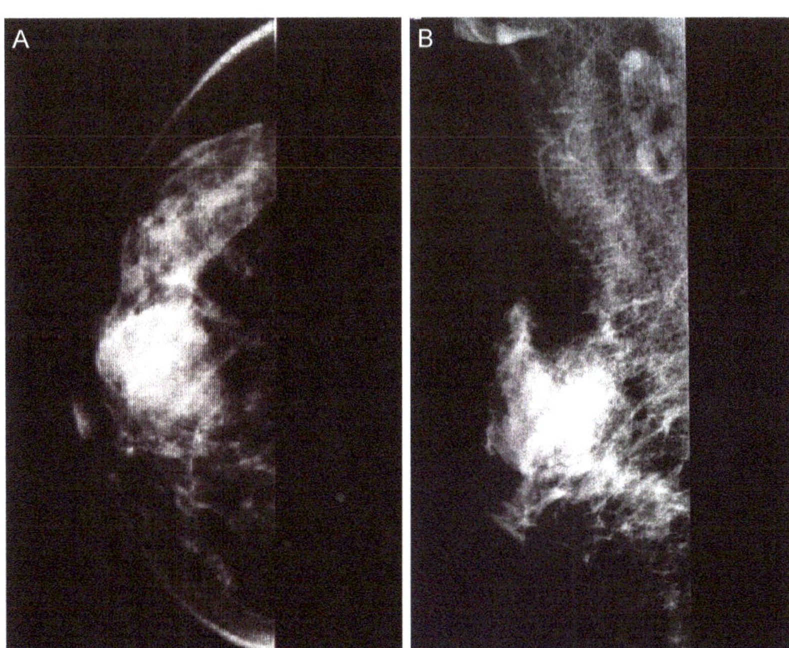

图 2-11-2　**X 线检查图像**

A. 正位；B. 侧位

分析讨论

乳腺硬化性腺病（sclerosing adenosis，SA）是一种乳腺良性增生性病变。文献报道多发生于30~50岁女性，通常体积较小，无明显症状，多为体检时偶然发现，部分患者有可触及的肿块，也可称为结节性硬化性腺病。SA的影像学表现多样，有时可合并其他类型的乳腺良恶性疾病，因此临床误诊率较高。

SA的病理特征为腺体增生、间质纤维化和结构扭曲。组织形态学上可见终末导管－小叶单位的腺泡数量增多，排列紧密；间质内胶原纤维增生导致腺体受压变形，形成"假浸润"模式。腺体双层上皮结构保留，部分病例可见微钙化。免疫组化中肌上皮标志物（如SMA、Calponin、p63）和腺上皮标志物CK5/6均为阳性。

在乳腺X线摄影中，SA可表现为局灶性或弥漫性病变，具有多种模式，如微钙化、肿块、不对称密度灶和局部结构扭曲紊乱，其中以局部结构扭曲紊乱和微钙化更为常见，且SA的微钙化多呈小点状、颗粒状或不规则的粗钙化，局灶性或弥漫性分布。

在超声声像图上，SA病灶多表现为低回声，部分呈边界尚清的肿块，形态尚规则，水平位生长多见，部分可表现为边界欠清的不均匀低回声区，可伴钙化，可有后方回声衰减，彩色多普勒超声显示病灶内血流多为少量或中等量。有文献报道，与乳腺浸润性导管癌相比，SA往往具有更小的尺寸、更规则的形状、更平行的方向、更清晰的边缘以及较少的低回声模式和后方回声衰减、较少的血流量、较低的阻力指数和弹性评分。近年来，也有学者通过放射组学特征的卷积神经网络深度学习，进一步改善SA和乳腺癌的鉴别诊断。

文献报道SA的MRI表现例数较少，大多数SA病变T1WI呈低信号，T2WI呈高信号，增强后以团块状强化、星形强化最常见，在时间－信号强度曲线上多表现为1型或2型，易误诊为恶性肿瘤。同样有病例报道，PET/CT检查SA病灶的FDG摄取显著增加，误诊为恶性肿瘤。

因此，SA 的诊断以病理结果为主，往往需要结合免疫组化排除恶性肿瘤。术前无法定性的肿块可考虑超声引导下的肿块活检，如活检确诊为 SA 且临床无症状者，也可定期影像随访。但有文献报道，长期随访 SA 患者其乳腺癌的患病风险高于普通人群 2 倍，因此需结合其他因素进一步评估是否行手术切除。

参考文献

[1] Sharma T, Chaurasia J K, Kumar V, et al. Cytological diagnosis of sclerosing adenosis of breast-Diagnostic challenges and literature review[J]. Cytopathology, 2021, 32(6):827-830.

[2] Chen Y L, Chen J J, Chang C, et al. Sclerosing adenosis: Ultrasonographic and mammographic findings and correlation with histopathology[J]. Mol Clin Oncol, 2017, 6(2):157-162.

[3] Liu W, Li W, Li Z, et al. Ultrasound characteristics of sclerosing adenosis mimicking breast carcinoma[J]. Breast Cancer Res Treat, 2020, 181(1):127-134.

[4] Gulisa T. Nonneoplastic and neoplastic sclerosing lesions of the breast[J]. Histopathology, 2024, 85(3):383-396.

[5] Tan H, Zhang H, Lei Z, et al. Radiological and clinical findings in sclerosing adenosis of the breast[J]. Medicine (Baltimore), 2019, 98:39-46.

[6] Wu Q, Zhan Y, Wu J F, et al. Multimodal ultrasound features of sclerosing adenosis of the breast: a case report[J]. Med Ultrason, 2022, 24(4):511-512.

[7] Li C X, Zhang H L, Chen J, et al. Deep learning radiomics of ultrasonography 1 for differentiating sclerosing adenosis from 2 breast cancer[J]. Clin Hemorheol Microcirc, 2023, 84(2):153-163.

[8] Zhang J, Yu Z F, Dong AS, et al. FDG-Avid Sclerosing Adenosis of the Breast Mimicking Malignancy[J]. Clin Nucl Med, 2022, 47(2):192-194.

[9] Daniel W, Visscher A N, Amy C, et al. Sclerosing adenosis and risk of breast cancer[J]. Breast Cancer Res Treat, 2014, 144:205-212.

病例 12　大腿滑膜血管瘤

张燕群　闻捷先

病例介绍

患者男性，17 岁，因“发现右大腿肿物 3 周”入院。3 周前患者发现右大腿下段（髌骨上方）可触及包块，运动或久站后出现，伴轻微酸胀感，无疼痛，无下肢无力、麻木不适，休息后可消失。既往史无殊。体格检查：右大腿下段髌骨上方 3 cm 处前内侧触及 5 cm × 4 cm × 3 cm 包块，边界较清楚，质地稍软，可内外滑动，无压痛。双下肢肌力、感觉正常。右侧足背动脉搏动正常。

超声所见

右侧大腿下段内侧肌层深面紧贴骨皮质见 47 mm × 13 mm 低回声团块，边界清，形态规则，可见包膜样回声，CDFI 内见短线状彩色血流，探头轻压后血流稍增多（图 2-12-1）。超声提示：右侧大腿下段内侧肌层深面实质占位，考虑良性病变。

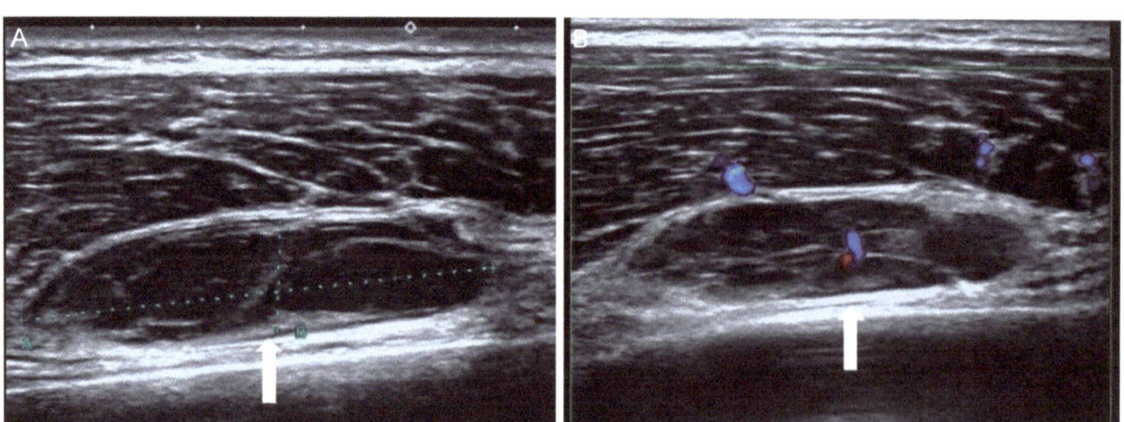

图 2-12-1　**超声图像**

A. 右侧大腿下段内侧肌层深面紧贴骨皮质见低回声团块，边界清，形态规则，可见包膜样回声；B. CDFI 内见短线状彩色血流

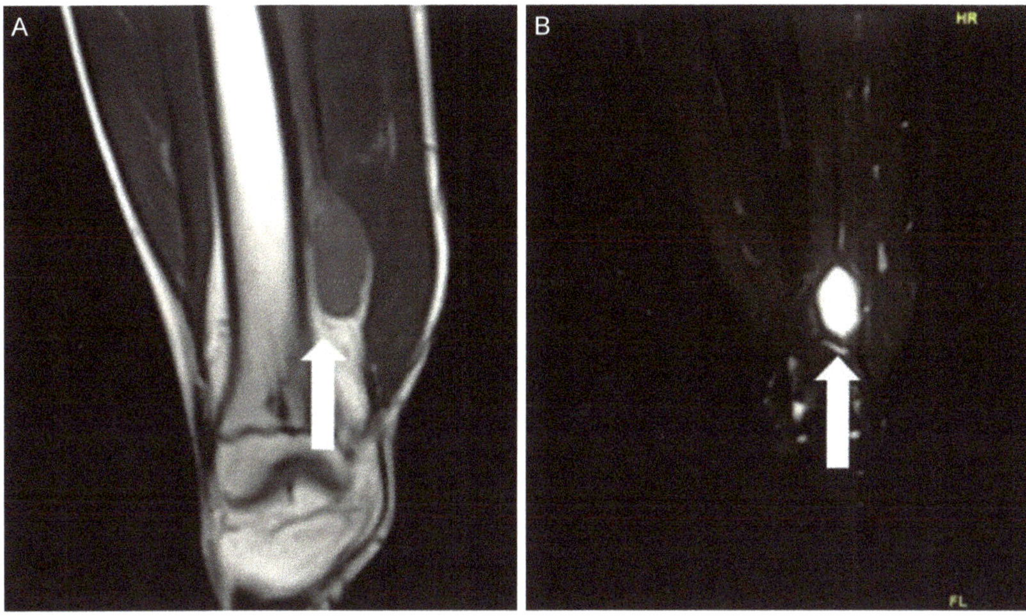

图 2-12-2 **增强 MRI 图像**

A. 右侧股骨下段内侧见异常软组织肿块，T1WI 呈稍低信号；B. T2WI 明显高信号，边缘规整，边界清

其他影像学检查

右大腿软组织 MRI 平扫检查：右侧股骨下段内侧见异常软组织肿块，大小约 35 mm × 13 mm × 38 mm，T1WI 稍低信号、T2WI 明显高信号，DWI 稍高、ADC 信号稍减低，边缘规整，边界清，局部股骨滑膜稍增厚（图 2-12-2）。余所示右下肢诸骨未见明显异常信号影，周围软组织未见明显异常。MRI 提示：右侧股骨下段内侧良性占位，考虑滑膜血管瘤可能。

手术结果

患者行右侧大腿骨骼肌软组织肿瘤切除术。术中显露肿物呈暗红色，质地软，按压可褪色。完整切除肿物，检查肿物包膜完整。术后病理示：(右大腿）血管源性肿瘤，考虑滑膜血管瘤。免疫组化：CD34（+），CD31（+），FLI-1（+），D2-40（−），Ki-67（2% 阳性），INI-1（无缺失），F8（+）。

分析讨论

滑膜血管瘤（synovial hemangioma，SH）是发生在滑膜间叶组织内的少见良性肿瘤，属于深部软组织血管瘤类型之一，可发生于任何滑膜组织，膝关节是最常见发生部位，多累及单侧关节。SH 发病率低，多见于儿童及青少年，生长缓慢，患者表现为长期不同程度的关节疼痛、反复发作的关节肿胀积血、关节活动受限。

根据 SH 病理组织学特征将其分为 4 型：毛细血管型、海绵状型（最常见）、混合型（毛细血管和海绵状）及静脉型。根据 SH 发生部位及生物学特性的不同，分为局限型和弥漫型两个亚型。局限型病变一般局限在滑膜组织，表现为结节状或浅分叶状肿物，不侵犯关节囊，界限清楚，可有分隔或包膜，可见形态大小不一的蒂与滑膜的一个或多个表面相连；弥漫型病变表现为广泛而弥漫生长的肿块，界限不清楚，病变常侵犯邻近的关节囊、韧带、肌层及骨质。SH 目前治疗以手术切除为主，对于局限型 SH，首选关节镜下切除术；而对于弥漫型 SH，常采用关节开放手术切除全部或部分滑膜。

弥漫型 SH 肿块较大，有压缩性，无明显占位效应，突破关节囊向周围软组织侵入性生长，超声表现为边界不清楚的混合回声团块伴管网状无回声（血管成分较多），或不均匀弱回声团块伴多个结节样低回声，边界不清，形态不规则，站立位时测值增大，CDFI 加压试验阳性；局限型 SH 肿块偏小，超声表现无特异性，容易误诊。MRI 是主要检查方法，可显示病变部位、范围及邻近骨质侵蚀、关节软骨破坏及滑膜囊积液。MRI 图像为在 T1WI 上病灶主体呈稍低于或接近于骨骼肌信号，而在 T2WI 上信号强度呈多样化的表现，与扩张血管内含铁血黄素沉积、静脉石、瘤内纤维成分及血管流空效应有关。

鉴别诊断如下。

（1）滑膜肉瘤：好发于中青年，以下肢尤其膝关节旁多见，超声表现为单发实性团块状、分叶状低回声，边界较清，形态不规则，内部回声不均，伴有液化，常见散在钙化，血流较丰富。

（2）腱鞘巨细胞瘤：是手足最常见的软组织肿瘤，是一种起源于滑膜的肿瘤，发生于关节、滑囊和腱鞘滑膜。①局限型：中青年女性多见，多位于指/趾小关节旁，超声表现为边界清，形态规则低回声实性结节，CDFI 大部分病灶血流较丰富。②弥漫型：较少见，多位于大关节旁，超声表现为边界不清的弱回声团块，包绕关节，血流丰富，部分伴骨质破坏。

（3）色素沉着绒毛结节性滑膜炎：常见于中年患者，多由关节内向外扩展，浮髌试验阳性。超声表现为滑膜增生肥厚，呈绒毛状、结节状中等/低回声，中–大量关节积液，探头加压可见绒毛、结节在关节液内漂浮，CDFI 血流丰富。

参考文献

[1] 孙英彩，崔建岭，丁洋，等. 滑膜血管瘤临床和影像表现 [J]. 中华放射学杂志，2012, 46(5):466-468.

[2] Akgun I, Kesmezacar H, Ogut T, et al. Intra-articular hemangioma of the knee[J]. Arthroscopy-the Journal of Arthroscopic & Related Surgery, 2003, 19(3):17.

[3] 张明智，杨顺杰，陈刚，等. 膝关节滑膜血管瘤的超声诊断分析 [J]. 中国循证医学杂志，2020, 20(05):531-535.

[4] 吴伟智，张家雄，彭加友，等. 膝关节滑膜血管瘤 MRI 诊断 [J]. 影像诊断与介入放射学，2021, 30(01):49-53.

[5] 曹燚，陈涛，赵一冰，等. 超声对肢体滑膜肉瘤的诊断及术后随访价值 [J]. 中国超声医学杂志，2018, 34(12):1139-1141.

病例 13　小腿结节性筋膜炎

张龙辉　俞　清

病例介绍

患者男性，43 岁，无明显诱因发现右小腿肿物 4 个月，无疼痛、压痛等不适主诉。既往史：糖尿病史数年，余无特殊。

超声所见

右侧小腿前侧皮下见 22 mm × 8 mm 不规则低回声团块，内见少许高回声分隔，边界清，前方见条状低回声。彩色多普勒超声示肿块内未见明显彩色血流，探头加压，肿块无明显形变，其前方条状低回声内见血流信号充盈。超声造影：肿块周边及内部见少许点状增强（图 2-13-1，视频 2-13-1）。

手术结果

患者行外科手术切除。术中见肿瘤位于肌层，边界清晰，与周围组织粘连浸润，予完整切除肿瘤及周围浸润组织。病理巨检：灰白肿物，边界尚清，周边附着少许脂肪组

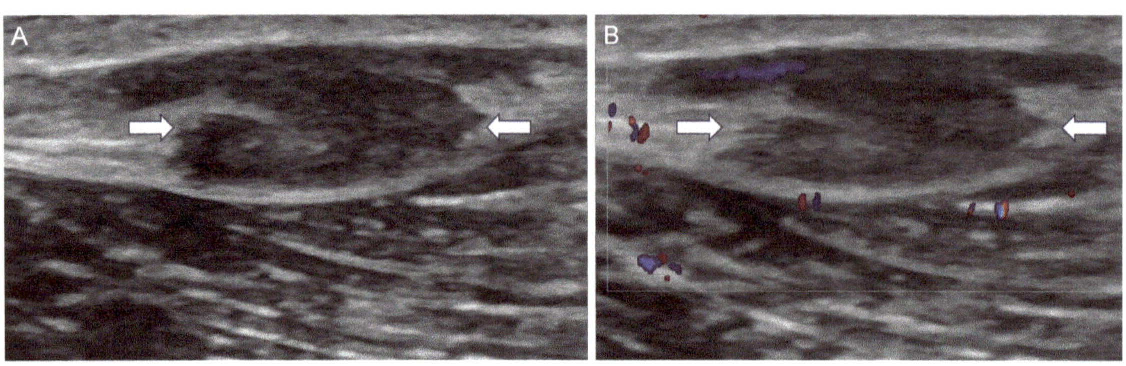

图 2-13-1　**超声图像**

A. 右侧小腿前侧皮下不规则低回声团块，内见少许高回声分隔，边界清，周边脂肪组织回声增高；B. CDFI 示肿块内未见明显血流

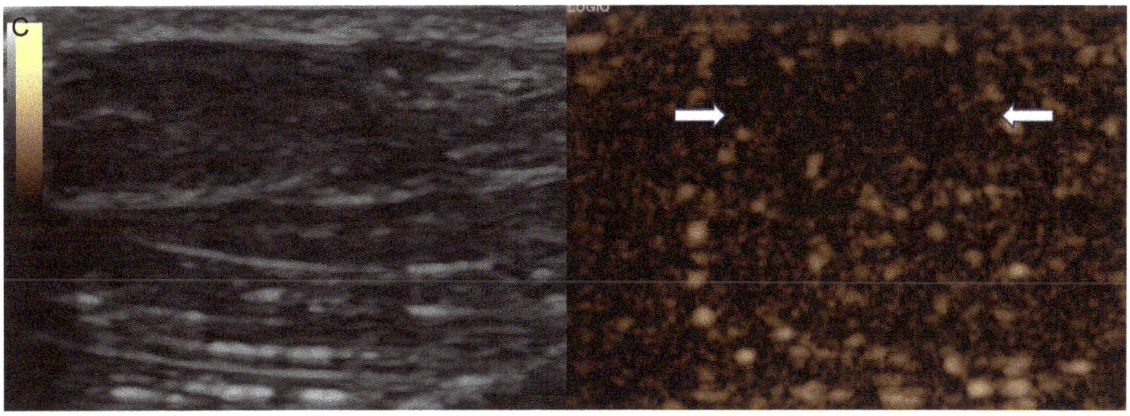

图 2-13-1 （续）超声图像
C. 超声造影（52 s）显示肿块内少许点状增强

视频 2-13-1 超声造影表现

织，为梭形细胞增生性病变，免疫组化标记结果不典型，参考 HE 形态及临床病史，倾向结节性筋膜炎，随访。

免疫组化：CD34（血管 +），S-100（−），CD68[KP1]（−），KI67（1% 阳性），CK[pan]（−），SMA（−），Des（−），Muc-4（−）。

分析讨论

结节性筋膜炎（nodular fasciitis，NF）是一种少见的良性肿瘤，主要为纤维母细胞 / 肌纤维母细胞大量反应性增生，既非肿瘤又非炎症。病因不明，有自限性，可能与外伤或感染有关。好发于青壮年，上肢尤其是前臂屈侧，躯干头颈部多见，下肢少见。肿瘤常单发，生长迅速，病程常 1~2 周，一般少于 3 个月。肿块大小 1~2 cm 多见，与皮肤无粘连，常伴有疼痛和触痛。

NF根据其位置不同分为：①皮下型，多位于皮下浅表部位，发现时多体积较小；②筋膜型，浅筋膜多见；而发生于深筋膜的病变，因生长较快，常被误诊为肉瘤，又称假肉瘤性筋膜炎；③肌内型。

超声表现多以实性低回声为主，内部伴有线性或分隔样高回声，周边可见高回声晕或高回声内伴裂隙状低回声。肿块边界欠清，无包膜，形态不规则、常呈“蟹足样”、星形伸入临近脂肪组织，常使深筋膜线后移。典型者可伴“筋膜尾征”，指病变贴近于深筋膜层，周围假包膜与深筋膜层形成鼠尾现象，而肌层NF无此征象。CDFI多数无血流信号，或者周边见少量短棒状血流信号。

超声造影一般表现为周边环状增强，逐渐向心性填充，部分肿块内部增强不完全（与周边新生的毛细血管数量增多有关）。

鉴别诊断如下。

（1）浅静脉血栓：沿浅静脉扭曲走行于血管内，常伴管壁增厚，管腔扩张，血栓呈实性低回声，边界清晰，实性部分无血流。

（2）纤维肉瘤：好发于四肢筋膜下或肌肉内，表现为肌肉间实性不均匀低回声，体积较大，边界不清，部分周边可见条状低回声，肿瘤血流丰富。

（3）脂肪瘤：皮下脂肪层内中等或高回声团块，边界清，内常可见与皮肤平行的线样回声，无血流或仅少量血流。

（4）外周神经鞘瘤：包膜完整，肿瘤沿着神经干偏心性生长，可伴囊性变，两端可见典型的“鼠尾征”，内血流信号常较丰富。

（5）皮下血肿：一般具有明显外伤史，早期一般内部伴有液性区，随病程进展，血肿机化内部逐渐为实性低回声，无血流信号。

参考文献

[1] 刘勋, 陈霰, 陈敬一, 等. 软组织内不同解剖层次结节性筋膜炎超声诊断价值对比分析 [J]. 中国超声医学杂志, 2021, 37(3): 333-335.

[2] 马飞儿, 王磊, 李立锋. 结节性筋膜炎超声图像特征分析 [J]. 浙江临床医学, 2016(2):359-360.

[3] 黄静, 郭晓红, 李昆萍, 等. 结节性筋膜炎超声声像图特征及误诊分析 [J]. 肿瘤影像学, 2018, 27(4):329-331.

[4] 谈雯, 陶山, 陶斯翠. 肌骨超声对浅表型结节性筋膜炎的影像诊断 [J]. 重庆医学, 2018, 47(9):1269-1270.

病例 14　大腿肌间梭形细胞血管瘤

闻捷先　俞　清

病例介绍

患者男性，16 岁，右膝关节内侧疼痛 1 月余，发现肿物半月。患者 1 个月前突发右大腿下段膝关节内侧疼痛，无局部红肿及皮温升高，否认剧烈运动，外伤等。外院 MRI 示右大腿下段股内侧肌内侧混杂信号肿块。CT 示右大腿下段股内侧肌内侧软组织密度团块。右股骨正侧位片未见明显异常。体格检查：右大腿下段内侧，膝关节上方可及一肿物，大小约 10 cm × 6 cm，边界不清，质软，无压痛，表面皮肤完整，皮温正常。实验室检查：血常规、肝肾功能、肿瘤标志物等未见异常。

超声所见

常规超声示右大腿中下部内侧肌层内见大小约 60 mm × 29 mm 不均质混合回声团块，边界欠清，部分区呈多房囊性，CDFI 示内部少量短线状彩色血流，PW 测及动脉频谱，RI0.69（图 2-14-1）。超声造影：病灶 14 s 开始增强，30 s 达峰，实质部分呈高增强，囊性部分呈条索样增强，延迟期呈高增强（视频 2-14-1，图 2-14-2）。超声提示右大腿肌层囊实性占位，考虑 MT 可能。

视频 2-14-1　右大腿肌层肿块超声造影动脉期表现

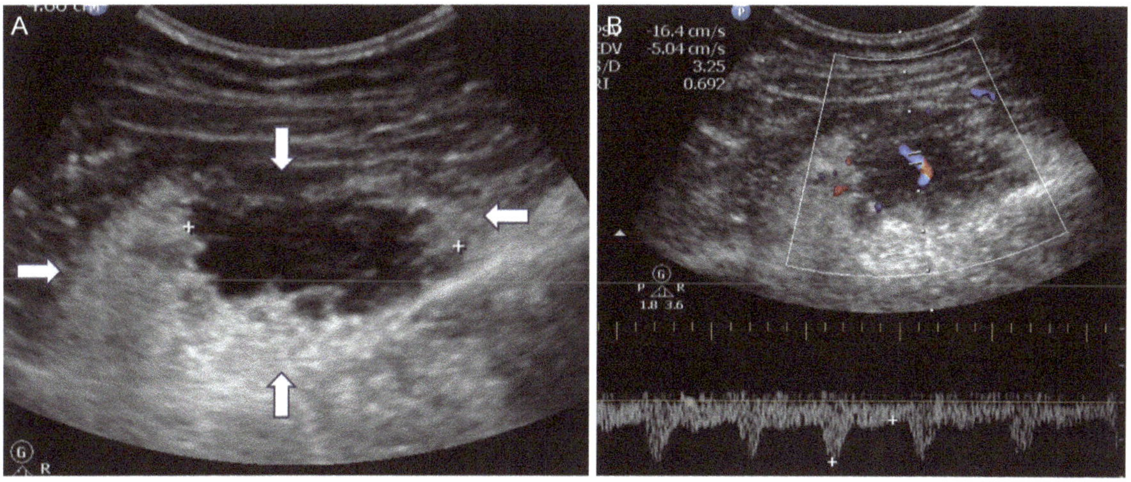

图 2-14-1 **常规超声图像**

A. 右大腿肌层内不均质混合回声团块，边界欠清，部分呈蜂窝状；B. CDFI 示内部少量短线状彩色血流，RI 0.69

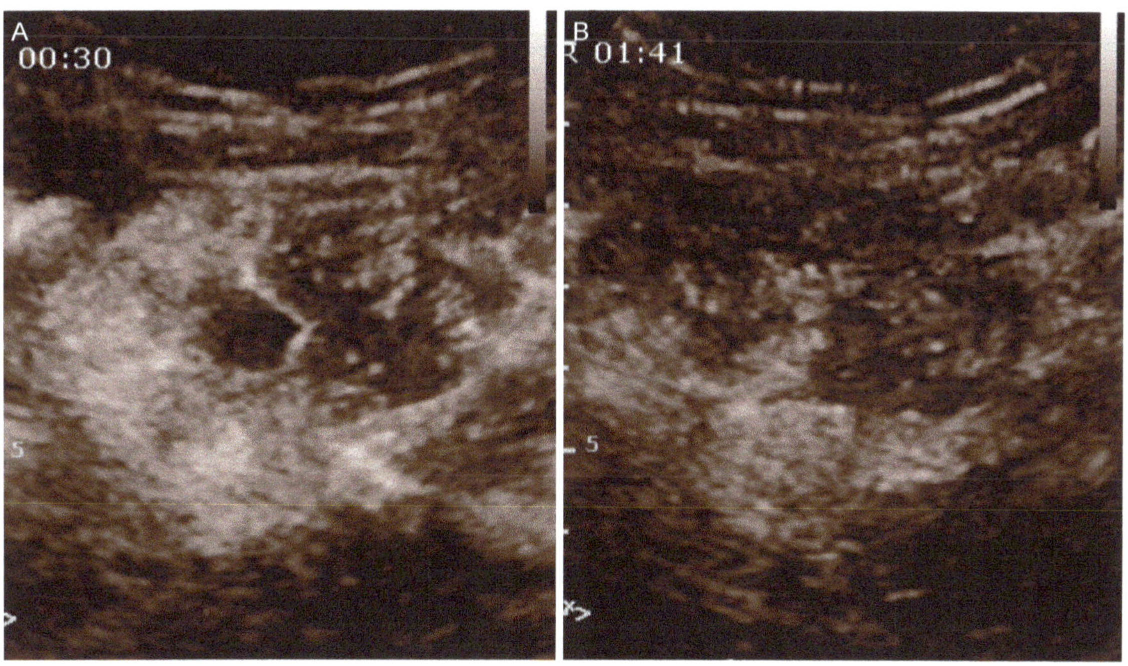

图 2-14-2 **超声造影图像**

A. 病灶动脉期呈高增强；B. 延迟期呈高增强

处置经过

患者门诊行超声引导下肿块穿刺活检。穿刺病理显示镜下见血管内皮明显增生，部分区机化，结合免疫组化结果，符合血管源性肿瘤。免疫组化：CD31（血管+），CD34

（血管+），F8（血管+），Fli-1（+），ERG（+），SMA（部分+），Ki-67（密集区30%阳性）。拟行手术治疗收入院。

手术结果

手术记录：沿肿块表面做纵行切口，打开肌肉，见肌肉深层有血窦组织及脂肪团块组织，两侧分别向大腿中部及膝上延伸，深部紧贴骨面。术后病理：镜下肌间见畸形动静脉，部分区见实性片状梭形细胞，倾向梭形细胞血管瘤。

分析讨论

肌间血管瘤多为海绵状血管瘤或蔓状血管瘤，病理上多为充满血液的腔隙，由纤维结缔组织分隔，在骨骼肌间隙内呈弥漫性生长。其组织构成分为血管成分及脂肪，纤维，平滑肌等非血管成分。

梭形细胞血管瘤（spindle cell hemangioendothelioma，SCH）起初被认为是一种低度恶性的血管肿瘤，而如今的观点更倾向于是一种罕见的良性血管肿瘤。SCH好发于年轻人的肢端，男女发病率大致均等，临床上常表现为手足处单发或多发的皮肤或皮下结节。SCH组织学特征常表现为界限清楚的灰红色结节，单发或多发，直径多为1~2 cm，大约一半的肿瘤起源于血管内，多为中等大小的静脉，一些肿瘤的周边尚可见畸形血管。镜下肿瘤特征为不同比例的海绵状血管瘤样区域与实性梭形细胞区域相混合。海绵状区域由薄壁扩张的血管腔构成，衬覆扁平的内皮细胞，腔内常可见血栓，部分病例血栓机化伴静脉石形成；间杂在海绵状血管瘤样区域之间的肿瘤细胞呈梭形实性排列。免疫组化：SCH内海绵状血管瘤样区域及实性区上皮样肿瘤细胞表达血管内皮标志物，CD34、CD31、Fli-1、ERG阳性，肿瘤实性区的梭形细胞不表达血管内皮标志物，而是表达SMA，提示其本质为平滑肌细胞或血管周皮细胞。

超声表现上，典型海绵状血管瘤与周围组织分界不清，无明显包膜，形态不规则，内部呈网格状或蜂窝状，质软，加压探头可见瘤体形变，部分可见静脉石或钙化灶。CDFI显示病灶内有丰富的点状或短线状彩色血流。PW以连续性静脉频谱为主，少数病灶（如本病例）可见搏动性动脉频谱，也可因动静脉瘘形成静脉血流动脉化频谱。

鉴别诊断如下。

（1）淋巴管瘤：声像图与海绵状血管瘤相似，但淋巴管瘤多为边界清楚的囊性包块，内可见高回声分隔，CDFI 囊性区内无血流信号。

（2）脂肪瘤及脂肪肉瘤：肌层内脂肪瘤多表现为低回声，边界清，形态规则，内部可见细线状高回声分隔，CDFI 可见少量点状血流。脂肪肉瘤则表现为高低混合不均匀回声团块，形态不规则，边界不清，CDFI 血供较丰富。

（3）纤维瘤和神经鞘瘤：多表现为回声均匀，边界清楚的低回声团块，包膜完整，加压后无形变，CDFI 示肿块内血流信号较少。

参考文献

[1] 张玮，王震，张智弘，等. 梭形细胞血管瘤临床病理学特征分析 [J]. 中华病理学杂志，2017, 46(6):417-418.

[2] 邱璇，贺声，张云山，等. 肌间血管瘤的彩色多普勒超声诊断及鉴别诊断 [J]. 海军医学杂志，2011, 32(5):334-336.

[3] 王佳，吴长君，王俊峰，等. 超声诊断腿部肌间血管瘤 1 例 [J]. 中国医学影像技术，2010, 26(9):1681.

[4] 罗萍，刘波，孙小菁，等. 高频彩色多普勒超声诊断四肢肌间血管瘤的价值 [J]. 中国中西医结合影像学杂志，2010, 8(1):74-75.

病例 15　臀部良性平滑肌瘤

金赟杰　俞　清

病例介绍

患者女性，18 岁，主诉发热、左下腹疼痛 1 周余。患者 1 周余前无明显诱因出现左下腹持续疼痛，并伴有低热，最高 38.7℃。于外院就诊，诊断为髂窝脓肿、髂腰肌感染、菌血症，血培养提示金黄色葡萄球菌（+），行髂窝脓肿穿刺置管引流术。外院盆腔 CT：左侧髂窝脓肿治疗后改变；髂腰肌见长条型液性密度区，范围 49 mm × 14 mm；盆腔 MRI：左侧髂窝脓肿，左侧髂骨受累；髂腰肌、臀小肌、臀中肌肿胀，见条片状 T2 压脂及 DWI 高信号，边缘模糊，局部见长条形囊性信号区，增强后髂骨翼局部骨质及软组织见环状不均匀强化，内见无强化区，范围 56 mm × 29 mm。

超声所见

左侧臀部见大小约 60 mm × 37 mm 低回声团块，边界尚清，内部回声均匀，CDFI 未见明显彩色血流（图 2-15-1）。超声提示：左侧臀部低回声占位，考虑良性病变，结合

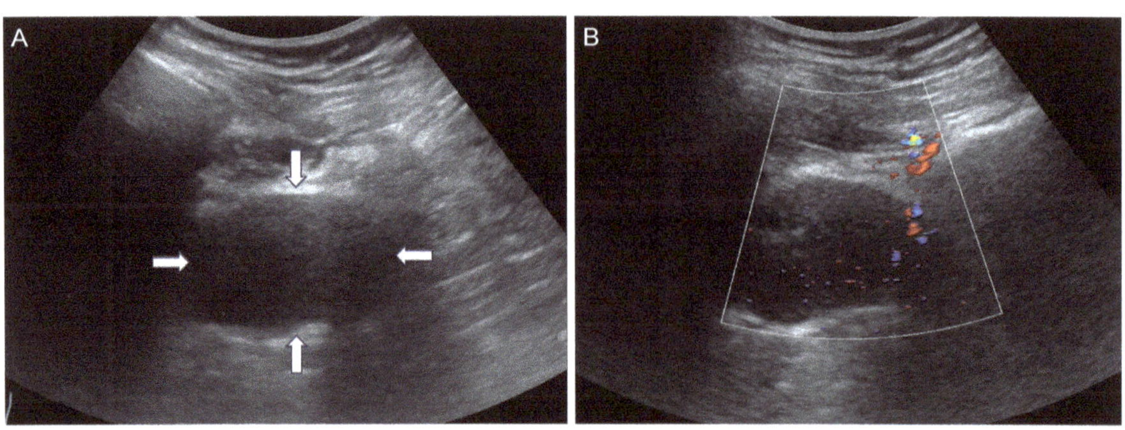

图 2-15-1　**左臀部肿块超声表现**

A. 肿块呈界清的低回声团块；B. CDFI 未见明显彩色血流

病史脓肿不能除外。

处置经过

决定行超声引导下臀部可疑脓肿穿刺抽液术，术中 18G 穿刺针穿入左臀部低回声区内，未能抽出明显液体，考虑该低回声区为实性肿瘤性病变可能，遂改行超声引导下臀部肿块穿刺活检术。病理提示：梭形细胞增生性病变，梭形细胞为平滑肌细胞，细胞较密集，轻度异形，未见核分裂象，考虑良性平滑肌瘤。

分析讨论

软组织平滑肌来源于真皮及皮下组织，例如竖毛肌、汗腺周围平滑肌、血管平滑肌等。软组织平滑肌瘤主要发生于皮下组织和皮肤，仅少数发生于深部软组织。一般直径超过 5 cm 的深部软组织平滑肌瘤，即便肿瘤组织分化良好，也难以完全排除恶性。较大的臀部平滑肌瘤容易与周围坐骨神经粘连，使得手术分离困难。

四肢躯干部良性平滑肌瘤的超声特征主要包括：形态多为类圆形或椭圆形，边界清晰，部分有高回声包膜，呈均匀低或等回声，偶见钙化（点状高回声）或囊变，CDFI 无或少量点状血流，低速低阻频谱，位置多位于真皮深层或皮下，与周围组织分界清，无浸润，可轻微压缩，部分触痛，活动度较好。需要与脂肪瘤、神经纤维瘤、恶性肉瘤等鉴别。确诊需要结合病理，免疫组化 SMA（+）、Desmin（+）。

女性患者还需与良性转移性平滑肌瘤（benign metastasizing leiomyoma，BML）鉴别。BML 是良性的子宫平滑肌瘤出现远处转移的一种特殊情况，该类肿瘤生长缓慢，常无症状，偶然能被发现，其特征为组织学上良性的平滑肌肿瘤“转移”到淋巴结、肺、腹腔、盆腔等多个部位。BML 的主要特点是平滑肌瘤细胞超出子宫范围而沿血管蔓延生长，生长呈结节样，以 30~60 岁女性多见，可发生于身体的任何部位。病因目前尚不清楚，有学者报道对 BML 组织进行基因分析，发现肿瘤细胞与其原发的子宫平滑肌瘤为同一克隆来源，提示 BML 源自子宫。BML 组织来源及良恶性仍存在争议，大多数 BML 患者无特异的临床症状，影像学表现亦无特异性，易误诊、漏诊。主要鉴别诊断包括：①平滑肌肉瘤；②神经鞘瘤；③间质瘤；④肺淋巴管肌瘤；⑤低级别子宫内膜间质肉瘤伴平滑肌和肌纤维母细胞分化；⑥孤立性纤维性肿瘤。

参考文献

[1] 施静，吴春燕，赵新美，等，肌肉骨骼系统类囊样实性软组织肿瘤的超声及临床特点 [J]. 医疗装备，2017, 30(19):40-42.

[2] Chun R H, Khanna A, Glazebrook K N, et al. Angioleiomyomas of the extremities and trunk: an observational study[J]. Acad radiol, 2025, 32(3):1554-1561.

[3] Kachhwaha A, Bharti J, Solanki A, et al. A rare case of benign metastasizing leiomyoma at vertebrae[J]. J Cancer Res Ther, 2023, 19(7):2072-2075.

[4] 吴玮，王小超，邱木峰 . 良性平滑肌瘤腹盆腔多部位播散 1 例分析 [J]. 中国超声医学杂志，2019, 35(6):576-578.

病例 16　前纵隔神经鞘瘤

俞　清　王文平

病例介绍

患者女性，41 岁，发现右侧颈根部肿块 2 年，无其他不适症状，2 年来肿块逐渐增大。外院胸部 CT 平扫提示：胸廓入口右侧肿瘤，考虑 Castleman 病或神经源性肿瘤。外院颈部增强 CT 提示：右侧胸廓入口处肿瘤，神经源性肿瘤可能性大。

超声所见

甲状腺右叶下方胸骨上窝见 44 mm × 28 mm 低回声团块，边界清，内部回声欠均匀，CDFI 示其内线状彩色血流信号（图 2-16-1，视频 2-16-1、视频 2-16-2）。超声提示：右侧颈根部实质占位，考虑良性病变可能。

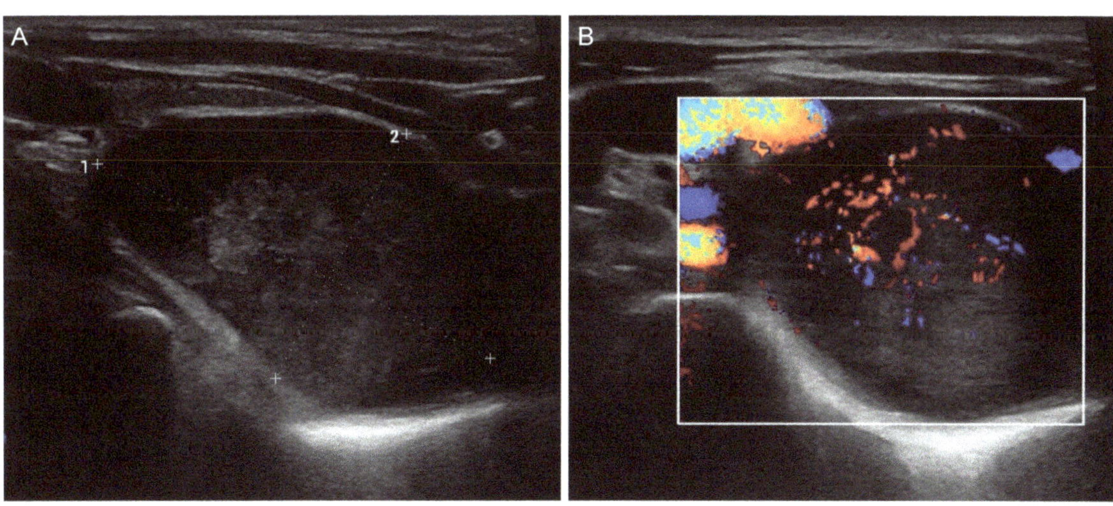

图 2-16-1　声像图表现

A. 甲状腺右叶下方胸骨上窝见 44 mm × 28 mm 低回声团块，边界清，内部回声欠均匀；B. CDFI 显示病灶内部线状彩色血流信号

视频 2-16-1　纵隔神经鞘瘤灰阶超声表现

视频 2-16-2　纵隔神经鞘瘤彩色多普勒超声表现

其他影像学检查

CT 检查：胸廓入口右侧肿块，边界清晰，大小约 19 mm × 28 mm，增强扫描可见斑点片状强化，右侧甲状腺受压（图 2-16-2）。提示：胸廓入口右侧肿块，神经源性肿瘤机会大。

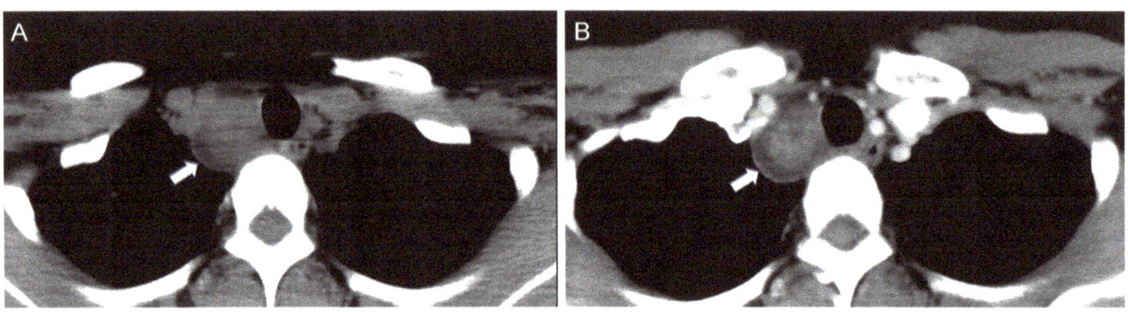

图 2-16-2　CT 表现

A. 胸廓入口右侧肿块，边界清晰，大小约 19 mm × 28 mm；B. 增强扫描可见肿块内斑点片状强化

手术结果

行外科手术切除。术中沿甲状腺下极仔细分离至气管沟，见大小 2.5 cm 肿块，局部包膜完整，向胸顶部延伸，与深部锁骨下动脉、无名静脉等无明显粘连。病理结果：（纵隔肿物）神经鞘瘤。

随访结果

患者随访 3 年，无复发及转移。

分析讨论

神经鞘瘤（Schwannoma、neurilemome）又称施万细胞瘤，是起源于神经外胚层的施万细胞（Schwann cell）所形成的单发或多发、有包膜、生长缓慢的肿瘤，大多数为良性肿瘤。神经鞘瘤可发生在全身任何有髓鞘神经的外膜上，以头颈部和四肢多见，纵隔神经鞘瘤发生率为 9%。

神经源性肿瘤是常见的纵隔肿瘤之一，占纵隔肿瘤发生率的 12.0%~39.0%；国内文献报道占纵隔肿瘤的第二位，其中 96% 位于后纵隔。神经鞘瘤为最多见的神经源性肿瘤。纵隔神经鞘瘤好发于脊神经后根和肋间神经，大部分发生于椎间孔附近的神经组织，部分组织可生长在椎管内。发生于前、中纵隔迷走神经、喉返神经或膈神经的肿瘤，临床上极易误诊为支气管囊肿、胸腺瘤、畸胎瘤等。

影像学检查是纵隔神经鞘瘤诊断的重要手段，如 CT 或 MRI。在 CT 上神经鞘瘤一般表现为后纵隔脊柱旁沟区低密度团块影，增强扫描呈不均匀强化，边缘光整，囊实性相间，其内可伴钙化。MRI 检查应用于纵隔肿瘤诊断可提供纵隔血管与周围组织对比图像，具有多参数、多平面成像的优势，有助于提高诊断效能。由于肺组织、胸骨及肋骨的遮挡，超声只能显示一小部分纵隔肿瘤，多数为前纵隔肿瘤，因此纵隔肿瘤超声诊断相关文献报道较少，多为病例报告。除了常规超声外，超声 / 超声造影引导下穿刺活检是术前诊断的方法之一。

本病例术前检查时发现肿块位于甲状腺下方颈根部，鉴别诊断方面需考虑颈部淋巴结来源、甲状旁腺来源、甲状腺外生性肿瘤等。颈部神经鞘瘤多发生于侧颈部颈血管周围，因此未考虑到神经来源的可能。同时，本病例是发生在前纵隔的神经鞘瘤，并非纵隔神经源性肿瘤的常见发生部位，给术前诊断也带来一定困难。

参考文献

[1] 武君，张琼阁．磁共振检查在纵隔肿瘤定性诊断及术前评估的价值 [J]. 实用中西医结合临床，2021, 21(10):124-125
[2] 黄艾，刘可维，江科．后纵隔巨大神经鞘瘤 1 例并文献复习 [J]. 中华胸部外科电子杂志，2020, 7(4):265-267.
[3] 别星星，张曙光，罗雪．纵隔巨大神经鞘瘤 10 例报道及文献复习 [J]. 河北医学，2018, 24(4):682-685.
[4] 季正标，金赟杰，陆清，等．超声造影引导前纵隔病变穿刺活检 [J]. 中国介入影像与治疗学，2014, 11(8):478-480.
[5] 洪运虎，余乐，唐建华，等．超声引导下纵隔占位病变的穿刺活检 [J]. 临床超声医学杂志，2014, 16(5):349-350.

第三章 妇产科疑难病例

病例 1　瘢痕妊娠

杨　萍　漆玖玲

病例介绍

患者女性，28 岁，下腹不适伴恶心 2 天，无明显腹痛及阴道出血等。体格检查：宫体前位，饱满，无压痛。否认糖尿病、高血压、心脏病等病史。既往体健，月经规律，7/30 天，LMP 38 天前，量中，否认痛经，已婚，4 年前剖宫产双胎。实验室检查：HCG 7 396.0 mU/mL。

超声所见

经腹部及经阴道超声检查示：子宫前位，大小约 74 mm × 59 mm × 57 mm，宫腔下段见孕囊，形态欠规则，大小约 31 mm × 10 mm × 5 mm，卵黄囊可见，胚芽未见。孕囊大部分位于下段宫腔，前下缘突向子宫峡部前壁肌层内生长，残余肌层厚度约 2.9 mm，CDFI 见线状血流信号，RI 0.72。宫腔见混合回声团块，大小约 31 mm × 25 mm，CDFI 未见彩色血流信号（图 3-1-1，视频 3-1-1，视频 3-1-2）。超声提示：子宫瘢痕妊娠可能；宫腔混合性团块，考虑宫腔积血可能。

其他影像学检查

盆腔增强 MRI 检查：子宫增大，宫腔内见囊性灶，大小约 30 mm × 15 mm，覆盖子宫前壁瘢痕，局部长入瘢痕内，瘢痕壁极薄，子宫内膜增厚，宫腔底部见积血（图 3-1-2）。

视频 3-1-1　经阴道灰阶超声表现

视频 3-1-2　经阴道彩色多普勒超声表现

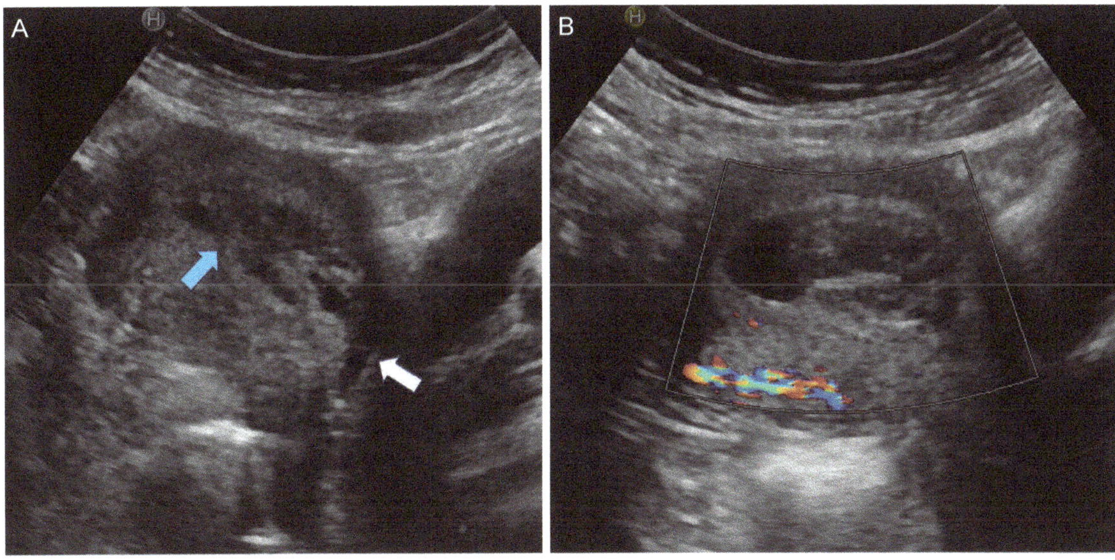

图 3-1-1　**超声图像**

A. 经腹部超声显示宫腔下段见孕囊（白色箭头），形态欠规则，前下缘突向子宫峡部前壁肌层内生长；宫腔内见混合回声团块（蓝色箭头）；B. CDFI 示宫腔内混合回声团块未见明显彩色血流

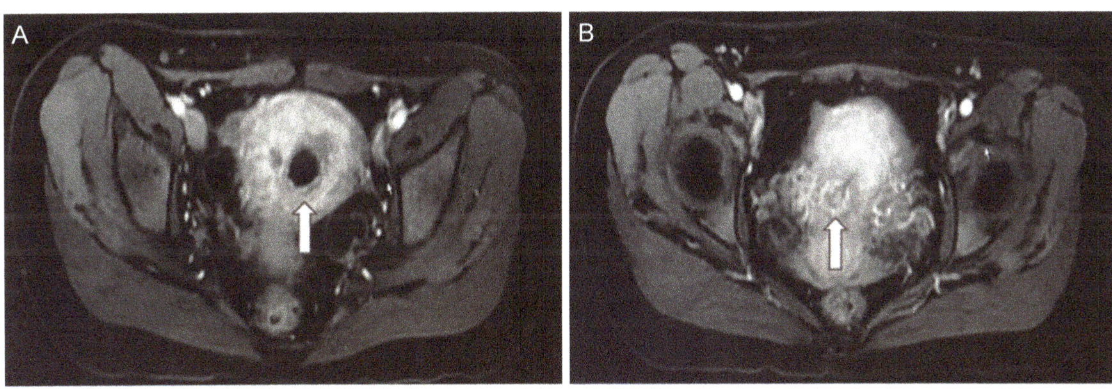

图 3-1-2　**增强 MRI 图像**

A. 宫腔内见囊性灶；B. 局部长入瘢痕内，瘢痕壁极薄

手术结果

患者行子宫动脉栓塞 + 超声引导下电吸人流术。术中吸刮出组织物 20 mL，刮出物见孕囊，出血约 20 mL，超声观察无明显残留。病理结果：（宫腔）镜下见绒毛及滋养细胞，符合妊娠。

分析讨论

剖宫产术后子宫瘢痕妊娠（cesarean scar pregnancy，CSP）是指受精卵着床于前次剖宫产子宫切口瘢痕处的一种异位妊娠，发生率为 1 : 2 216~1 : 1 800，发病机制尚不清楚。早孕期无特异性临床表现，诊断方法首选超声检查，特别是经阴道和经腹超声联合使用，不仅可以帮助定位妊娠囊，更有利于明确妊娠囊与子宫前壁下段肌层及膀胱的关系。

典型的超声表现为：①宫腔及子宫颈管内未见妊娠囊；②妊娠囊着床于子宫前壁下段瘢痕处肌层，部分妊娠囊内可见胚芽及胎心搏动；③妊娠囊与膀胱之间的子宫肌层明显变薄，甚至消失；④ CDFI 显示妊娠囊周边丰富的高速低阻血流信号。MRI 检查可清晰地显示子宫前壁下段内的妊娠囊与子宫及其周围器官的关系，客观测量瘢痕处肌层的厚度，尤其适用于诊断困难或者高风险类型的患者，有助于指导治疗方案的选择。

鉴别诊断如下。

（1）子宫颈妊娠：妊娠囊着床于子宫颈管内，但子宫前壁下段的肌层连续性无中断。宫颈明显膨大，呈上小下大的葫芦形，宫颈外口闭合。鉴别时主要依据是否有剖宫产史，如患者有剖宫产史，应高度怀疑 CSP。

（2）宫内妊娠难免流产：宫内妊娠囊向体外排出时暂时停留于前次剖宫产子宫瘢痕处，如有腹痛、阴道流血、子宫颈口张开，多是宫内早孕、难免流产。

（3）妊娠滋养细胞肿瘤：子宫增大，肌层回声不均匀，可侵犯宫旁组织，可见五彩镶嵌的彩色血流。

参考文献

[1] 中华医学会妇产科学分会计划生育学组 . 剖宫产术后子宫瘢痕妊娠诊治专家共识(2016)[J]. 全科医学临床与教育 , 2017, 15(1):5-9.

[2] Timor-Tritsch I E, Monteagudo A, Cali G, et al. Cesarean scar pregnancy and early

placenta accreta share common histology[J]. Ultrasound Obstet Gynecol, 2014, 43(4): 383-395.

[3] 山东省医学会计划生育分会 . 剖宫产子宫瘢痕妊娠实用临床分型诊治专家共识 [J]. 山东大学学报（医学版）, 2023, 61(11):1-10.

[4] Jordans I P M, Verberkt C, De Leeuw R A, et al. Definition and sonographic reporting system for Cesarean scar pregnancy in early gestation: modified Delphi method[J]. Ultrasound Obstet Gynecol, 2022, 59(4): 437-449.

[5] 彭美莲 , 林开武 , 翁宗杰 , 等 . 妊娠滋养细胞疾病的影像学特征及意义 [J]. 中国实用妇科与产科杂志 , 2022, 38(7):680-684.

病例 2　低级别子宫内膜间质肉瘤

左　丹　俞　清

病例介绍

患者女性，38 岁，因“月经量增多，伴暗红色血块 6 个月”就诊。妇科检查：外阴：已婚式；阴道：畅；宫颈：光。子宫增大如孕 2 月 + 大小。右附件区可扪及大小约 5 cm × 8 cm 肿块，质硬，活动差。血清学检查肿瘤标志物未见明显异常。

超声所见

子宫前位，大小 54 mm × 55 mm × 66 mm，内膜显示不清。子宫前壁见低回声团块，大小约 55 mm × 71 mm × 42 mm，边界不清，CDFI 内部见丰富彩色血流。子宫右侧见混合回声团块，大小约 56 mm × 81 mm × 54 mm，形态规则，边界清，内见粗大管状迂曲无回声，CDFI 示迂曲无回声内测及静脉频谱，肿块周边见环状血流（图 3-2-1）。双侧卵巢可显示，未见明显异常。超声提示：子宫右侧及前壁占位，性质待定。

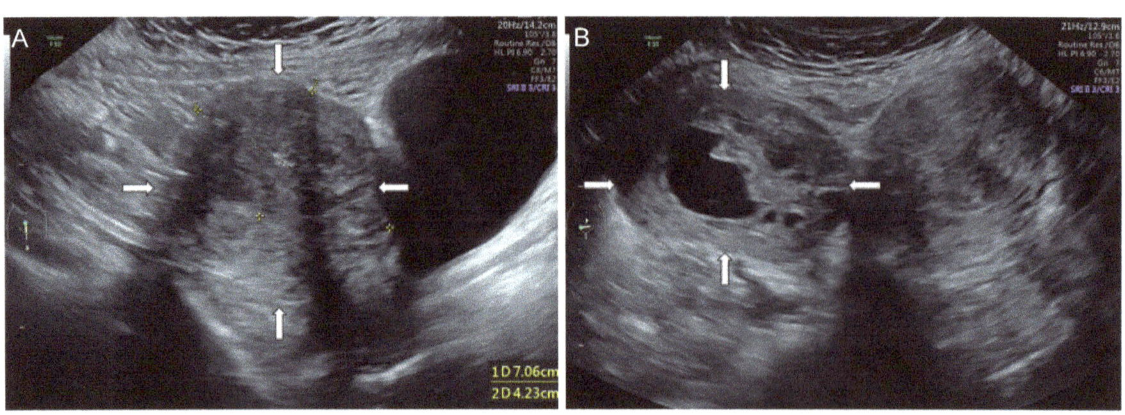

图 3-2-1　**超声表现**

A. 子宫前壁见低回声团块；B. 子宫右侧见混合回声团块，内见粗大管状迂曲无回声

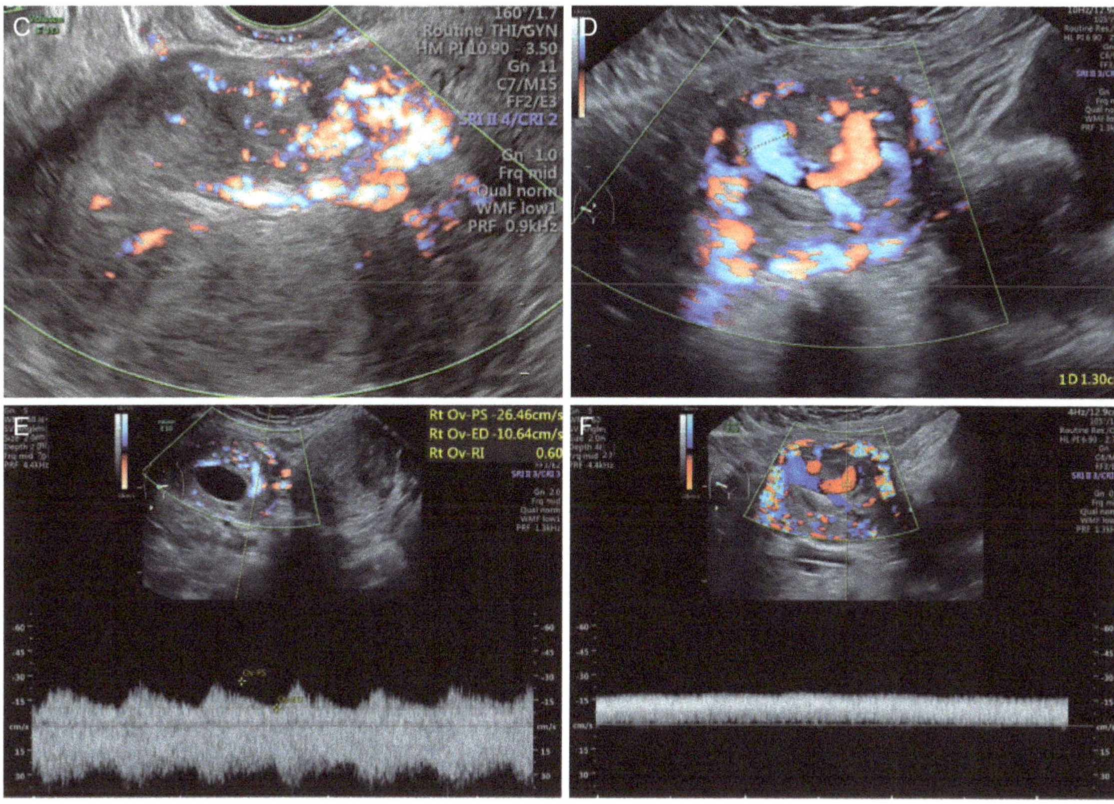

图 3-2-1 （续）超声表现

C. 彩色多普勒超声示子宫前壁病灶内部见丰富彩色血流；D~F. 子宫右侧病灶内部见粗大血流信号，周边见环状血流，可测及动、静脉血流

其他影像学检查

增强 MRI 检查：子宫体积增大，体部及右旁见两枚不规则软组织肿块影，T1WI 呈等低信号，T2WI 呈等低及高混杂信号，DWI 呈不均匀高信号，边界不清，较大者最大横径截面 59 mm × 70 mm，右旁病灶内部及周边伴明显留空血管影。增强后呈不均匀强化（图 3-2-2）。

手术结果

患者行全子宫、双侧卵巢和输卵管切除术及盆底肿瘤切除术。病理结果：宫底梭形细胞肿瘤，浸润性生长，结合免疫组化，考虑低级别子宫内膜间质肉瘤。右侧输卵管浆膜面肿瘤伴出血、梗死，考虑为低级别子宫内膜间质肉瘤转移。

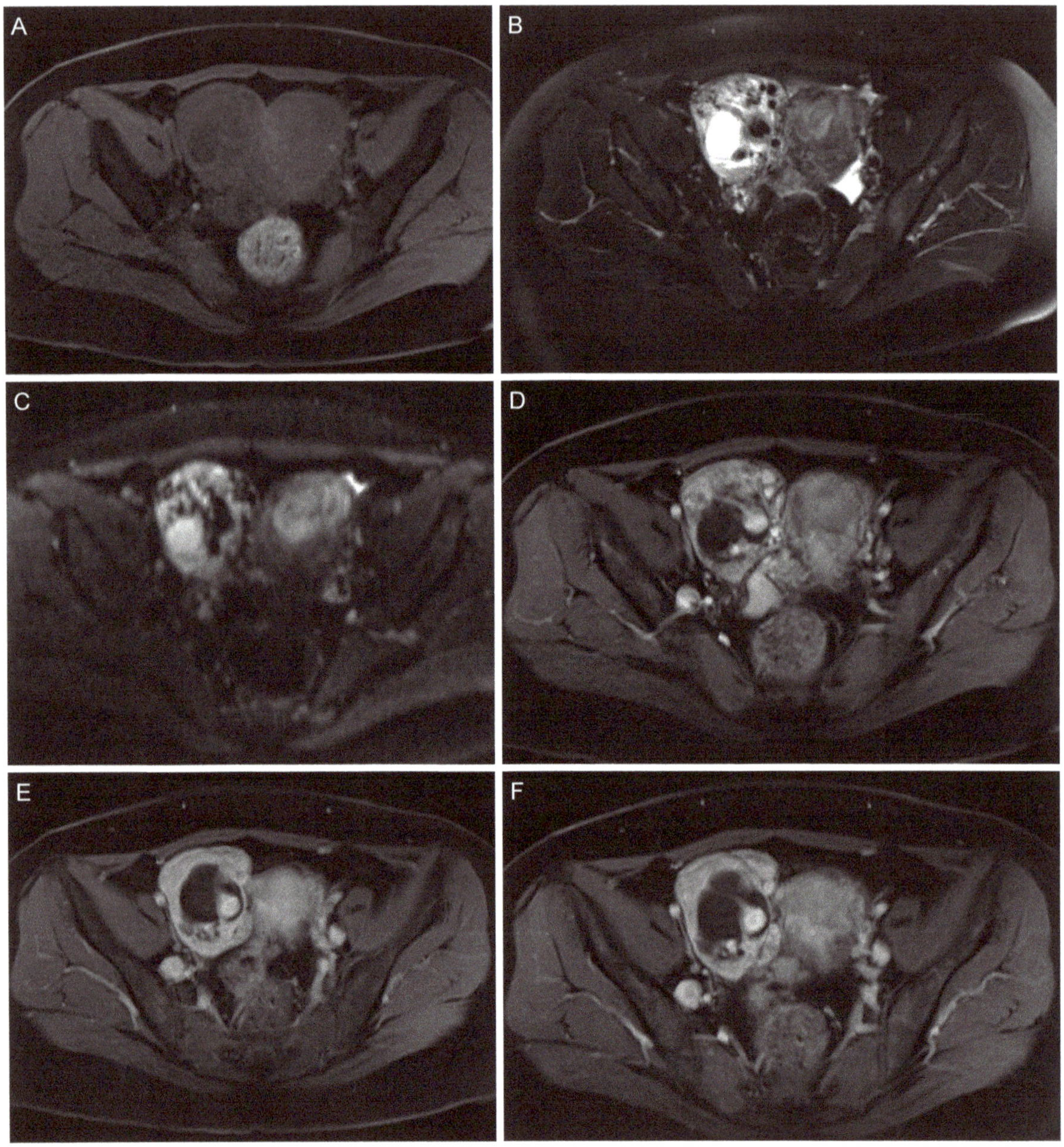

图 3-2-2　**增强 MRI 表现**

A. 子宫体部及右旁见两枚不规则软组织肿块影，T1WI 呈等低信号；B. T2WI 呈等低及高混杂信号；C. DWI 呈不均匀高信号；D~F. 分别为动脉期、门脉期、延迟期表现，病灶呈不均匀强化

分析讨论

子宫内膜间质肉瘤（endometrial stromal sarcoma，ESS）是一类罕见的起源于子宫内膜间叶组织的恶性肿瘤，其发病率约占所有女性生殖系统恶性肿瘤的0.2%，其中低级别子宫内膜间质肉瘤（low-grade endometrial stromal sarcoma，LGESS）是最常见的组织学亚型，主要发生于围绝经期女性，其发病与长期雌激素刺激密切相关。尽管 LGESS 的恶性程度相对较低，预后较好，但其术后复发率及远处转移率较高，尤其是肺转移较为常见。LGESS 具有广泛的形态学分化特征，肿瘤细胞异形性较小，术前穿刺活检的诊断准确率较低，因此手术病理检查仍是确诊 LGESS 的金标准。免疫组化 CD10 是诊断子宫内膜间质肉瘤分化的首选标志物，其灵敏度为 75%~100%。

由于 LGESS 在临床上较为罕见，术前常被误诊为子宫平滑肌瘤。两者均与雌激素长期刺激相关，超声检查为鉴别诊断的首选影像学手段。子宫平滑肌瘤在超声下多表现为边界清晰、具有假包膜的低回声肿块，较大病灶内部可见“栅栏样”回声结构及后方回声衰减，病灶周围可探及弧形或环状血流信号。相比之下，LGESS 虽发病率较低，但其生长方式多样，可向宫腔内、子宫肌层或腹盆腔方向生长，病灶可为实性，也可伴有不同比例的囊性成分，给临床诊断带来较大挑战。LGESS 质地较软，约 40% 的病灶内部可见囊性变，病灶内常可探及不规则或环状粗大血流信号。

参考文献

[1] 山东省临床肿瘤学会妇科肿瘤专家委员会，中国医师协会微无创医学专业委员会妇科肿瘤学组 . 低级别子宫内膜间质肉瘤诊治的专家共识（2022 年版）[J]. 中华肿瘤防治杂志，2022, 18(29):1305-1313, 1329.

[2] Ali R H, Rouzbahman M. Endometrial stromal tumours revisited: an update based on the 2014 WHO classification[J]. J Clin Pathol, 2015, 68(5):325-332.

[3] Ichimura T, Kasai M, Imai K, et al. A difficult to diagnose case of low-grade endometrial stromal sarcoma with smooth muscle differentiation treated with laparoscopic surgery: A case report[J]. Mol Clin Oncol, 2022, 16(4):92.

[4] 吉旭姣，王英华，刘彩娥 . 低级别子宫内膜间质肉瘤的临床和超声特征 [J]. 中国超声医学杂志，2023, 39(2):191-193.

[5] Park G E, Rha S E, Oh S N, et al. Ultrasonographic findings of low-grade endometrial stromal sarcoma of the uterus with a focus on cystic degeneration[J]. Ultrasonography, 2016, 35(2):124-130.

病例 3 富于细胞性子宫平滑肌瘤

刘琳娜 漆玖玲

病例介绍

患者女性，62 岁，3 周前无明显诱因出现右下腹胀痛，不剧烈，可自行好转，无恶心呕吐，无尿频尿急。绝经 12 年，否认绝经后阴道流血史。妇检：右侧附件区可扪及肿块，以“盆腔肿物”收入院。

超声所见

子宫后位，内膜厚度（双层）3 mm，宫内节育器位置正常。右侧附件区见稍高回声团块，大小 39 mm × 39 mm × 42 mm，内部见较丰富点线状彩色血流，周边见线状彩色血流（图 3-3-1）。右卵巢未探及。超声提示：右侧附件区实性占位——性质待定，建议超声造影。

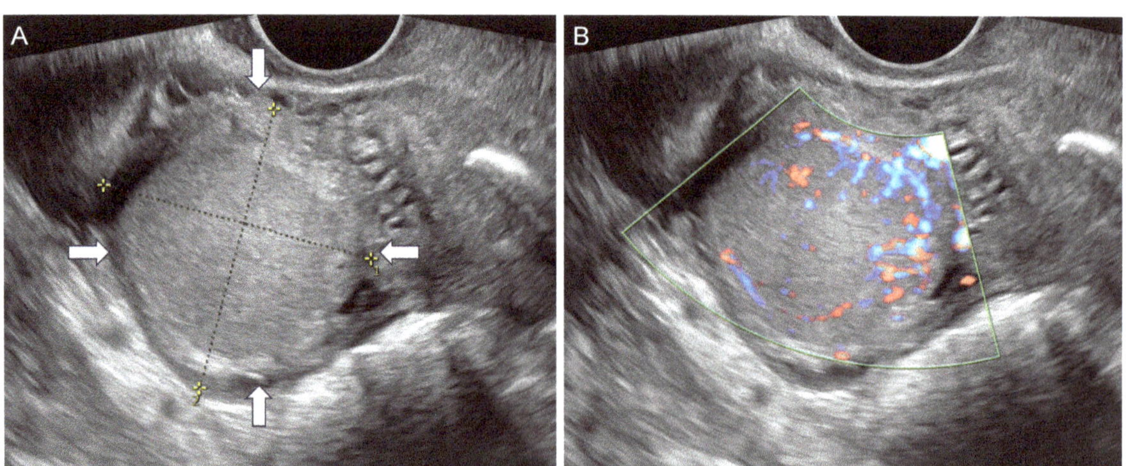

图 3-3-1 常规超声表现

A. 右侧附件区见稍高回声团块，形态规则，边界清；B. CDFI 显示病灶内部见较丰富点线状彩色血流，周边见线状彩色血流

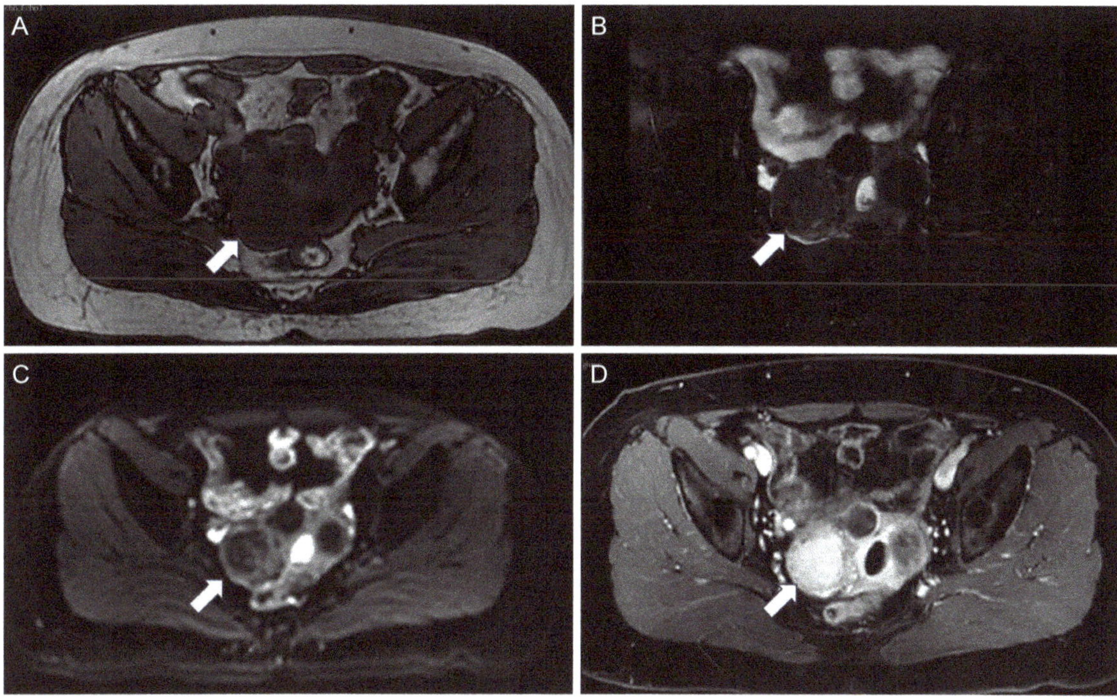

图 3-3-2　**增强 MRI 表现**

A. 子宫右旁类圆形病灶，T1WI 呈略低信号；B. T2WI 呈等稍高信号；C. DWI 提示病灶弥散未受限；D. 增强后病灶呈明显强化

其他影像学检查

增强 MRI 检查：子宫右旁见类圆形异常信号，大小 4.2 cm × 4.1 cm，边界清，T1WI 略低信号，T2WI 等稍高信号，DWI 提示弥散未受限，增强后明显持续强化（图 3-3-2）。MRI 诊断：右侧附件区占位，考虑卵巢来源良性或低度恶性病变，卵巢甲状腺肿不除外。

手术结果

腹腔镜探查：子宫前位，不规则增大如孕 2 月半，右侧阔韧带肌瘤直径 4 cm，双侧卵巢萎缩，左输卵管与盆壁粘连。行腹腔镜全子宫双附件切除 + 阔韧带肌瘤切除。病理巨检：灰白灰红结节样物，大小 5 cm × 4 cm × 2 cm，切面呈灰黄色，质中。病理诊断：（右侧阔韧带）梭形细胞肿瘤，细胞丰富，核分裂象难见，结合免疫组化结果，考虑富于细胞性平滑肌瘤。免疫组化：ER（80%+），PR（80%+），SMA（部分 +），Des（部分 +），Ki-67（3% 阳性），Calretinin（−），Caldesmon（−），CD34（−），CD10（−）。

随访结果

患者随访 1.5 年，无复发及转移。

分析讨论

子宫肌瘤是中年女性最常见的子宫良性肿瘤。病理学上分为普通型和变性型。其中，富于细胞性为变性类型中常见的一种。这类肿块以细胞丰富、血供丰富为特点，病理学上常被认为是良性，但其生物学行为却介于良性和平滑肌肉瘤之间，部分患者可能出现局部复发及转移，是一种交界性肿瘤。富于细胞性子宫肌瘤的临床表现与普通型子宫肌瘤相似，但由于其富细胞的特点导致瘤体较大，压迫周围组织器官而产生相应的临床症状。

富于细胞性子宫肌瘤的病理特点是细胞密度高、无明显恶性异形细胞、核分裂象低且无坏死，肿瘤细胞呈梭形排列且伴有丰富血管，是区别于普通型子宫肌瘤及恶性子宫肉瘤的重要依据。富于细胞性子宫肌瘤在免疫组化上表现为平滑肌标志物（SMA、Desmin）阳性，Ki-67 增高，但缺乏恶性肿瘤的异常表达。

普通子宫肌瘤、富于细胞性子宫肌瘤和子宫肉瘤在灰阶和彩色多普勒超声方面的鉴别诊断主要体现在以下几个方面：普通子宫肌瘤多为边界清晰的圆形或椭圆形低回声团块，回声可不均匀，周边形成假包膜，瘤体较大时可见漩涡状回声，后方可伴衰减，周边常见环状血流，内部血流较少且分布稀疏。富于细胞性子宫肌瘤形态规则，边界清楚，回声低且可不均匀，彩超显示内部血流丰富且分布密集。子宫肉瘤多为边界模糊、不规则实性肿块，回声杂乱不均，常伴坏死，无假包膜，血流丰富且紊乱，分布无规律。但有时这三者在常规超声上很难区分，超声造影的特征有助于鉴别诊断。子宫肌瘤增强早期假包膜与子宫肌层同步增强，呈分支状灌注，达峰时均匀或不均匀高增强，晚期多随肌层消退，假包膜呈环状“血管环”征。富于细胞性子宫平滑肌瘤表现为“快进慢出”增强模式，峰值均匀高增强，增强晚期具“血管环”征。子宫肉瘤表现为“快进快退”，早期快速灌注，达峰弥漫不均高增强，病灶范围大于灰阶超声，增强晚期快速消退。

该病治疗主要以手术为主，术式包括肌瘤剔除和全子宫切除。局部复发率高于普通子宫肌瘤（20% 以上），远低于肉瘤，恶变风险低，需规范随访。

参考文献

[1] Arleo E K, Schwartz P E, Hui P, et al. Review of leiomyoma variants[J]. AJR Am J Roentgenol, 2015, 205(4):912-921.

[2] Guan R, Zheng W, Xu M. A retrospective analysis of the clinicopathologic characteristics of uterine cellular leiomyomas in China[J]. Int J Gynaecol Obstet, 2012, 118(1):52-55.

[3] Taran F A, Weaver A L, Gostout B S, et al. Understanding cellular leiomyomas: A case-control study[J]. Am J Obstet Gynecol, 2010, 203(2):109. e1-6.

[4] Jung C K, Jung J H, Lee A, et al. Diagnostic use of nuclear β-catenin expression for the assessment of endometrial stromal tumors[J]. Mod Pathol, 2008, 21(6):756-763.

[5] 中国医师协会超声医师分会 . 妇产科疾病静脉超声造影临床应用中国专家共识(2023 版)[J]. 中华超声影像学杂志 , 2023, 32(7):553-565.

病例 4 宫颈妊娠

杨 萍 漆玖玲

病例介绍

患者女性，38 岁，因“体外受精－胚胎移植（IVF-ET）术后 33 天，阴道大量出血 6 小时”入院。患者结婚 10 年自诉同房困难，于我院生殖科行 IVF-ET 移植 D3 胚胎（2 个）。2.9 查血雌二醇：2 724.0 pmol/L；孕酮：91.9 nmol/L；人绒毛膜促性腺激素：5 147.0 U/mL，未行超声检查。6 小时前开始阴道流血，伴腹痛，量多，伴大量血块。遂就诊于我院急诊，测血压 80/39 mmHg，心率 74 次 /min，四肢湿冷，烦躁不安；拟行妇科检查，患者不能配合。患者行急诊超声检查，提示：宫内未见正常孕囊结构；宫内混合回声占位，大小约 54 mm × 23 mm；急诊考虑试管婴儿妊娠状态，宫颈妊娠出血不能除外，失血性休克予以急诊收入院。

超声所见

经阴道超声：宫腔见不均匀弱回声，范围约 61 mm × 35 mm，CDFI 未见明显彩色血流。宫颈管内见混合回声团块，大小约 53 mm × 30 mm，CDFI 包块周边及内部见线状彩色血流。子宫直肠窝见游离无回声区，前后径 13 mm（图 3-4-1）。超声提示：宫腔积血；宫颈囊实性占位，考虑宫颈妊娠可能；盆腔少量积液。

处置经过

患者行子宫动脉栓塞术 + 子宫动脉造影 + 超声引导下清宫术 + 宫颈缝扎术。术后病理示：（宫颈刮出物）镜下血凝块中见蜕膜以及少量绒毛组织，符合妊娠。

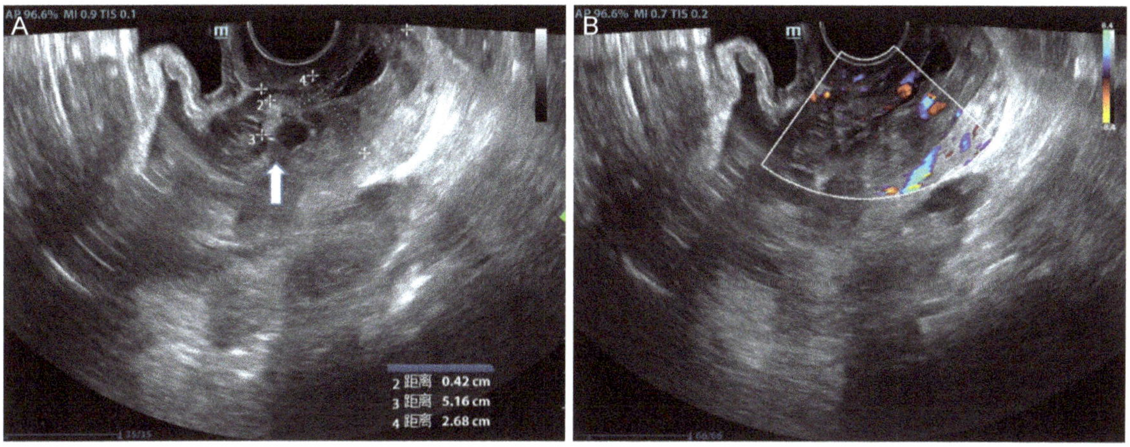

图 3-4-1 **经阴道超声图像**

A. 灰阶超声显示宫颈管内见混合回声团块，以等回声为主，部分呈无回声区；B. 彩色多普勒超声显示包块周边及内部见线状彩色血流

分析讨论

异位妊娠分为宫内异位妊娠和宫外异位妊娠。宫内异位妊娠分为宫颈妊娠、宫角妊娠、子宫瘢痕妊娠、子宫憩室妊娠等。宫外异位妊娠分为输卵管妊娠、卵巢妊娠、腹腔妊娠、阔韧带妊娠等。

宫颈妊娠在异位妊娠中占比＜ 1%，在生殖技术实现的妊娠中，宫颈妊娠更常见。其临床症状有停经史及早孕反应，阴道流血或血性分泌物，流血量一般是由少到多，也可为间歇性阴道大出血。大量出血常发生在妊娠 3 个月内，可导致休克。

妇科检查示宫颈显著增大，质软着色，宫体大小及硬度正常。随妊娠发展，宫颈外口扩张边缘很薄，内口紧闭。

宫颈妊娠超声表现有以下特点：①子宫体正常大小或略大，内膜较厚，宫腔内无妊娠囊。②胚胎发育较大时可出现宫颈管膨大，宫颈、宫体比例失调，甚至宫颈大于宫体的典型“倒葫芦状”。③宫颈管内可见胚囊，往往已变形或胚胎已死亡，结构紊乱，表现为以实性为主的囊实混合性团块。④宫颈内口闭合，妊娠胎物不超过内口。⑤彩色多普勒超声示妊娠囊周边较丰富的环状血流信号，为高速低阻的动脉血流信号。

宫颈妊娠需与近宫颈部位的不全流产相鉴别。前者常可见胎心搏动，后者常常没有。前者孕囊轮廓规则，后者不规则。宫颈内口前者通常闭合，后者开放。

参考文献

[1] 王舒芳，胡梦颖，董渠龙，等. IVF-ET术后宫颈妊娠同时合并卵巢妊娠一例[J]. 国际生殖健康/计划生育杂志，2023, 42(1):31-34.

[2] 郭永鹤. 经腹及经阴道彩色多普勒超声诊断宫颈妊娠的价值分析[J]. 影像研究与医学应用，2021, 5(7):73-74.

[3] 王晓薇，宫丽华，王海宽. 彩色多普勒超声对宫颈妊娠的诊断价值[J]. 实用妇产科杂志，2012, 28(6):493-494.

[4] Dziedzic J M, Patel P V. Cervical ectopic pregnancy: a rare site of implantation[J]. J Emerg Med, 2019, 56(6):e123-e125.

[5] Zakaria M A, Abdallah M E, Shavell V I, et al. Conservative management of cervical ectopic pregnancy: utility of uterine artery embolization[J]. Fertil Steril, 2011, 95(3): 872-876.

[6] Kouliev T, Cervenka K. Emergency ultrasound in cervical ectopic pregnancy[J]. J Emerg Med, 2010, 38(1):55-56.

病例 5 子宫内膜息肉

范培丽 俞 清

病例介绍

患者女性，51 岁，绝经 2 年。自诉下腹部不适半年，检查发现子宫内膜增厚 9 天。无阴道流血、流液、发热、恶心、呕吐、尿频、尿急等不适。妇科查体：无殊。血清肿瘤标志物：CA125、CA19-9、CEA、HE4、NSE 均阴性。宫颈液基薄层细胞学检测：未见上皮内细胞病变或恶性病变，HPV（−）。既往史：卵巢囊肿切除史。已婚。2-0-0-2，顺产 2 次。

超声所见

经腹部超声检查显示：子宫内膜不均匀增厚，最厚处 24 mm，呈不均匀高回声，内部可见筛网状无回声区，内膜基底线清晰，与肌层分界清晰。CDFI 可测及少量散在点状彩色血流。超声造影：子宫内膜晚于子宫肌层增强，呈短线状整体增强，峰值期与子宫肌层呈等回声，与子宫肌层同步减退（图 3-5-1）。

手术结果

患者拟行诊刮入院，入院后改行经宫腔镜切除术 + 刮宫术，术中宫腔内见 2.5 cm × 1.5 cm 息肉布满宫腔，蒂部位于右侧输卵管开口处（图 3-5-2）。手术病理诊断：子宫内膜息肉。

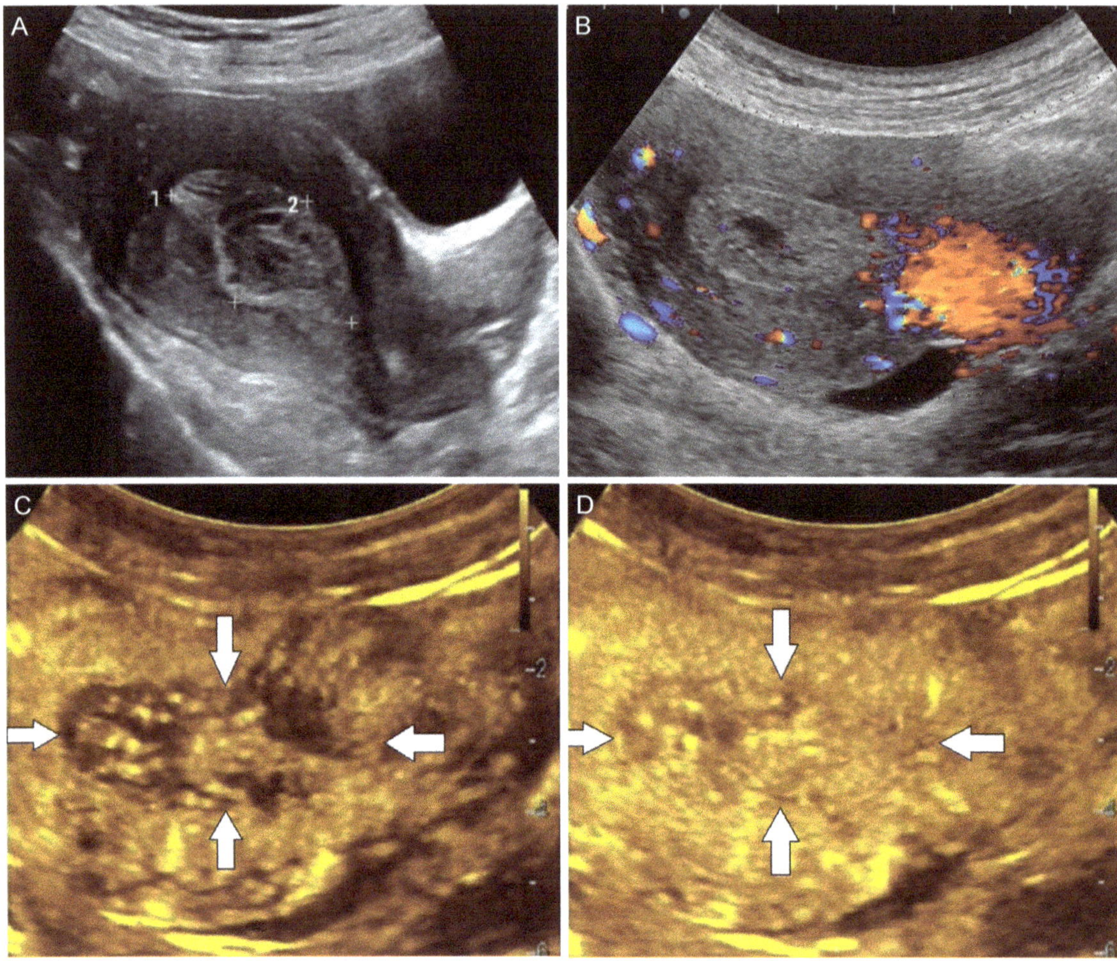

图 3-5-1　**常规超声及超声造影表现**

A. 子宫内膜不均匀增厚，内部可见筛网状无回声区，内膜基底线清晰；B. CDFI 可测及少量散在点状彩色血流；C. 超声造影示病灶晚于子宫肌层增强，呈短线状整体增强；D. 峰值期与子宫肌层呈等回声，与子宫肌层同步减退

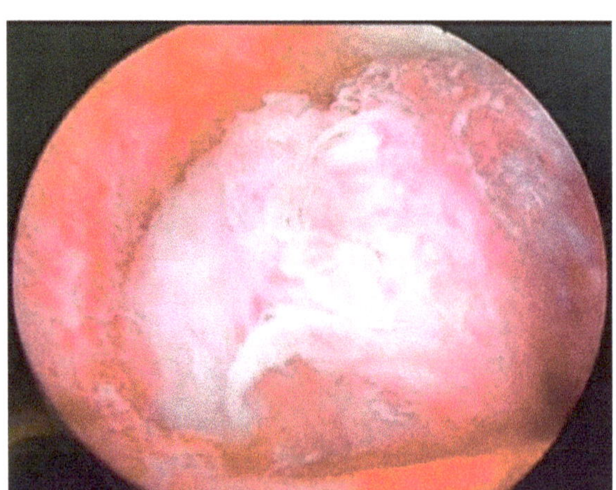

图 3-5-2　宫腔镜下可见子宫内膜息肉布满宫腔

分析讨论

子宫内膜息肉（endometrial polyps，EPs）是局部子宫内膜腺体和间质过度增生所形成的赘生物，发病机制尚不明确。EPs的发生可能与激素、慢性炎症刺激以及细胞增殖 / 凋亡失衡等因素有关。EPs患者常无明显临床表现，有症状者以子宫异常出血最为常见。育龄期EPs是不孕及复发性流产患者中最常见的子宫内膜病变之一，对患者的妊娠产生不良影响。

本例患者为绝经期妇女，以子宫内膜异常增厚为主要症状，需要在子宫内膜增生症、子宫内膜癌、子宫内膜息肉和黏膜下肌瘤这几种常见疾病中进行鉴别诊断。

（1）子宫内膜增生症：超声表现为内膜弥漫性均匀或不均匀增厚，内部回声均匀，宫腔内膜线完整，内膜基底线清晰，内部可测及散在彩色血流。

（2）子宫内膜息肉：超声表现为宫腔内局部高回声团块，宫腔内膜线变形或局部分离，内膜基底线清晰，内部可测及线状彩色血流。

（3）子宫内膜癌：超声表现为内膜不均匀增厚，宫腔内膜线不清晰，内膜基底线不清晰，可测及局灶性丰富、杂乱、低阻的彩色血流。

（4）黏膜下子宫肌瘤：超声表现为宫腔内局部低回声团块，宫腔内膜线变形或局部分离，内膜基底线变形，内部可测及线状彩色血流。

参考文献

[1] 张嘉洁，张静，张嘉丽，等．子宫内膜息肉、黏膜下肌瘤、内膜癌超声及病理鉴别诊断 [J]. 中国超声医学杂志，2016, 32(11):1015-1018.

[2] 徐阳峰，黄青，周乔芳．绝经后子宫内膜息肉的临床特征、超声特点与病理分析及预测模型建立 [J]. 浙江临床医学，2022, 24(7):979-981.

[3] 彭鑫，方发英，潘旭丽．子宫内膜息肉样病变超声图像特征、血流动力学特点及诊断价值 [J]. 中国计划生育学杂志，2023, 31(10):2435-2438.

病例 6 卵巢浆液性囊腺瘤合并卵泡膜纤维瘤

范培丽　俞　清

病例介绍

患者女性，70 岁，因“发现盆腔肿物半年，腹胀伴腹痛 1 个月”入院。半年前无明显诱因下出现阴道流血，量较多，鲜红色，无其他症状，外院诊刮病理示：子宫内膜不规则增生，息肉。1 个月前出现腹胀、腹围增大，偶有腹痛。实验室检查显示：CEA（−），CA19-9（−），CA125：335.7 U/mL（↑）。

超声所见

经腹部超声检查显示：盆腔见巨大囊实性混合回声团块，壁薄，可见分隔，病灶左下侧可见中等回声团块，内部回声尚均匀，边界清，CDFI 内见短线状彩色血流，RI 0.56（图 3-6-1）。超声提示：盆腔囊实性占位，考虑卵巢来源囊腺瘤可能。

其他影像学检查

增强 MRI：腹盆腔巨大多房状 T1WI 低信号、T2WI 高信号团块，内见厚薄不均的分隔，中度延迟性强化（图 3-6-2）。诊断：卵巢囊腺癌可能性大。

手术结果

入院后行全子宫双附件切除术。术中所见：左附件囊实性肿块 20 cm × 20 cm × 18 cm。病理大体所见：卵巢内见囊实性肿物，大小 14 cm × 11 cm × 7 cm，囊内可见淡黄色清亮液体，囊壁厚 0.1~0.3 cm，囊内壁光滑，实性区切面灰黄，质中。病理诊断：(左附件）卵泡膜纤维瘤，浆液性囊腺瘤。

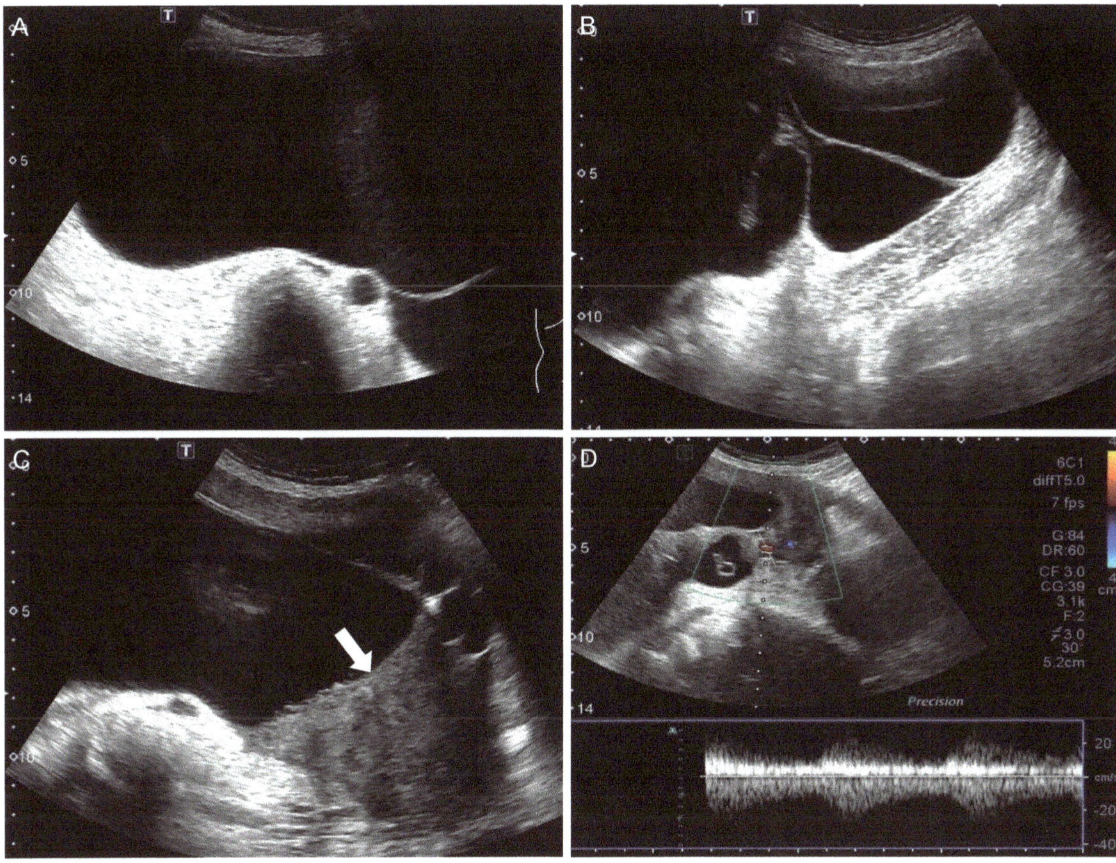

图 3-6-1 **常规超声图像**

A. 盆腔见巨大囊性为主团块，透声佳；B. 团块内见较多分隔；C. 病灶左下侧见中等回声团块（箭头），内部回声尚均匀，边界清；D. CDFI 显示病灶实质部分内见短线状彩色血流，RI 0.56

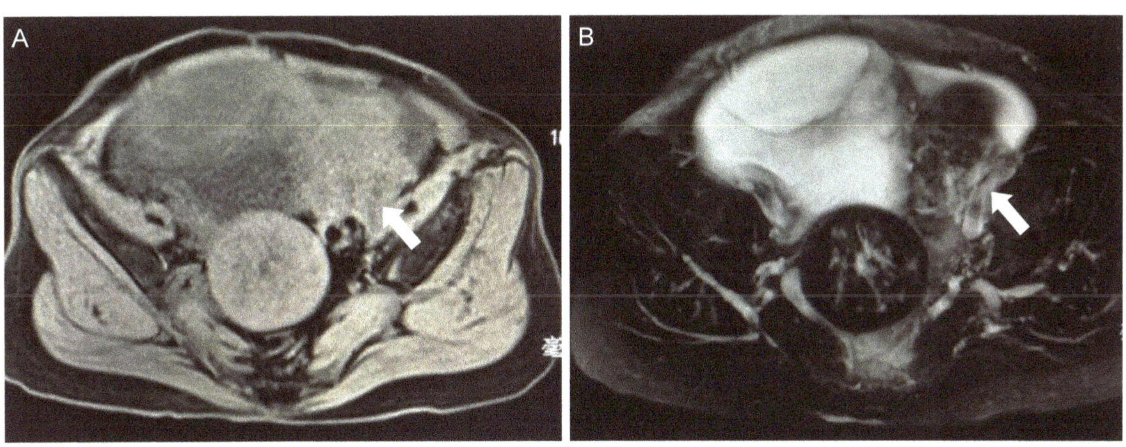

图 3-6-2 **增强 MRI 图像**

A. 腹盆腔巨大多房状囊实性病灶，T1WI 呈低信号，可见局部区域呈稍高信号（箭头）；B. T2WI 呈高信号，可见局部区域呈不均匀低信号（箭头）

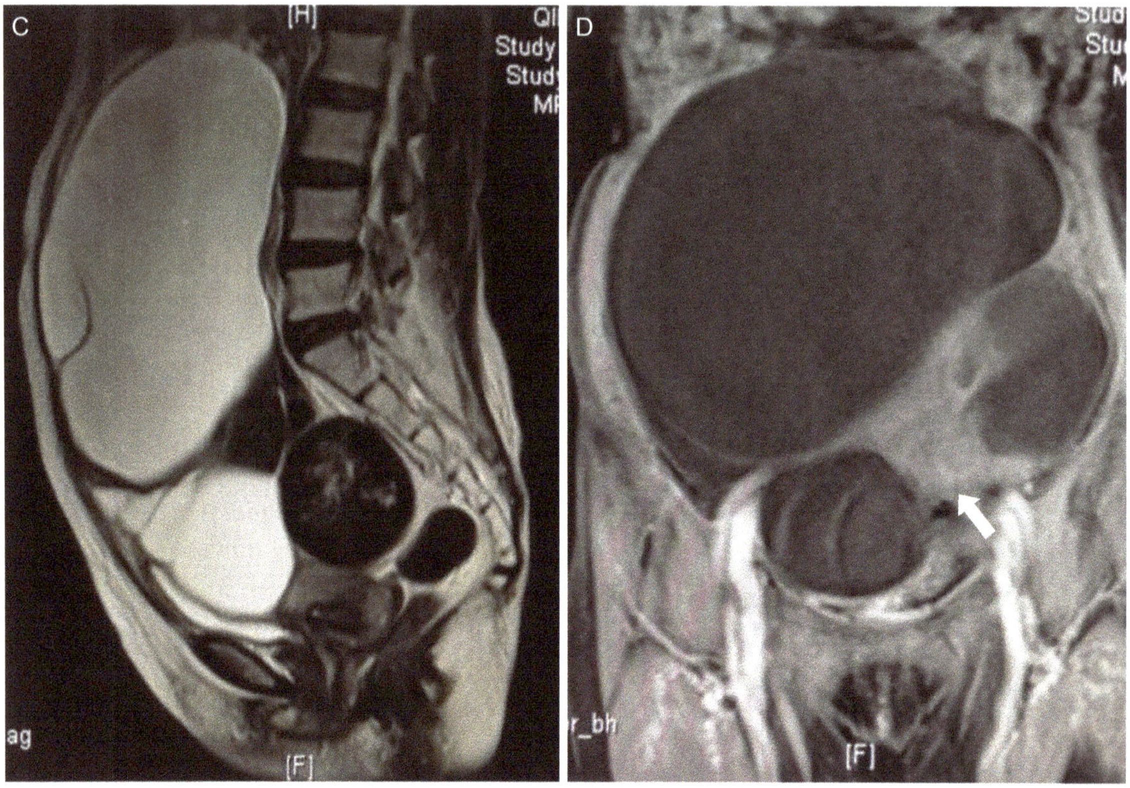

图 3-6-2 （续）增强 MRI 图像

C. 矢状位显示，团块内见厚薄不均的分隔；D. 冠状位显示，团块内见厚薄不均的分隔，可见局部区域呈不均匀异常信号（箭头），另见 6 cm 子宫肌瘤

分析讨论

卵巢囊腺瘤是发生于体腔上皮的良性上皮瘤，系来自覆盖卵巢表面的生发上皮，具高度多能性，如向输卵管上皮化生则形成浆液性肿瘤，向宫颈柱状上皮化生则形成黏液性肿瘤。卵巢囊腺瘤是卵巢肿瘤中最常见的类型，且恶变率高。浆液性肿瘤对 CA125 尤为敏感，表达率为 81%~100%。

浆液性囊腺瘤占卵巢良性肿瘤的 25%，主要发生于育龄期妇女，双侧发病占 15%。囊肿大小不一，表面光滑，可分为单纯性及乳头状两种。单纯性囊壁光滑，多为单房；乳头状有乳头状物向囊内突起，在显微镜下可见钙化物 – 砂粒体，偶向囊壁外生长，常为多房性，多为双侧。浆液性囊腺瘤的囊内液体呈草黄色或棕色稀薄浆液。单纯性浆液性囊腺瘤声像图表现：单房或多房囊性肿块，直径一般 5~10 cm，中等大小，亦有极大者；肿块轮廓清晰，呈圆形或椭圆形无回声区；囊壁纤薄，光滑完整，多房者囊内可见细带状间隔；囊肿后壁及后方回声增强。囊壁、囊内间隔可探及点状血流信号。

浆液性囊腺癌是最常见的卵巢恶性肿瘤，占 40%。可自始即为恶性或为浆液性囊腺瘤发生恶变。好发于 40~60 岁，预后较差，5 年生存率仅为 20%~30%。肿瘤半数为双侧，约 30% 伴砂粒体，大小为 5~10 cm，多为部分囊性、部分实性，呈乳头状生长。肿瘤生长较快，常伴出血坏死。声像图表现：一侧或双侧附件区出现圆形无回声区，内伴散在浮动点状回声；囊壁不均匀增厚，有分隔时，隔膜较厚且不均，可见乳头状团块突入囊内或侵犯壁外；肿瘤伴出血或不规则坏死脱落物时，无回声区内可见点状、团状回声并随体位改变移动；晚期囊腺癌可向子宫和肠管侵犯或腹膜广泛转移，引起腹腔积液，形成粘连性肠管强回声且多固定于腹后壁。彩色多普勒超声表现：肿瘤的实性部分可见较丰富的血流信号，可测得高速、低阻动脉血流。

卵巢卵泡膜－纤维瘤组肿瘤（ovarian thecoma-fiborma groups，OTFG）属于性索间质肿瘤中较常见的良性实质性肿瘤，占卵巢肿瘤的 1%~6%。好发于绝经期前后的妇女，多数为单侧。质地较硬，主要由梭形成纤维细胞和纤维细胞构成。肿瘤是卵泡膜细胞瘤老化时纤维组织增生形成，因肿块组织成分比例不同分为三类：①仅有纤维母细胞构成——纤维瘤。良性，10% 双侧。15% 纤维瘤伴发腹腔积液、胸腔积液，三者称为麦格（Meigs）综合征。声像图表现为：圆形或分叶状，轮廓清晰，包膜完整，内部呈实质性均匀回声，后方衰减。可伴胸腹水。②含有丰富卵泡膜细胞成分——卵泡膜细胞瘤。较少见，约占卵巢肿瘤 1%。大部分为良性，恶变率 5%。可分泌雌激素，出现相应症状。声像图表现为实性、囊实性、囊性肿块。③卵泡膜细胞和纤维母细胞成分基本均衡——卵泡膜纤维瘤。

本病例为浆液性囊腺瘤合并卵泡膜纤维瘤，且 CA125 升高，卵泡膜纤维瘤的实性成分对卵巢囊腺瘤（癌）的良恶性诊断造成了一定的干扰。

参考文献

[1] 任卫东，常才．超声诊断学[M]. 4版．北京：人民卫生出版社，2022.

[2] 曹云云，牛建梅，刘晓雯，等．卵巢卵泡膜－纤维瘤组肿瘤的超声表现及临床特点[J]. 中国超声医学杂志，2015, 31(3): 241-243.

[3] 丁亮，杨杰．卵巢纤维瘤与纤维卵泡膜细胞瘤的影像表现及与病理对照分析[J]. 实用放射学杂志，2018, 34(11):1738-1741.

病例 7　卵巢卵泡膜细胞瘤

陆蓓蕾　俞　清

病例介绍

患者女性，37 岁，月经周期正常，已婚已育，扪及盆腔肿物 4 个月余，无阴道流血、流液等。实验室检查：CA125，AFP，CEA，NSE，HCG，雌、孕激素均正常。

超声所见

子宫右侧见一形态不规则低回声区，大小约 61 mm × 47 mm × 30 mm，边界清，后方见扇形声影，CDFI 内见稀疏短线状血流信号（图 3-7-1），子宫及左附件区未见异常，子宫直肠窝见深度 13 mm 游离无回声区。超声提示：右侧附件区实质占位，考虑卵泡膜细胞瘤可能。

其他影像学检查

增强 CT 检查：右侧附件区见稍高密度灶，边界尚清，增强后强化不明显；盆腔见少许积液（图 3-7-2）。考虑巧克力囊肿可能，卵泡膜纤维瘤待排。

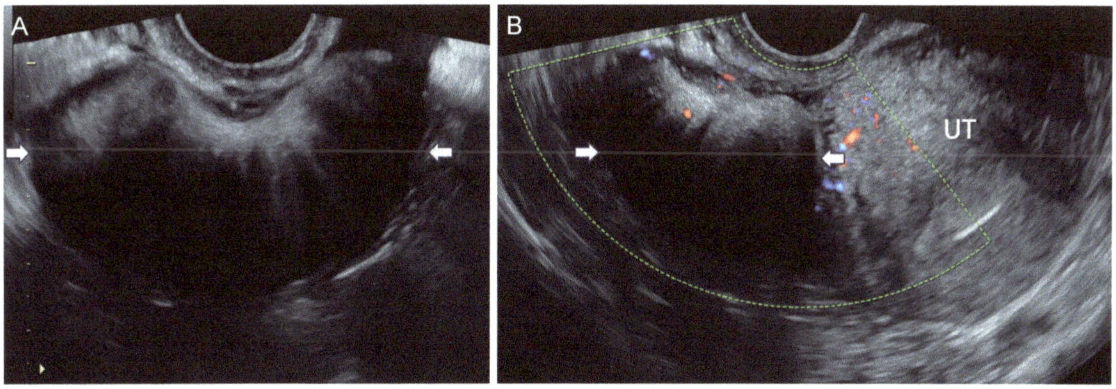

图 3-7-1　**声像图表现**

A. 右侧附件区低回声团块（箭头），边界清，后方见扇形声影；B. CDFI 内见稀疏短线状血流信号

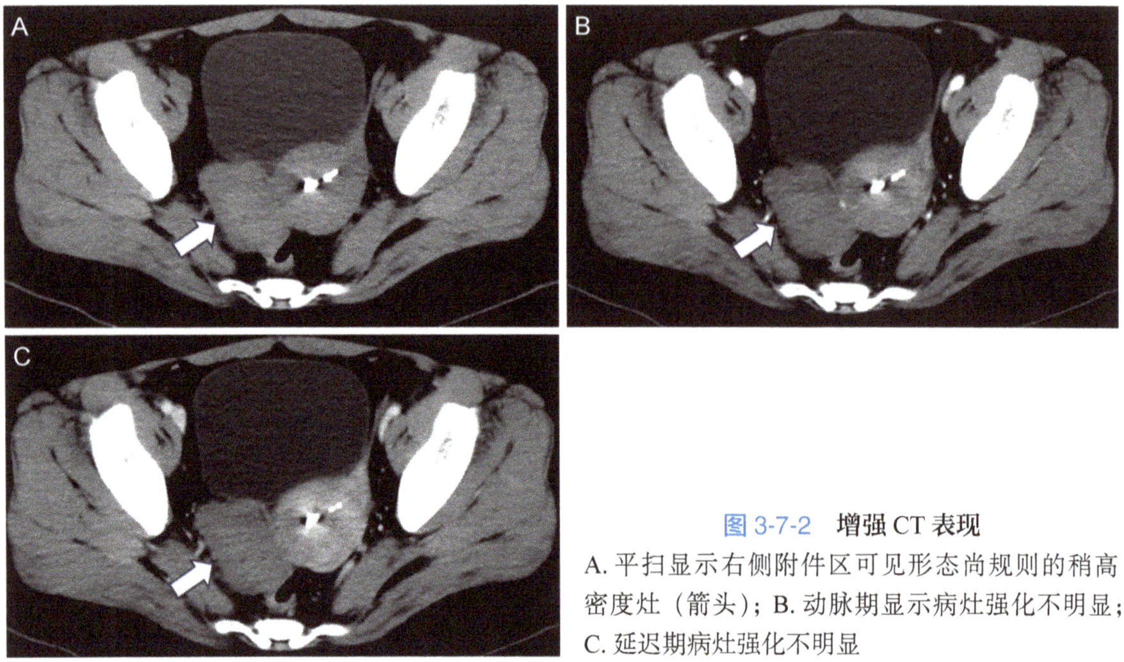

图 3-7-2 **增强 CT 表现**
A. 平扫显示右侧附件区可见形态尚规则的稍高密度灶（箭头）；B. 动脉期显示病灶强化不明显；C. 延迟期病灶强化不明显

手术结果

行外科手术切除。术中完整切除右侧卵巢肿物。病理结果：(右卵巢）卵泡膜细胞瘤。

随访结果

患者随访 7 年，无复发及转移。

分析讨论

卵巢性索间质肿瘤是卵巢肿瘤中较为少见类型，占所有卵巢肿瘤的 5%~10%，绝经后女性多见，卵泡膜纤维瘤、卵泡膜细胞瘤、纤维瘤同属于卵巢卵泡膜-纤维瘤组（ovarian thecoma-fibroma groups，OTFG），OTFG 是最常见的性索间质细胞瘤，由梭形细胞、含脂质成分的圆形或椭圆形细胞（类似于卵泡膜细胞）及间质成分按不同比例形成，影像学表现相互重叠，小部分患者 CA125 升高。该肿瘤大多数是良性的，恶性发生率＜ 1%。临床表现无特异性，大部分患者因体检发现或触及腹部包块就诊，卵泡膜细胞可能具有激活雌激素活性的能力，可出现阴道流血，子宫内膜增厚及子宫内膜癌。

超声表现：OTFG 以椭圆形实质低回声为主；病灶多伴后方回声衰减，多为栅栏状回声衰减，边界清晰，与周围组织无粘连；CDFI 多表现为无彩色血流信号或少量彩色血流信号；可伴有腹水，腹水量可能与肿瘤大小具有相关性；小部分患者可伴有囊性变，可能与肿瘤大小有关。

鉴别诊断如下。

（1）浆膜下及阔韧带子宫肌瘤：OTFG 呈实质性病变易误诊为肌瘤，仔细观察肌瘤通常具有与子宫相延续的供血血管，且浆膜下肌瘤血流也较 OTFG 丰富，通常不合并腹水。

（2）囊腺瘤：OTFG 含有囊性成分较多时易误诊为囊腺瘤，囊腺瘤超声表现为无回声团块，边界清晰，包膜光滑、完整；黏液性囊腺瘤伴有少量分隔或细密点状回声，浆液性囊腺瘤可有乳头，乳头体积较小，基底较细窄，表面光整，回声均匀，囊壁或分隔无血流或少量血流。

（3）囊腺癌：可为囊实性，形态不规则，边界欠清，易与腹盆腔组织粘连，大量腹水，实质部分有较丰富彩色血流，CA125 明显升高。

（4）颗粒细胞瘤：占卵巢性索间质肿瘤的 5%，低度恶性，囊实性多见，CDFI 血流较丰富。

参考文献

[1] Chen H, Liu Y, Shen Lf, et al. Ovarian thecomafibroma groups: clinical and sonographic features with pathological comparison[J]. J Ovarian Res, 2016, 9(1):81.

[2] Paladini D, Testa A, Van Holsbeke C, et al. Imaging in gynecological disease(5): clinical and ultrasound characteristics in fibroma and fibrothecoma of the ovary[J]. Ultrasound Obstet Gynecol, 2009, 34(2):188-195.

[3] Zhang H, Zhang H, Gu S, et al. MR findings of primary ovarian granulosa cell tumor with focus on the differentiation with other ovarian sex cord-stromal tumors[J]. J Ovarian Res, 2018, 11(1):46.

[4] Shen Y, Liang Y, Cheng X, et al. Ovarian fibroma/ fibrothecoma with elevated serum CA125 level: a cohort of 66 cases[J]. Medicine (Baltimore), 2018, 97(34):e11926.

[5] 邱丽娟，周欣 . 卵巢卵泡膜纤维瘤 47 例超声特征分析 [J]. 江西医药 , 2018, 53(9): 1021-1023.

病例 8　卵巢未成熟性畸胎瘤

王　攀　漆玖玲

病例介绍

患者女性，31 岁，月经不规则，7~10/30~90，前次月经 2025 年 2 月 22 日。2025 年 6 月无明显诱因出现下腹剧烈疼痛，呈阵发性，活动后加重，休息后可缓解。无恶心呕吐，无腹胀腹泻，无发热，无阴道流血流液等不适。2025 年 7 月当地医院超声提示：腹腔实性包块（大小约 138 mm × 107 mm × 131 mm）。肿瘤标志物 AFP 2 391 ng/mL、CEA 12.99 ng/mL、CA125 74.7 U/mL 均升高。

超声所见

经腹部及经阴道超声检查：盆腔见不规则混合回声团块，大小约 128 mm × 106 mm × 77 mm，边界尚清，形态不规则，CDFI 见多条线状彩色血流（图 3-8-1）。超声造影：盆

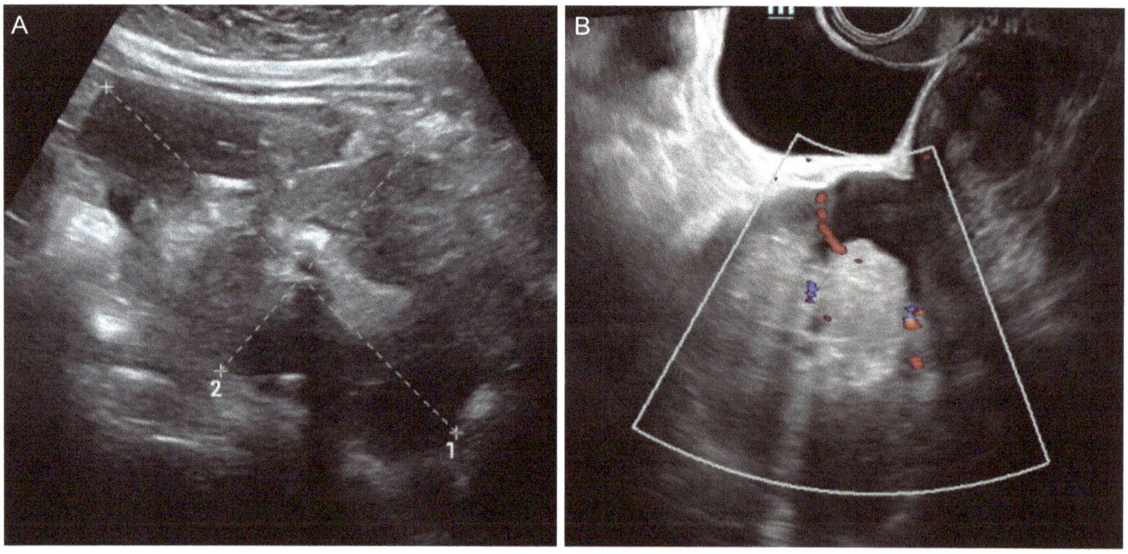

图 3-8-1　常规超声图像

A. 盆腔见混合回声团块，形态不规则；B. CDFI 见病灶内线状彩色血流

腔病灶实性成分 16 s 开始增强，晚于子宫肌层，呈离心性增强，31 s 达峰值，同步于子宫肌层，呈低增强，分布不均匀；增强晚期同步于子宫肌层减退，呈低增强（图 3-8-2）。超声造影定量分析显示病灶灌注强度低于子宫肌层（图 3-8-3）。超声提示：盆腔囊实性占位，考虑良性病变或者交界性肿瘤可能。

其他影像学检查

增强 CT 检查：盆腔内见混杂密度影，形态不规则，边界尚清，病灶内见钙化灶及脂肪密度影，范围约 125 mm × 80 mm，增强后病灶软组织中度强化，与左侧附件分界欠清（图 3-8-4）。提示盆腔占位，考虑左侧附件来源畸胎瘤机会大。

手术结果

患者行腹腔镜探查 + 卵巢癌根治术（左侧输卵管–卵巢切除术 + 大网膜切除 +

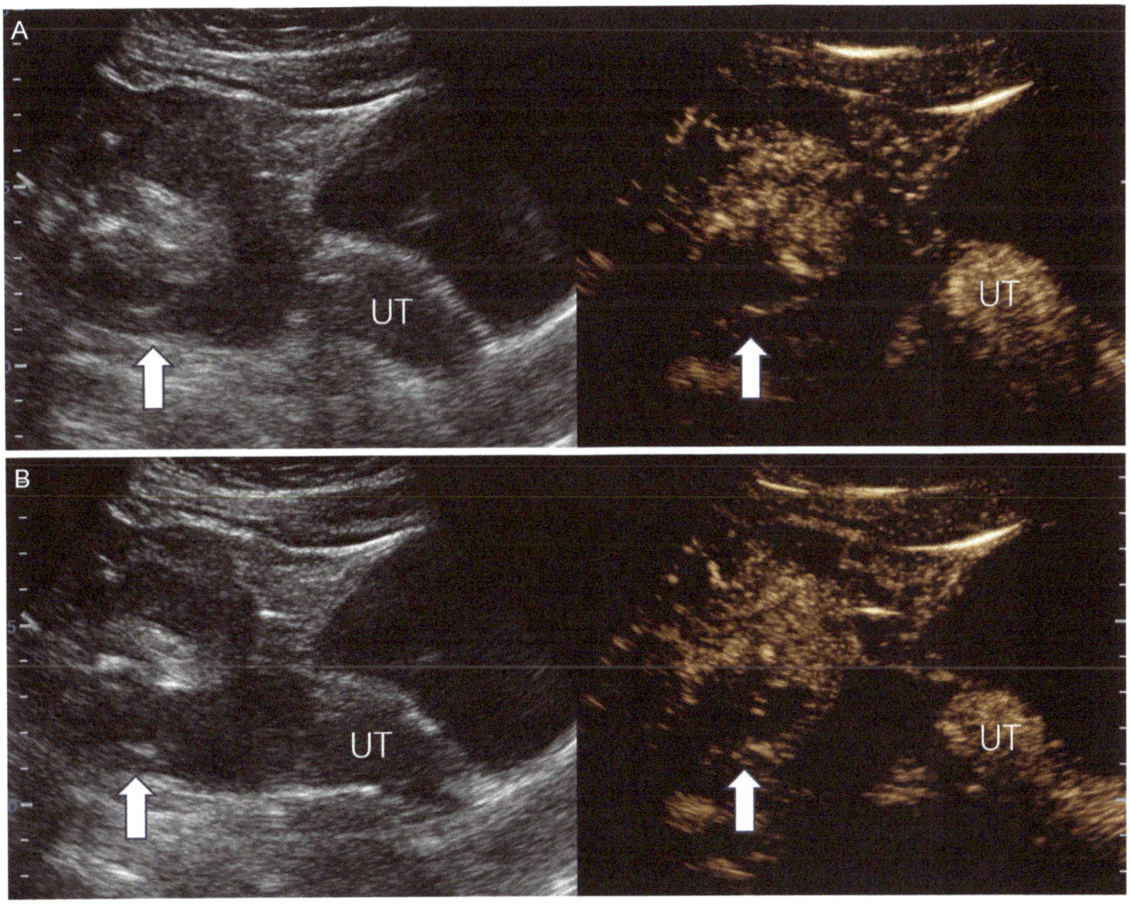

图 3-8-2 **超声造影图像**

A. 病灶同步于子宫肌层达峰，呈低增强；B. 病灶同步于子宫肌层减退，呈低增强

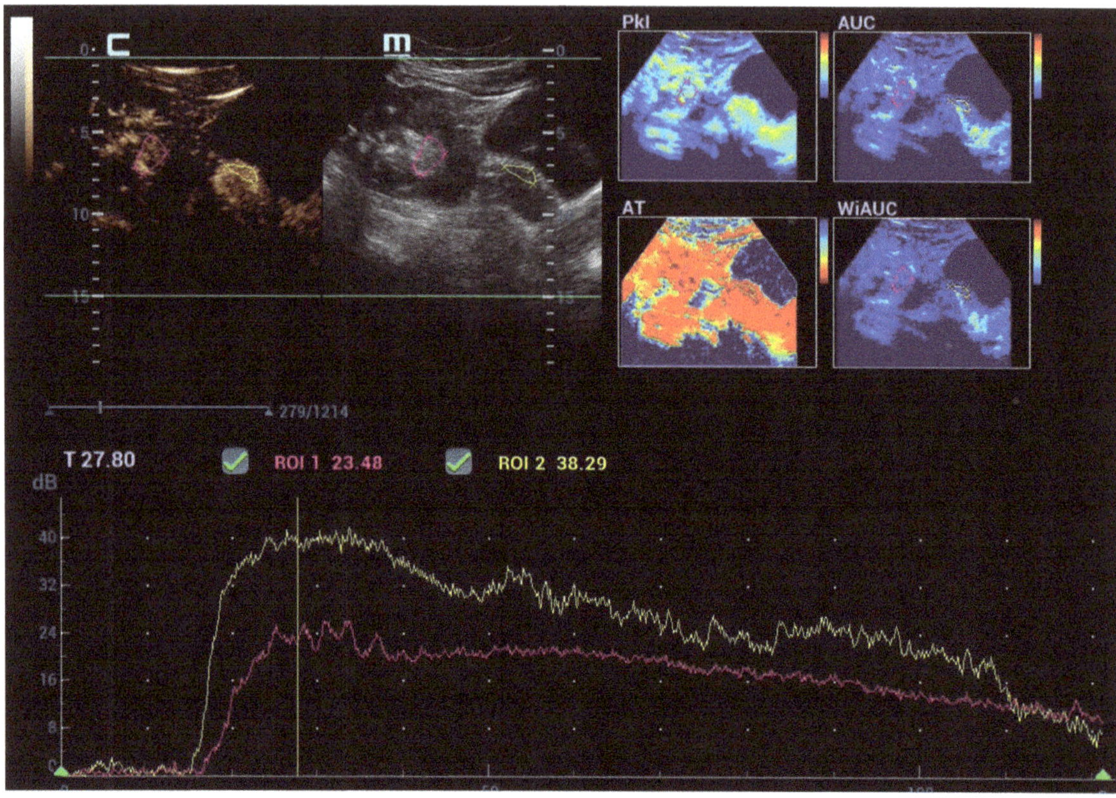

图 3-8-3　超声造影定量分析显示病灶灌注强度低于子宫肌层（黄色曲线：子宫肌层；红色曲线：病灶）

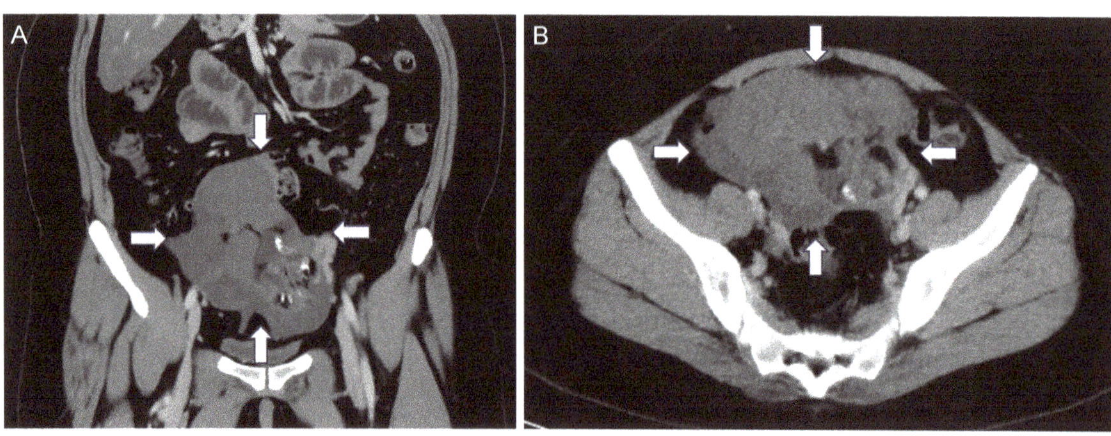

图 3-8-4　增强 CT 图像（延迟期）
A. 冠状面图像；B. 横断面图像

腹膜多点活检术）。病理巨检：左侧卵巢结构不清，卵巢区见一肿物，大小 150 mm × 105 mm × 90 mm，切面灰白，质软，部分区呈囊性，部分区质硬似有骨组织。病理结果：左附件未成熟性畸胎瘤。

分析讨论

卵巢未成熟性畸胎瘤（ovarian immature teratoma，OIT）是一种少见的卵巢生殖细胞肿瘤，好发于年轻女性，发病率约占畸胎瘤的 3%，占卵巢恶性肿瘤的 1%，多为单侧。OIT 患者可表现为盆腔肿块、异常子宫出血、腹痛、腹胀、腹腔积液等。实验室检查血清 AFP、CA125 等水平常升高。可发生淋巴结及远处转移。治疗多以手术为主，术后根据病理分期和组织学分级辅以化疗。

OIT 通常体积较大（常大于 10 cm），生长迅速，多数为单侧，双侧罕见。典型超声表现为实性为主混合回声团块，实性成分多为不均质低回声，代表未成熟的神经组织、间叶组织等。可伴有不规则、细小、散在钙化，不同于成熟性畸胎瘤粗大钙化或牙齿。囊性区域通常较小、不规则，散在分布于实性成分中（囊壁可能厚薄不均）。实性部分内常可探及丰富血流信号，血流丰富程度通常高于成熟性畸胎瘤。流速曲线显示中－高阻力动脉频谱，RI 可能较高但非特异性。可伴有腹水（提示恶性可能）。晚期可见腹膜种植转移或淋巴结肿大。

OIT 需与以下疾病鉴别。

（1）成熟性（囊性）畸胎瘤：多为囊性或囊实性，表现为“面团征”“壁立结节”“瀑布征”“垂柳征”“脂液分层征”等，钙化粗大规则，伴明显声影。实性部分血流信号稀少或无血流。肿块大小各异，但通常生长缓慢。肿瘤标志物如 CA125、CA19-9、CEA、AFP 等都在正常范围，仅少数患者轻度升高。

（2）无性细胞瘤：多为实性、分叶状、边界清晰，均匀低回声（“肾皮质样”回声），常可见纤维血管分隔（呈线状稍高回声），实性部分及分隔上血流信号非常丰富。双侧发生较其他生殖细胞肿瘤多见；可伴少量坏死囊变区。实验室检查乳酸脱氢酶水平会显著升高，AFP 不升高。

（3）卵黄囊瘤：多为较大实性或混合性包块，实性部分呈不均质低回声，常见大片不规则囊变、坏死区，使肿块呈“蜂巢状”或“瑞士奶酪样”改变。实性部分血流信号丰富。血清 AFP 常明显升高。

（4）浆液性 / 黏液性囊腺癌：多见于围绝经期或绝经后妇女。多房囊实性或实性为主肿块。囊性区分隔厚薄不均，内壁乳头状突起丰富、形态不规则、基底宽。实性部分回声不均。实性部分及乳头内血流信号丰富。腹水常见。浆液性囊腺癌肿瘤标志物 CA125、HE4 常升高。黏液性囊腺癌 CA19-9、CEA 常升高。

（5）转移性卵巢肿瘤：双侧、实性居多，为低回声。周边或内部可见血流信号。有胃肠道、乳腺等原发癌病史。

超声检查发现年轻女性单侧、体积大、实性为主或混合性、结构复杂（尤其含散在不规则钙化）、血流丰富的附件区肿块，实验室检查血清 AFP、CA125 等肿瘤标志物水平升高，应高度怀疑 OIT，并重点与成熟性畸胎瘤、无性细胞瘤、卵黄囊瘤及上皮性癌等相鉴别。最终诊断需综合影像、临床及实验室检查，并由病理证实。

参考文献

[1] 杨洁 , 杨佳欣 , 王瑾晖 , 等 . 卵巢恶性生殖细胞肿瘤临床诊治中国专家共识 [J]. 现代妇产科进展 , 2024, 33(8):561-568.

[2] 杨琳 , 郭红燕 . 卵巢未成熟畸胎瘤术后肝转移成熟性畸胎瘤一例 [J]. 国际妇产科学杂志 , 2023, 50(4):387-391.

[3] 王安生 , 杜媛媛 , 杨阳 . 卵巢未成熟畸胎瘤的诊治进展 [J]. 国际生殖健康 / 计划生育杂志 , 2021, 40(6):524-528.

[4] Pashankar F, Hanley K, Lockley M, et al. Addressing the diagnostic and therapeutic dilemmas of ovarian immature teratoma: Report from a clinicopathologic consensus conference[J]. Eur J Cancer, 2022, 173: 59-70.

[5] Lycke M, Kristjansdottir B, Sundfeldt K. A multicenter clinical trial validating the performance of HE4, CA125, risk of ovarian malignancy algorithm and risk of malignancy index[J]. Gynecol Oncol, 2018, 151(1):159-165.

[6] Deodhar K K, Suryawanshi P, Shah M, et al. Immature teratoma of the ovary: a clinicopathological study of 28 cases[J]. Indian J Pathol Microbiol, 2011, 54(4):730-735.

第四章 心脏疑难病例

病例 1 超声心动图诊断心内异位甲状腺

王亚男　陈海燕

病例介绍

病例 1：患者男性，46 岁，因活动后胸闷 1 个月入院。体格检查无异常。心电图：窦性心律、完全性右束支传导阻滞。

病例 2：患者女性，60 岁，体检发现心室肿物 9 月余。查体无异常。心电图：窦性心动过缓。

超声所见

病例 1：经胸心超见右心室中下段 17 mm × 24 mm 类圆形中等回声占位（图 4-1-1A），边界清，活动度不明显，彩色多普勒超声未见肿块内明显血流信号。

病例 2：经胸心超示左心室内 25 mm × 18 mm 不规则团块样回声（图 4-1-1B），有一蒂附着于心尖部肌小梁，有活动度。

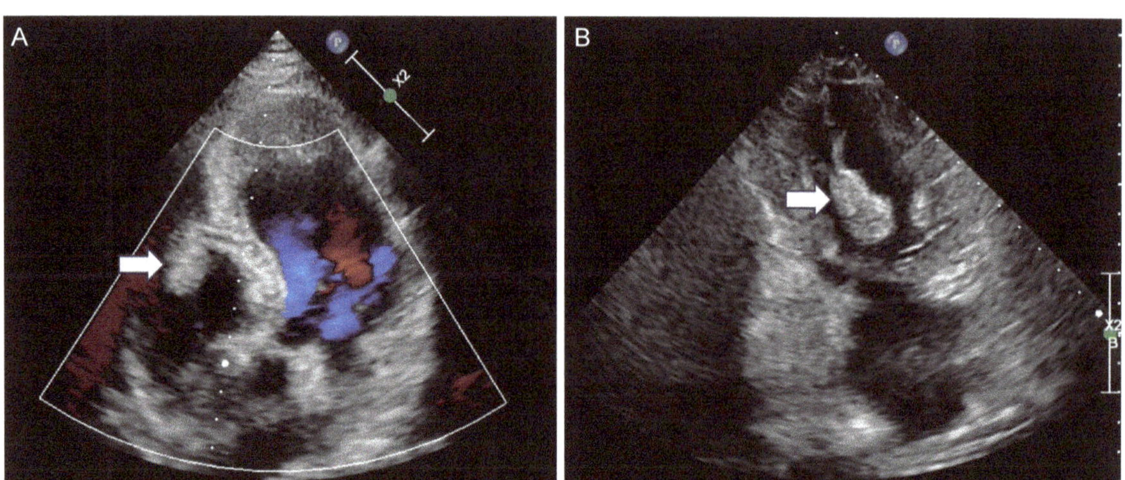

图 4-1-1　**经胸心超图像**

A. 病例 1 心尖五腔心切面见右心室占位（箭头）；B. 病例 2 心尖两腔心切面见左心室占位（箭头）

手术结果

病例 1：体外循环辅助开放性心脏手术探查见肿块附着于三尖瓣前乳头肌根部，类圆形，表面光滑，大小约 2 cm × 2 cm，剥离并完整切除（图 4-1-2A）。病理示异位甲状腺（图 4-1-2B）。术后患者胸闷缓解，随访甲状腺功能正常，完全性右束支传导阻滞消失。

病例 2：胸腔镜下行心脏肿瘤切除术，术中见左心室内类球形占位，有一蒂附着于心尖部肌小梁内，远离二尖瓣及主动脉瓣，活动度可。予完整切除取出，其包膜完整，肿块呈黏液样变。病理示异位甲状腺。完善颈部超声示双侧叶甲状腺多发结节，甲状腺功能正常。

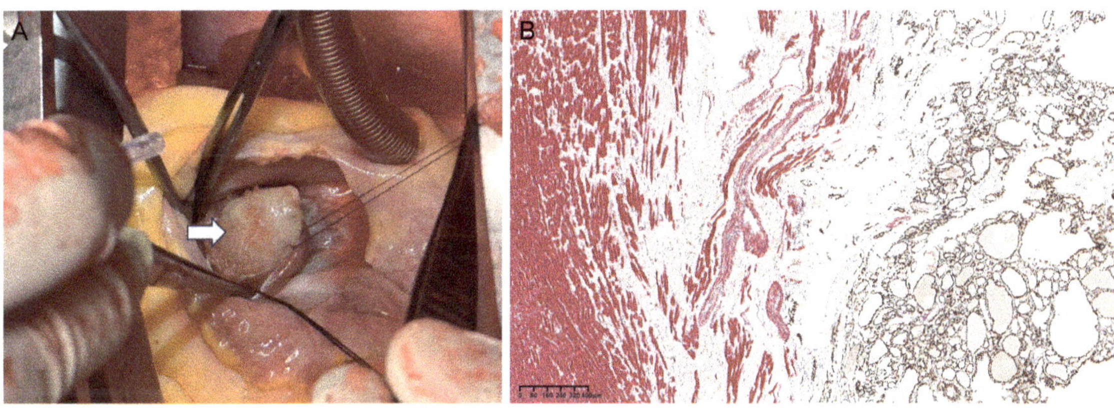

图 4-1-2　**病例 1 手术及病理图片**

A. 术中探查见右心室占位；B. 双重免疫组化染色示异位甲状腺滤泡上皮细胞核呈特征性棕褐色颗粒状染色，与周围呈红色的心肌组织分界清晰

分析讨论

异位甲状腺也称副甲状腺，较为罕见，人群患病率 1/100 000~1/300 000。舌甲状腺是最常见的类型，占 90%。心内异位甲状腺更为罕见，目前仅 40 例报道，女性多见，平均年龄约 55 岁。临床表现包括呼吸困难、心悸、右心衰等。心内异位甲状腺多位于右心室流出道，常以宽基底附着于室间隔；左心室少见，主要位于左心室流出道。本文中一例位于右心室中下段，附着于三尖瓣前乳头肌根部；一例经蒂附着于左心室心尖部肌小梁内，为首次报道。

传统胚胎学理论认为异位甲状腺的发生与胚胎发育的第二阶段甲状腺原基和球心之间的持续接触有关。当球心发育为心室的流出道，导致相应部位的异位甲状腺发生。但异位甲状腺发生部位多样，此假说无法完全解释。

遗传学研究发现，在高等脊椎动物中，甲状腺在发育过程中会经历甲状腺原基的迁移，即从舌根到喉和气管近端的下颈部的位置变化。迁移可能继发于邻近组织和结构的生长以及总体重排的位置变化，也可能是细胞自主调控的主动过程，或是两者共同作用的结果。近年来，血管因素相关假说——动脉的发育与甲状腺的重新定位之间存在联系，为甲状腺异位的发病机制提供了新的思路。在斑马鱼的移植实验中，异位血管细胞非自主地影响甲状腺组织细胞的定位。甲状腺胚胎学发育对邻近动脉的依赖被认为是一种保守的机制，可能是为了确保激素有效地释放到循环中而进化。心内甲状腺异位高发于流出道且多由冠状动脉供血或者黏附在升主动脉上，均与这一假说相符。

异位甲状腺在术前诊断困难，常被误诊为其他肿瘤。多模态成像有助于提高诊断准确率。CT 平扫和增强扫描时，肿块密度与甲状腺相似，呈明显均匀强化，而 CMR 增强则表现为一过性强化，是心内异位甲状腺特征性的影像学表现。常规经胸及经食道心超可获得心内异位甲状腺的位置、大小、形态、血供等基本信息。三维心超技术可对占位及其周围组织的空间关系进行直观立体的显示。超声造影可识别在常规图像中难以发现的心尖或左心房肿块，并提供血管或强化的细节，有助于与血栓和其他肿瘤的鉴别，提高肿瘤良恶性判断的准确性。

本文两例患者原位甲状腺及甲状腺功能均未见异常，其特殊的发生部位为发生机制的新假说提供了证据。病例 1 术后半年随访时完全性右束支传导阻滞解除，提示其发生可能与右心室异位甲状腺有关。

参考文献

[1] Mesrar H, Chatel D, Barbey C, et, al. Rare Case of an Intrapericardial Ectopic Thyroid (Struma Cordis) on the Ascending Aorta[J]. Circ Cardiovasc Imaging, 2020, 13(10): e010508.

[2] Ibrahim N A, Fadeyibi I O. Ectopic thyroid:

etiology, pathology and management[J]. Hormones (Athens), 2011, 10(4):261-269.
[3] Sheng L L, Yang J, Xie X J, et al. Ectopic thyroid tissue: an unusual cause of intracardiac mass[J]. Echocardiography, 2021, 38(3):500-503.
[4] Rassi D D C, Hotta V T, Mota J F S, et al. Unusual diagnosis of a mass located in the interventricular septum: ectopic thyroid ('Struma cordis'): Struma cordis: an unusual mass in the septum[J]. Eur Heart J Cardiovasc Imaging, 2017, 18(6):717-718.
[5] Wei C, Zhao Y, Song Y, et al. A Rare Case of an Intracardial Ectopic Thyroid in the Right Ventricle[J]. J Cardiovasc Dev Dis, 2025, 12(2):45.
[6] Baykut D, Fiegen U, Krian A, et al. Ectopic thyroid tissue in the left ventricular outflow tract[J]. Ann Thorac Surg, 2000, 69(2):620-621.
[7] Lewis A E, Walley V M. Thyroid heterotopia as a rare cause of intrapericardial tumoral mass case report and review of the literature[J]. Cardiovasc Pathol, 1998, 7(3):173-176.
[8] Kon N D, Headley R N, Cordell A R. Successful operative management of struma cordis obstructing the left ventricular outflow tract[J]. Ann Thorac Surg, 1988, 46(2):244-245.
[9] Fagman H, Nilsson M. Morphogenesis of the thyroid gland[J]. Mol Cell Endocrinol, 2010, 323(1):35-54.
[10] De Felice M, Di Lauro R. Thyroid development and its disorders: genetics and molecular mechanisms[J]. Endocr Rev, 2004, 25(5):722-746.
[11] Alt B, Elsalini O A, Schrumpf P, et al. Arteries define the position of the thyroid gland during its developmental relocalisation[J]. Development, 2006, 133(19):3797-3804.
[12] Rabus M B, Poçi N, Yılmaz F, et al. Right ventricular mass: intracardiac ectopic thyroid tissue: a case report[J]. Echocardiography, 2015, 32(1):178-180.
[13] Cotter B, Raisinghani A, DeMaria A N. Established and emerging roles for ultrasound enhancing agents (contrast echocardiography) [J]. Clin Cardiol, 2022, 45(11):1114-1122.

病例2 超声右心造影诊断巨大右心耳瘤

王童童　陈海燕

病例介绍

患者男性，15岁，因“发现纵隔占位1月余”就诊于心脏外科。患者1月余前因“发热数日”于外院行胸部X线检查，偶然发现心影增大，当地医院CT检查提示心包囊肿。为求进一步治疗收治我院。

超声所见

心电图提示窦性心律；V1Ptf增大，提示左心房负荷增大；不完全性右束支阻滞及QRS电轴右偏。经胸超声心动图（TTE）于右心房外侧探及约105 mm × 60 mm无回声囊性占位，囊壁菲薄，疑似与右房于游离壁存在交通，但彩色多普勒超声未探及明确血流信号。占位压迫右心房室致舒张期三尖瓣口血流速度增快。经右肘正中静脉行右心声学造影（维生素B_6与碳酸氢钠混合声学造影剂），见右心系统显影后，造影剂随即进入囊腔，考虑该囊性结构为巨大右心耳瘤（图4-2-1）。

其他影像学检查

增强CT扫描显示右心房外侧低密度囊性占位，增强后与右心房同步强化，瘤体与右房前外侧壁宽基底相连，边界清晰，与超声所见瘤体位置及形态学特征相符（图4-2-2）。

手术结果

经食管超声心动图术中实时证实瘤体开口位于右房前外侧壁，并指导外科医师在非体外循环下完整切除右心耳瘤，术后病理确诊为右心耳瘤。

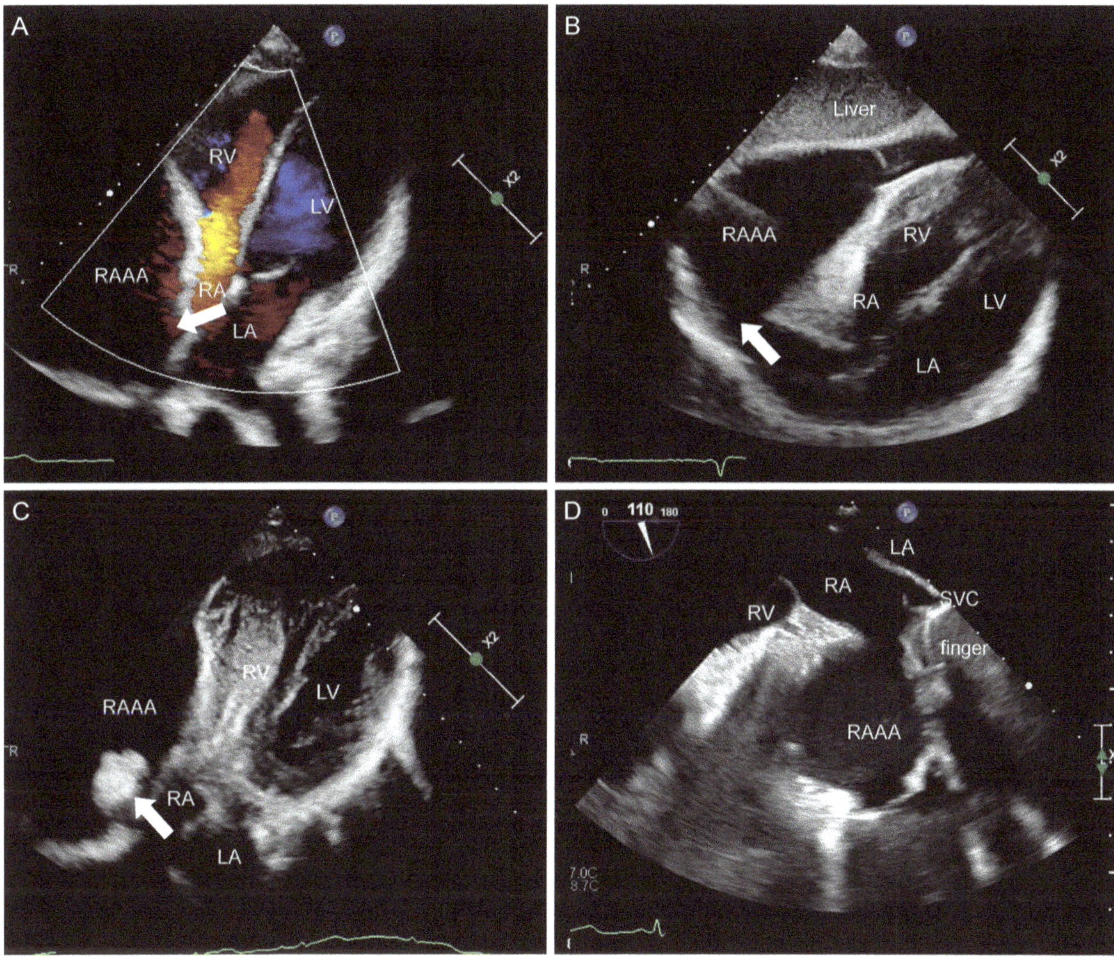

图 4-2-1　**超声心动图**

A. 心尖四腔心切面显示巨大瘤体，通过宽颈（箭头）与右心房相通，瘤体压迫致右心腔变形，三尖瓣舒张期血流加速；B. 肋下切面可见右心房外侧壁相邻处存在薄壁囊性无回声病灶；C. 超声造影显示造影剂进入瘤体；D. 经食管超声心动图（TEE）证实右心房（RA）与巨大右心耳瘤（RAAA）之间存在交通

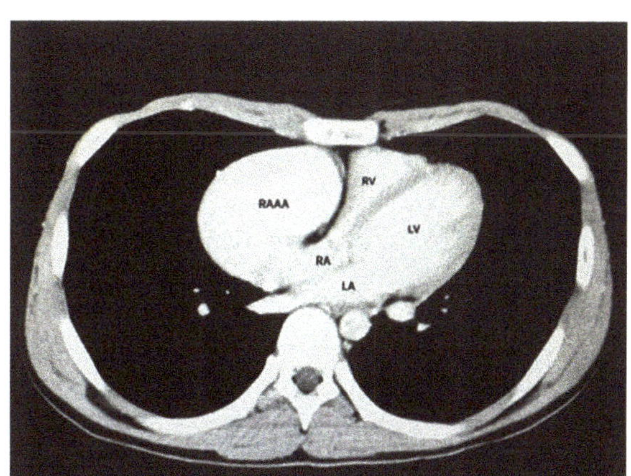

图 4-2-2　**增强 CT 扫描四腔心切面显示巨大右心耳瘤，呈囊袋状扩张（最大径 105 mm），瘤体内对比剂充盈均匀，右心房受压变形，房间隔向左偏移**

分析讨论

右心耳瘤（right atrial appendage aneurysm，RAAA）是一种罕见的心脏畸形，易被误诊为 Ebstein 畸形、右心房壁瘤、右心房憩室或心包囊肿。该病临床表现缺乏特异性，多数患者无明显症状，常因其他原因行影像学检查时偶然发现。本例患者胸部 CT 检查时意外发现右心耳瘤，最初被误诊为心包囊肿。经胸超声心动图二维及彩色多普勒成像均未能清晰显示瘤体与右心房的交通关系，而超声造影具有更高的敏感性，最终明确诊断。

右心耳瘤于 1962 年首次报道，可为孤立性或伴随其他心脏畸形发生。其发病率和自然病程尚不明确，各年龄段（包括胎儿）均有报道，最常见于 30~40 岁，无家族聚集倾向。根据发病机制可分为两种亚型：先天性 RAAA 是更常见的类型，由右心耳心肌发育不良、局部收缩受损所致，组织学常见心内膜纤维化及心肌脂肪变性；获得性 RAAA 可能与原发疾病导致的长期右心房压力升高和右心房容量增加（如肺动脉高压、心衰）相关。

RAAA 临床表现缺乏特异性，可无症状或因房性快速性心律失常（扑动或颤动）、血栓栓塞等并发症导致呼吸困难、心悸等相关症状。房性快速性心律失常和心力衰竭是其最常见的并发症，其他并发症包括肺栓塞、扩张的右心耳破裂等，严重者可导致猝死。无症状者通常在心脏影像学检查、尸检或因其他病因进行的心脏手术中偶然发现。

超声心动图是右心耳瘤的首选诊断方法，其特征表现如下：①四腔心切面及右室流入道切面右室侧壁及前壁瘤样无回声结构，可呈椭圆形、圆形或三角形，瘤壁较薄。②紧邻瘤体的右房室壁受压，活动受限，三尖瓣瓣环移位“插入”右室基底部。③瘤体与心房相连接，交通口小于瘤体直径但无狭窄，彩色多普勒超声可见心房与瘤体间往返血流信号。④最大径大于 65 mm 者定义为巨大右心耳瘤，其内易形成血栓。⑤常见合并少量心包积液。

右心耳瘤需与 Ebstein 畸形、右心房壁瘤、右心房憩室、心包囊肿鉴别诊断。Ebstein 畸形中三尖瓣瓣膜附着点下移，通常累及后瓣及隔瓣；右心耳瘤三尖瓣瓣环受压移位，累及三尖瓣前瓣，有助于鉴别诊断。右心房憩室及房壁瘤均表现为心房壁局部瘤样膨出，瘤体内可见血流信号，但发生于右心耳以外的心房肌。心房憩室组织学为正常心肌细胞，憩室周围心肌形成狭窄的颈部，憩室局部心肌层薄弱、受压力冲击向外膨出，具有口小底大的典型表现。右心房壁瘤组织学以纤维组织为主，心肌细胞较少。心包囊肿与右心房间无沟通，可借助右心造影明确诊断。本病例中二维及彩色多普勒超声均难以明确瘤体与右心房间是否存在沟通，右心造影敏感性更高，为本病例的明确诊断提供了依据。若瘤体内形成血栓，右心造影也可通过负性显影提高其检出率。此外，如本病例所示，TEE 在右心耳瘤的诊断与鉴别诊断中也可提供附加信息。

目前，无症状 RAAA 患者中，是否进行预防性右心耳瘤切除术或抗凝治疗缺乏循证依据。有症状及瘤体持续增大者，血栓栓塞及心律失常等并发症风险显著增高，手术干预可降低风险。推荐对无症状右心耳瘤患者定期监测，有效筛选出需要早期手术干预的病例。若存在手术禁忌证，可采用抗凝药物等保守治疗以降低血栓栓塞等并发症风险。

参考文献

[1] Parmley L F Jr. Congenital atriomegaly[J]. Circulation, 1962, 25:553-558.

[2] Duan S, Li S, Sun Z, et al. Right atrial appendage aneurysm complicated with atrial septal defect: A rare case report[J]. Echocardiography, 2020, 37(5):788-790.

[3] Chockalingam A, Alagesan R, Nandakumar M, et al. Massive left atrial appendage aneurysm presenting as supraventricular tachycardia[J]. Indian Heart J, 2003, 55(4): 379-381.

[4] Miranda J, Villalobo D M, Alfieri N, et al. Prenatal diagnosis of a right atrial appendage aneurysm: Case report and review of the literature[J]. AJP Rep, 2024, 14(2): e170-e176.

[5] Penfold M P, Haq I U, Connolly H M, et al. Atrial appendage aneurysms: Natural history and outcomes[J]. World J Pediatr Congenit Heart Surg, 2023, 14(4):474-480.

[6] Aryal M R, Hakim F A, Giri S, et al. Right atrial appendage aneurysm: a systematic review[J]. Echocardiography, 2014, 31(4): 534-539.

[7] Sevimli S, Gundogdu F, Aksakal E, et al. A rare congenital anomaly: biatrial appendage aneurysm with atrial and ventricular septal defect[J]. Echocardiography, 2007, 24(9): 987-990.

[8] Tejero-Hernández M, Espejo-Pérez S, Suárez-de-Lezo-Cruz-Conde J. Congenital aneurysm of the right atrial appendage in a newborn: a rare anomaly[J]. Rev Esp Cardiol (Engl Ed), 2012, 65(1):99-100.

[9] Niu H, Shen J, Liang W, et al. Thrombus in giant right atrial appendage aneurysm[J]. Eur Heart J, 2021, 42(13):1275.
[10] Toufan M, Pourafkari L, Akbarzadeh F, et al. A case of right atrial appendage aneurysm mimicking a pericardial cyst on echocardiogram[J]. Echo Res Pract, 2014, 1(1):K5-8.
[11] Uzun F, Güner A, Kahraman S, et al. Multimodality imaging of an asymptomatic giant right atrial appendage aneurysm[J]. Echocardiography, 2020, 37(2):347-350.
[12] Taori K, Deshmukh A, Sanyal R, et al. Giant congenital intrapericardial left atrial aneurysm diagnosed by contrast-enhanced computed tomography[J]. Acta Radiol, 2006, 47(6):559-561.
[13] Cianciulli T F, Rubinetti E R, Saccheri M C, et al. Contrast echocardiography in the non-invasive diagnosis of giant aneurysm of the right atrial appendage[J]. Eur J Echocardiogr, 2010, 11(7):E26.
[14] Nakahara T, Minakata K, Yamazaki K, et al. Bilateral atrial appendage aneurysms associated with atrial fibrillation[J]. Asian Cardiovasc Thorac Ann, 2014, 22(3):347-349.
[15] Qian H, Peng Y, Zhang E. Echocardiographic diagnosis of an asymptomatic giant right atrial appendage aneurysm[J]. Anatol J Cardiol, 2015, 15(3):e9-e10.

病例 3 冠状静脉窦内上皮样血管内皮瘤

刘　阳　陈海燕

病例介绍

患者女性，55 岁，体检发现“心脏肿瘤”。经胸超声心动图及 PET/MR 均提示冠状静脉窦内占位；冠状动脉造影提示三支病变，管腔轻中度狭窄；心电图正常。临床诊断心脏肿瘤，可疑来源于冠状静脉窦，为行手术收治入院。患者否认高血压、糖尿病、心律失常等病史。否认外伤及手术史、传染性疾病史。患者自发病以来，精神、睡眠、饮食良好，近期体重无明显改变。

超声所见

经食管超声心动图显示：冠状静脉窦增宽为 16 mm，其内见中低回声团块（图 4-3-1），右心腔内未见异常回声，考虑冠状静脉窦内占位，建议进一步检查。

其他影像学检查

PET/MR 检查：冠状静脉窦异常信号灶，伴糖代谢异常增高，呈 T1WI 稍高信号，T2WI 稍高信号，DWI 等信号，ADC 高信号，信号不均匀，大小约为 22.4 mm × 20.5 mm，最大 SUV 值约为 2.5，考虑冠状静脉窦良性病变可能（图 4-3-2）。

手术结果

患者在全麻低温体外循环下行心脏肿瘤切除术。术中切开右房，探查见冠状静脉窦开口占位，质韧，肿块位于冠状静脉窦内，完整剥离肿瘤，大小约 2 cm × 3 cm。术后病理大体见：带包膜肿物，大小 3.2 cm × 2.5 cm × 1.1 cm，切面灰黄灰褐色，质中（图 4-3-3）。镜下送检组织内见上皮样细胞。免疫组化结果示：肿瘤细胞 CD31（+），FLI-1（+），CD34（+），Erg（+），Ki-67（5% 阳性），符合血管内皮来源肿瘤表型。FISH：CAMTA1（+）。基因检测未见基因融合及突变。结合免疫组化及 FISH 检测结果：考虑上皮样血管内皮瘤。

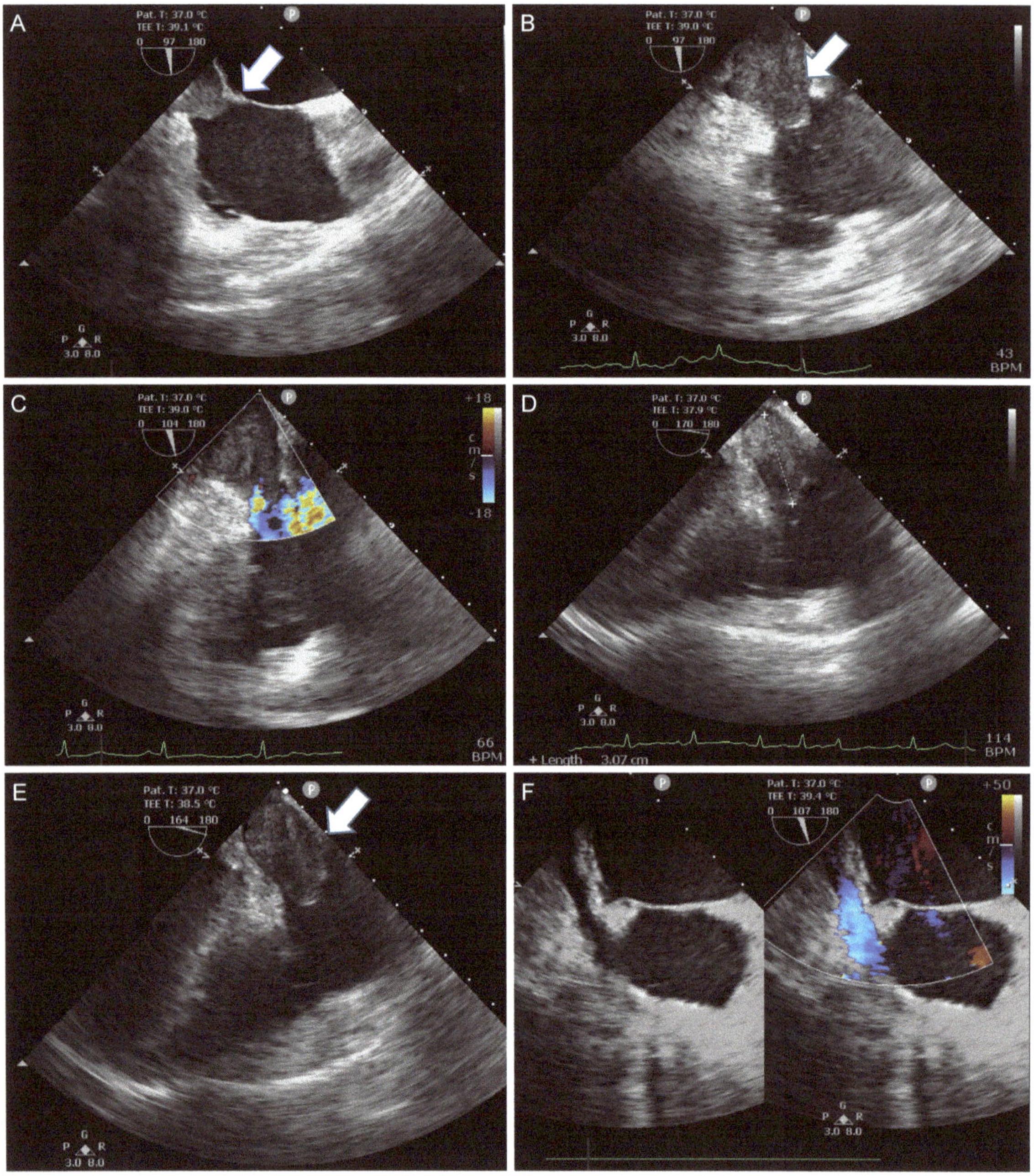

图 4-3-1　**经食管超声心动图**

A、B. 双房心切面显示冠状静脉窦内实质占位，冠状静脉窦增宽；C. 冠状静脉窦内血流稀疏；D、E. 四腔心变异切面显示冠状静脉窦内占位，大小约为 3 cm；F. 冠状静脉窦内占位切除术后，冠状静脉窦内径较前缩小，内未见实质回声

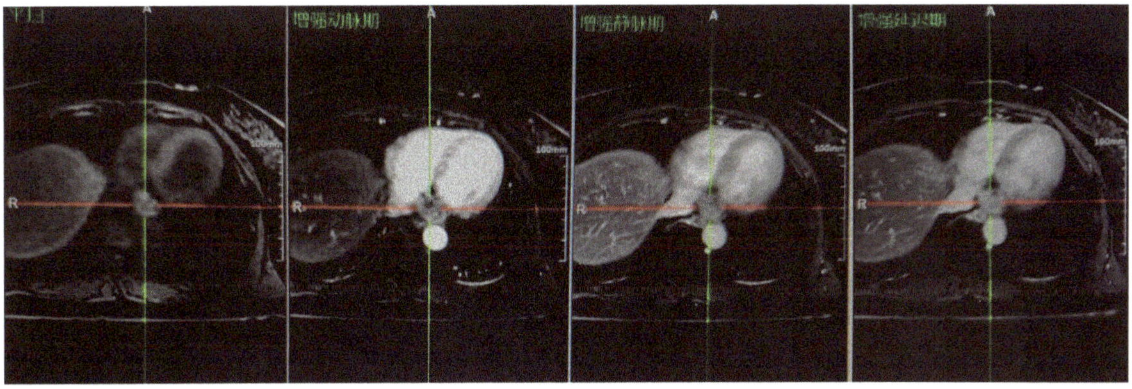

图 4-3-2 横断面 PET/MR 融合图像显示心房后壁冠状静脉窦位置可见一类圆形软组织肿块，边界清晰

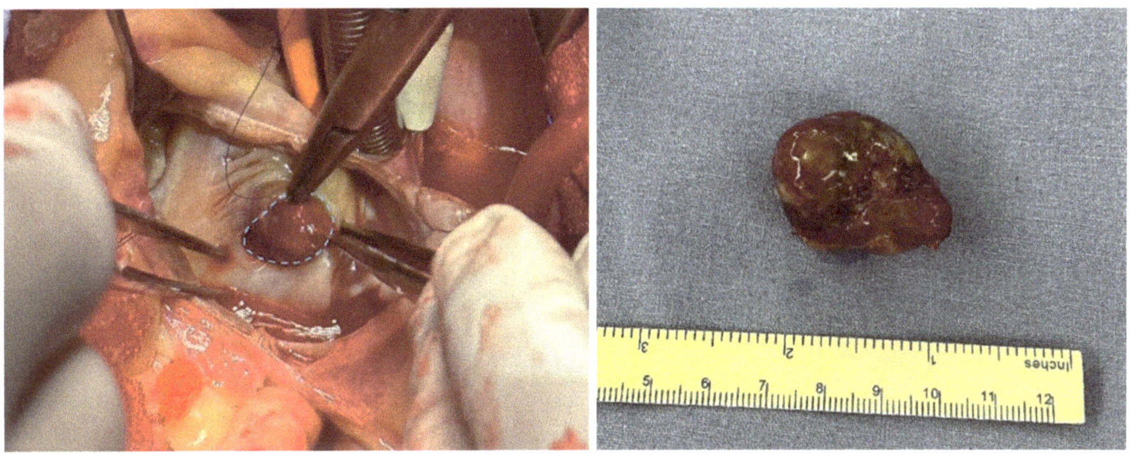

图 4-3-3 手术切除的冠状静脉窦肿瘤标本，大小约 2 cm × 3 cm，质地坚韧，表面光滑

分析讨论

原发性心脏肿瘤临床罕见，发病率为 0.001%~0.3%，其中冠状静脉窦内肿瘤极为罕见。上皮样血管内皮瘤（epithelioid hemangioendothelioma，EHE）是一种源自血管内皮细胞的罕见肿瘤，在所有血管肿瘤中占比不到 1%。截至目前，全球报道的 EHE 病例不足 1 000 例，EHE 可发生于身体各个系统器官，以肝、肺、骨、软组织等部位多见，而发生于心脏的 EHE 尤为罕见，仅占所有心脏肿瘤的 0.5% 以下，其中累及冠状静脉窦的病例更是仅有个案报道。上皮样血管内皮瘤病因不明，可能与遗传因素、分子生物学异常以及血管内皮细

胞的异常增殖和分化相关。该肿瘤好发于 30~50 岁人群，女性略多于男性。肿瘤通常生长缓慢，但部分病例可发生远处转移，影响患者预后。本例患者为 55 岁女性，因体检发现冠状静脉窦内占位就诊，术后病理及免疫组化证实为 EHE，结合影像学及分子检测结果，为该罕见部位肿瘤的诊断与治疗提供了重要临床参考。

心脏 EHE 的临床表现缺乏特异性，大部分患者是在体检或影像检查时偶然发现，少数可能出现心悸、胸痛、呼吸困难、心功能不全等症状。本例患者心脏超声提示冠状静脉窦增宽伴中低回声团块，初步提示血管源性病变可能，但难以明确良恶性。进一步 PET/MR 检查显示，病灶 T1WI 及 T2WI 均呈稍高信号，DWI 等信号伴 ADC 高信号，提示病灶内水分子弥散受限较轻，符合低度恶性或良性肿瘤的影像学特征；而最大 SUV 值 2.5 虽高于正常组织，但显著低于典型恶性肿瘤（如血管肉瘤 SUV 值常大于 5），支持良性或低度恶性病变的判断。

本例病理检查显示肿瘤由上皮样细胞构成，免疫组化 CD31、CD34、FLI-1、Erg 阳性，符合血管内皮来源肿瘤表型。更重要的是，FISH 检测显示 CAMTA1（+），这是 EHE 的特异性分子标志物，约 90% 的 EHE 可检测到 CAMTA1-WWTR1 融合基因，而本例基因检测未发现融合或突变，可能与检测方法敏感性相关。

对于局限的单灶 EHE，完全外科切除是首选治疗手段。本例肿瘤发生在冠状静脉窦内，属于心脏 EHE 中极为罕见的部位，因肿瘤局限于冠状静脉窦，边界清晰，无心腔广泛侵犯，因此通过外科手术即成功实现了根治性切除。患者术后需长期随访，密切观察病情变化，以便及时发现复发或转移情况。

参考文献

[1] Maron B J, Towbin J A, Thiene G, et al. Contemporary definitions and classification of the cardiomyopathies: an American Heart Association Scientific Statement from the Council on Clinical Cardiology, Heart Failure and Transplantation Committee; Quality of

Care and Outcomes Research and Functional Genomics and Translational Biology Interdisciplinary Working Groups; and Council on Epidemiology and Prevention[J]. Circulation, 2006, 113(14):1807-1816.

[2] Huang W, Li L, Gao J. Epithelioid hemangioendothelioma of the right atrium invaded the superior vena cava: Case report and review of literature[J]. Int J Cardiovasc Imaging, 2021, 37(1):285-290.

[3] 吴昕 , 李秉璐 , 郑朝纪 , 等 . 上皮样血管内皮瘤的诊断和治疗 [J]. 中国医学科学院学报 , 2018, 40(5):667-672.

[4] Deng Y, Yan R, Liu R, et al. Primary cardiac epithelioid haemangioendothelioma[J]. European Heart Journal, 2020, 42(15):1532.

[5] Sugimoto T, Yamamoto K, Yoshii S. A primary epithelioid hemangioendothelioma of the right atrium: Report of a case and literature review[J]. Open J Thorac Surg, 2013, 3(2):63-67.

[6] Nensa F, Tezgah E, Poeppel TD, et al. Integrated ^{18}f-fdg pet/mr imaging in the assessment of cardiac masses: A pilot study[J]. Journal of Nuclear Medicine, 2015, 56 (2): 255-260.

病例 4 三维经食管心超诊断瓣膜病性房颤伴房间隔左侧囊袋血栓

李亚彤 陈海燕

病例介绍

患者男性，59 岁，因“胸闷气促伴心慌 8 年余，近 1 年加重”来我院就诊。患者 8 年前出现劳力性气促，劳力性胸闷，阵发性心慌，加重时间 1 年。无咳嗽、咳白色泡沫痰；无咯血、胸痛、胸前区压迫感；无端坐呼吸、夜间阵发性呼吸困难；无背痛、腹痛、左侧肩胛区疼痛；无下肢水肿；无发热。患者既往无高血压、糖尿病及冠心病病史，无外伤手术史。查体：血压 98/65 mmHg，心率 80 次 /min，心律不齐，心尖部可闻及Ⅲ / Ⅵ级收缩期吹风样杂音，无水冲脉、枪击音或外周毛细血管征。心电图提示：心房颤动；T 波改变（T 波在Ⅱ、Ⅲ、aVF 导联低平、浅倒置）。

超声所见

经胸超声心动图显示：二尖瓣轻度狭窄及重度反流；主动脉瓣稍增厚伴轻度反流；轻度肺高压，中度三尖瓣反流；极少量心包积液。诊断为风湿性心脏病，为接受手术治疗收治入院。术中经食管超声心动图发现房间隔左侧囊袋伴血栓形成（图 4-4-1、图 4-4-2）。

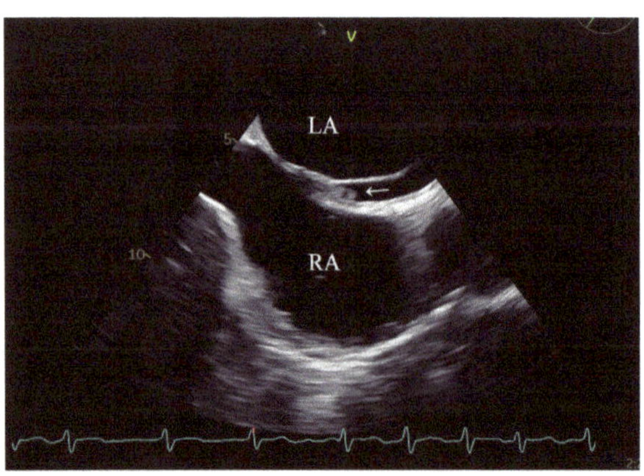

图 4-4-1 二维经食管超声心动图显示房间隔左侧囊袋血栓（箭头所示）
LA. 左心房；RA. 右心房

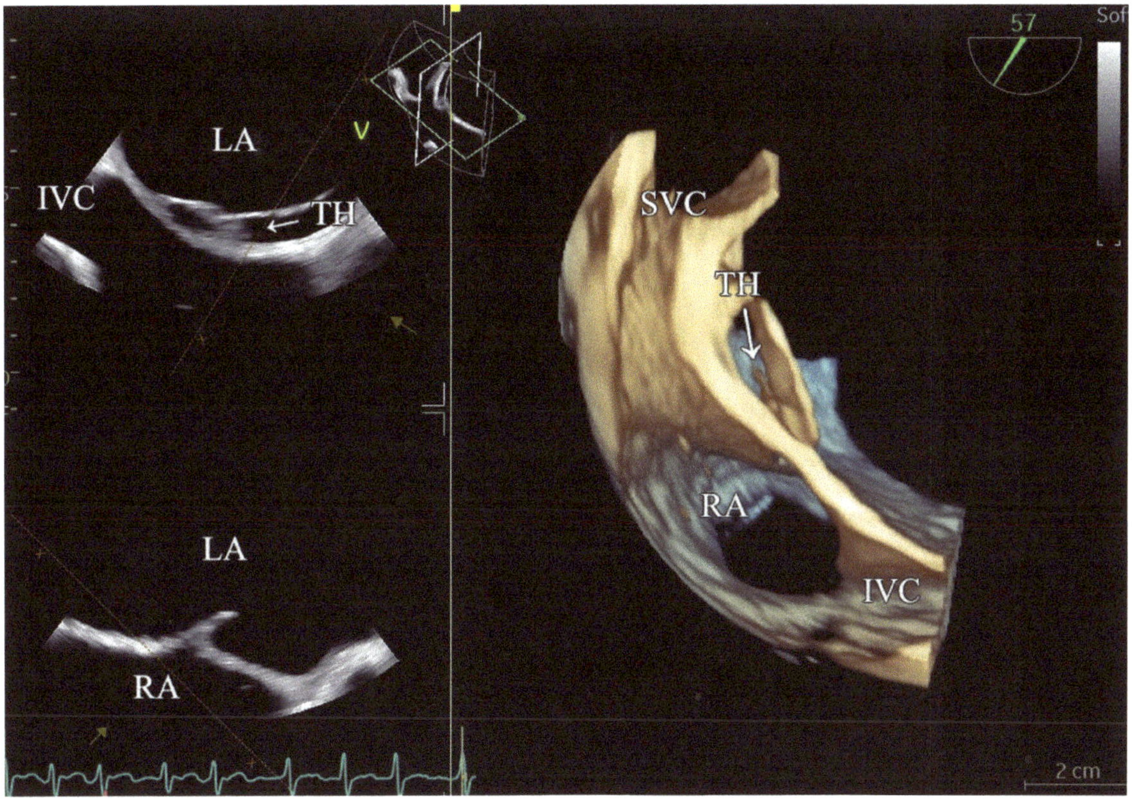

图 4-4-2 三维经食管超声心动图（3D–TEE）显示房间隔左侧囊袋血栓（箭头所示）
LA：左心房；RA：右心房；IVC：下腔静脉；SVC：上腔静脉；TH：血栓

其他影像学检查

头颅 CT 平扫提示：脑内散在腔隙灶；右上颌窦炎。

胸部 CT 平扫提示：两肺散在慢性炎症；心脏增大，心包少量积液，主动脉瓣钙化。

冠脉造影提示：左冠状动脉主干、前降支、回旋支、右冠状动脉均未见明显狭窄。

手术结果

术中探查见卵圆窝处左房侧呈囊袋，囊袋内陈旧性血栓形成（图 4-4-3）。剪除囊袋，清除血栓，并行病理学检查证实为血栓（图 4-4-4）。术后复查超声心动图未见明显异常。

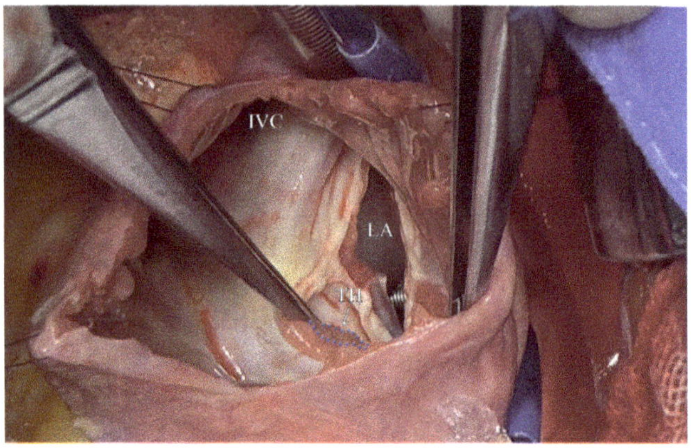

图 4-4-3 术中直视下房间隔囊袋血栓（箭头所示）
IVC：下腔静脉；SVC：上腔静脉；TH：血栓

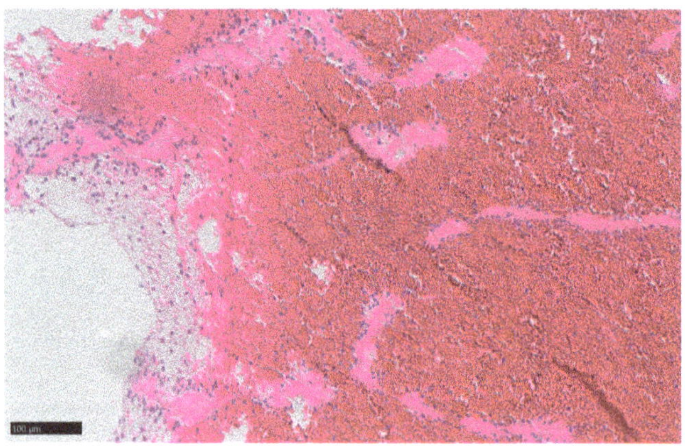

图 4-4-4 组织病理学图像显示囊袋内血栓

分析讨论

房间隔左侧囊袋（left atrial septal pouch，LASP）内血栓形成的发生率为0.004%，既往研究提示 LASP 不是独立的血栓来源，与隐源性卒中也无统计学关联。然而，Kabirdas 等报道了“网状 LASP”可增加血栓风险。非瓣膜性房颤患者中 90% 的血栓发生于左心耳，而 Strachinaru 等及 Ohanyan 等报道了该人群中 LASP 血栓形成的案例，提示当存在血流动力学异常时，左房其他特殊解剖结构亦可能发生局部血栓形成。风湿性二尖瓣狭窄患者中，50% 的血栓发生在左心耳以外部位，也支持了上述发现。本病例患者同时存在风湿性二尖瓣狭窄及房颤，其血栓形成的机制可能与经典的 Virchow 三要素（淤血、内皮损伤、血液高凝状态）的协同作用相关：LASP 的解剖特征导致局部血流淤滞，瓣膜病变引发囊袋局部慢性内皮损伤，二尖瓣狭窄及房颤相关的高凝状态，共同促成了血栓形成。

尽管 Elsayed 等通过 3D-TEE 证实 LASP 内血栓与栓塞事件的直接关联，但 Hołda 等的前瞻性研究则未明确 LASP 与卒中的独立相关性，提示 LASP 血栓形成需伴随其他危险因素（如房颤等高凝状态）。

Elsayed 等提出 3D-TEE 在 LASP 评估中具有检测敏感性及空间分辨率优势，本例术前经胸超声心动图未检出 LASP 及血栓，而术中 3D-TEE 清晰显示病灶，与其观点相符。因此，对于风湿性心脏病、房颤等存在高凝风险的患者，应行 TEE 检查，评估是否存在 LASP 结构及局部血栓。

参考文献

[1] Tugcu A, Okajima K, Jin Z, et al. Septal pouch in the left atrium and risk of ischemic stroke[J]. JACC Cardiovasc Imaging, 2010, 3(12):1276-1283.

[2] Strachinaru M, Catez E, Jousten I, et al. The left atrial septal pouch as a possible risk factor for stroke[J]. Echocardiography, 2016, 33(7):1016-1023.

[3] Kabirdas D, Nekkanti R. Webbed left atrial septal pouch-A new anatomical variant[J]. Echocardiography, 2018, 35(6):889-892.

[4] Strachinaru M, Morissens M, Latifyan S, et al. Left atrial septal pouch thrombus assessed on three-dimensional transoesophageal echocardiography[J]. Eur Heart J Cardiovasc Imaging, 2012, 13(11):967.

[5] Ohanyan A, Cuminetti G, Morissens M. Beware of the LASP! A structure with thrombogenic potential[J]. Echocardiography, 2020, 37(1): 152-153.

[6] Elsayed M, Hsiung M C, Meggo-Quiroz L D, et al. Incremental value of live/real time three-dimensional over two-dimensional transesophageal echocardiography in the assessment of atrial septal pouch[J]. Echocardiography, 2015, 32(12):1858-1867.

[7] Hołda M K, Krawczyk-Ożóg A, Koziej M, et al. Mid-esophageal bicaval versus short-axis view of interatrial septum in two-dimensional transesophageal echocardiography for diagnosis and measurement of atrial septal pouches[J]. Echocardiography, 2018, 35(6): 827-833.

病例 5　细小右冠状动脉左室瘘

方晓燕　陈海燕

病例介绍

患者男性，18 岁，主诉“头晕头胀十余年，黑矇频发半年”。患者既往无特殊病史，为明确病因于我院就诊。

超声所见

胸骨旁长轴切面：二尖瓣后叶瓣环根部可见扩张的冠状动脉，呈圆形管状回声（视频 4-5-1）；彩色多普勒超声示该血管内为湍流（视频 4-5-2）。大动脉短轴切面：右冠状动脉起始端增宽（视频 4-5-3）。二尖瓣水平短轴切面：右冠状动脉沿房室沟走行，其开口位于左室下侧壁基底段，瘘口大小约 5 mm；彩色多普勒超声示血管内为湍流，血流瘘入左室；连续多普勒测及瘘口处舒张期为主的血流频谱（图 4-5-1）。

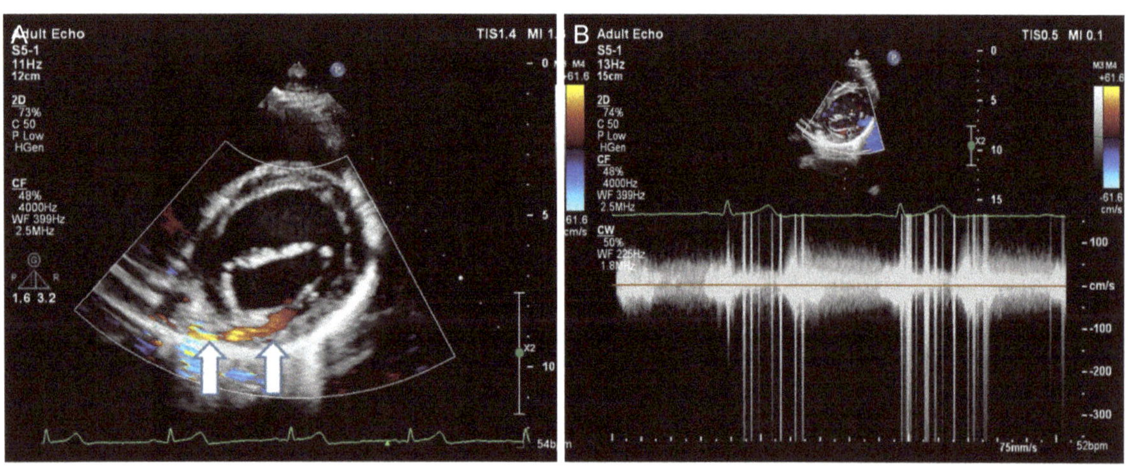

图 4-5-1　**超声图像**

A. 二尖瓣水平短轴切面示右冠状动脉瘘入左室（瘘口大小约 5 mm）；B. 连续多普勒测及瘘口处舒张期为主的血流频谱

视频 4-5-1 胸骨旁长轴切面显示二尖瓣后叶瓣环根部可见扩张的冠状动脉

视频 4-5-2 彩色多普勒超声示该血管内为湍流

视频 4-5-3 大动脉短轴切面显示右冠状动脉起始端增宽

右心声学造影：经外周上臂静脉注射造影剂后，右房室首先显影内见大量气泡，静息状态下长时间多切面观察后左房室内少量造影气泡显现。Valsalva 动作激发后即刻左房室内少量造影气泡显现，间隔 4~5 心动周期再次见少量气泡显现，提示右向左分流。

超声诊断先天性心脏病：细小右冠状动脉左室瘘（瘘口位于左室下侧壁基底段，大小约 5 mm）。

其他影像学检查

CT 血管造影：右冠状动脉粗大，远端与左心室下侧壁直接相连；房间隔见裂隙样改变，裂口约 2 mm，少量造影剂从左向右分流。

头颅 CT 平扫：未见明显异常。

处置经过

结合患者临床症状及各项检查结果，目前无冠状动脉瘘封堵术及卵圆孔未闭预防性封堵术指征，予以定期随访方案，监测瘘口大小、分流量及心脏结构变化。

分析讨论

冠状动脉瘘（coronary artery fistula，CAF）是指冠状动脉主干及其分支与心腔、心脏周围血管或支气管动脉之间的异常交通，是罕见的冠状动脉疾病，普通人群发病率仅为 0.002%。冠状动脉瘘最常起自右冠状动脉，最常见的瘘入部位为右心系统。既往认为瘘入左心室少见，仅占 3%。但随着影像技术诊断水平的不断提高，冠状动脉左室瘘的发病率有增加趋势。2002 年刘迎龙等收集的一组病例中，左室瘘占 18.1%。冠状动脉造影是诊断 CAF 的金标准，超声心动图及 CT 血管造影是无创性诊断 CAF 的可靠检查方法。

超声心动图常作为 CAF 的首选检查手段，其典型超声表现为：受累冠状动脉扩张，瘘入右房室、肺动脉及左心房，瘘口处可测及连续性分流，瘘入左心室瘘口处可测及舒张期分流，可伴有左心增大及节段性室壁运动异常。对于瘘管细、瘘口小、分流量少且心脏结构无明显改变的病例，经胸超声心动图检查极易漏诊，多切面探查及应用彩色多普勒超声观察心腔内异常血流束有助于诊断。此外，该病例扩张的冠状动脉在胸骨旁长轴切面呈圆形管状回声，应注意与扩张的冠状静脉窦相鉴别。扩张的冠状静脉窦常见于永存左上腔静脉、心内型肺静脉异位引流及冠状静脉窦型房缺等。通过多切面追踪血管走行及发现瘘口位置可与之鉴别。

CAF 的血流动力学改变为左向右分流，导致心脏负荷增加；冠状动脉“窃血现象”的存在，导致心肌缺血。CAF 最常见的临床表现为劳力性呼吸困难和乏力，常见的并发症包括心力衰竭、感染性心内膜炎、冠状动脉瘤形成或破裂、自发性血栓形成或栓塞、心律失常等。冠状动脉瘘自发性闭合的概率极小，尤其是冠状动脉左室瘘。对有症状的或无症状但血流动力学有明显影响的 CAF 患者建议手术封闭治疗。童年时期诊断出无症状性的细小冠状动脉瘘，随年龄增长瘘口可增大，症状或并发症增加，需要监测瘘口大小及分流量。尽管该病例右心声学造影及 CTA 证实存在卵圆孔未闭，但由于临床缺乏脑缺血影像学证据，故尚无行卵圆孔未闭预防性封堵术指征。目前无冠状动脉瘘诱发脑卒中的病例报道，但已有文献报道冠状动脉瘘血栓形成导致心肌梗死事件，故应警惕症状可能与冠状动脉左室瘘微小血栓形成相关。该病例尚无冠状动脉瘘封堵术指征，但定期随访是非常必要的。

参考文献

[1] Garg N, Tewari S, Kapoor A, et al. Primary congenital anomalies of the coronary arteries: a coronary arteriographic study [J]. Int J Cardiol, 2000, 74(1):39-46.

[2] Lorenz E C, Mookadam F, Mookadam M, et al. A systematic overview of anomalous coronary anatomy and an examination of the association with sudden cardiac death [J].

Rev Cardiovasc Med, 2006, 7(4):205-213.

[3] 刘迎龙，朱晓东，吴清玉，等. 先天性冠状动脉瘘 94 例治疗体会 [J]. 中华胸心血管外科杂志，2002, 18(3):153-154.

[4] Liberthson R R, Sagar K, Berkoben J P, et al. Congenital coronary arteriovenous fistula. Report of 13 patients, review of the literature and delineation of management [J]. Circulation, 1979, 59(5):849-854.

[5] Farooki Z Q, Nowlen T, Hakimi M, et al. Congenital coronary artery fistulae: a review of 18 cases with special emphasis on spontaneous closure [J]. Pediatr Cardiol, 1993, 14(4):208-213.

[6] Sherwood M C, Rockenmacher S, Colan S D, et al. Prognostic significance of clinically silent coronary artery fistulas [J]. Am J Cardiol, 1999, 83(3):407-411.

[7] Schumacher G, Roithmaier A, Lorenz H P, et al. Congenital coronary artery fistula in infancy and childhood: diagnostic and therapeutic aspects [J]. Thorac Cardiovasc Surg, 1997, 45(6):287-294.

[8] 中华医学会心血管内科分会，中国医师协会心血管内科分会. 卵圆孔未闭预防性封堵术中国专家共识 [J]. 中国循环杂志，2017, 32(3):209-214.

[9] Al-Turki M A, Patton D, Crean A M, et al. Spontaneous thrombosis of a left circumflex artery fistula draining into the coronary sinus [J]. World J Pediatr Congenit Heart Surg, 2015, 6(4):640-642.

复旦中山

超声疑难病例荟萃

第五章 介入疑难病例

病例 1 肝脓肿穿刺引流术后并发腹膜炎

季正标　徐辉雄

病例介绍

患者男性，82 岁，主诉乏力 2 周，纳差 1 周，右上腹痛 2 天。患者十余日前出现行走乏力，3 日前摔倒后加剧，伴腰部疼痛及呕吐胃内容物。患者既往有重度骨质疏松病史。患者精神、睡眠尚可，近年来体重无增减。实验室检查：白细胞 17.45×10^9/L；中性粒细胞百分比 95.5%；CRP 197.9 mg/L；空腹血糖 11.9 mmol/L；肝肾功能、电解质正常。

超声所见

肝右叶见低回声为主混合回声区，边界不清，形态欠规则（图 5-1-1），彩色多普勒血流显像示其内短线状彩色血流。膈下可见少量积液。超声提示：肝右叶囊实性占位，考虑肝脓肿可能。

其他影像学检查

增强 CT 检查：肝右后叶见团片状低密度影，内见多房样改变，增强后部分囊壁及分隔强化，肝周可见少量积液（图 5-1-2）。CT 提示：肝右后叶占位，考虑肝脓肿。

处置经过

根据临床表现，实验室检查及影像学检查，肝脓肿诊断比较明确。完善相关检查后，患者行 CT 引导下肝脓肿穿刺置管引流术。手术过程：常规消毒铺巾麻醉后，使用 8F 穿刺引流套管针沿预定路径穿入肝脏病灶下缘，退出针芯，放入并固定引流管，回抽见红色脓性液体（图 5-1-3）。

置管引流术后 3 天，患者腹痛症状未减轻，并出现全腹部压痛、反跳痛、肠麻痹及腹腔胀气。实验室检查显示炎症指标下降不明显，白细胞 15.06×10^9/L，中性粒细胞百

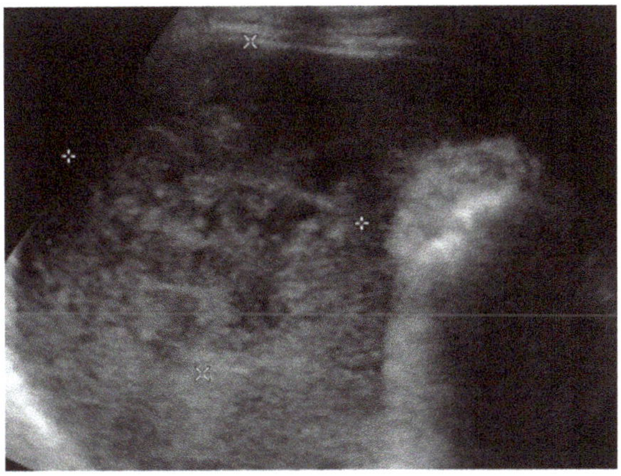

图 5-1-1 灰阶超声表现：肝右叶混合回声团块，边界不清，形态欠规则

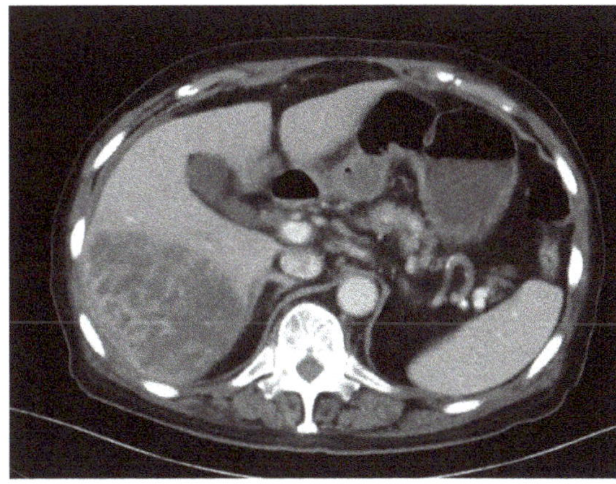

图 5-1-2 CT 表现：肝右后叶团片状低密度影，内见多房样改变

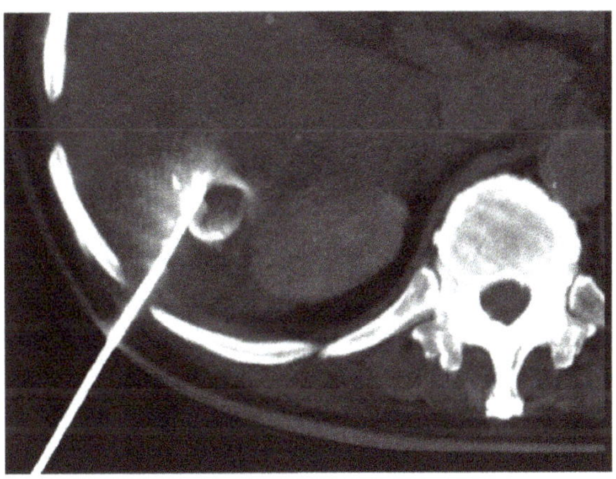

图 5-1-3 CT 引导下肝右叶脓肿穿刺置管

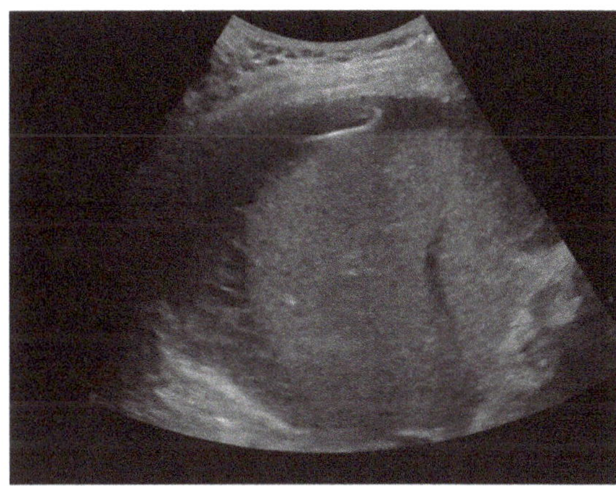

图 5-1-4 右膈下积液较前明显增多

分比 94.2%。超声复查：原 CT 引导置入的引流管在位；肝肾间隙，膈下积液较前明显增多（图 5-1-4），另腹腔肠间隙见无回声区，内透声差。考虑肝脓肿置管后局部脓液渗漏至腹腔内引起腹膜炎，建议行第二次介入治疗。

患者行超声引导下置管引流，分别于膈下、肝肾间及肠间隙放置 8F 猪尾引流管，均引流出脓性液体。另行超声造影引导下经正常肝组织肝脓肿置管引流，超声造影提示肝脓肿呈蜂窝样改变，选择其中较大范围未增强区放置引流管，引流出黄色脓性液体。予以腹腔充分引流后，患者腹痛、压痛及反跳痛症状基本消失，精神恢复可，实验室检查：白细胞 6.29×10^{9} L；中性粒细胞百分比 61.5%；CRP 14.9 mg/L，炎症指标明显好转。

分析讨论

肝脓肿是临床常见的严重感染性疾病，影像引导下经皮穿刺引流已成为首选治疗方法。然而，穿刺路径的选择直接影响治疗效果和并发症发生率，其中经正常肝实质穿刺是关键技术原则。经正常肝实质的穿刺路径利用肝组织的“封闭效应”可预防脓液外渗，当导管穿过长度≥ 1.5 cm 正常肝组织再进入脓腔时，肝实质的弹性回缩可形成自然密封，防止脓液反流。临床观察显示，直接穿刺脓肿壁是导致术后脓液渗漏和腹膜炎的主要因素。正常肝实质还具有生物屏障功能，其丰富的吞噬细胞系统和淋巴网络能清除穿刺带入的细菌，降低感染风险。

CT 引导存在实时性不足和多平面成像困难等缺陷。术者为确保准确性常选择最短路径，导致缺乏足够肝实质保护。研究显示，CT 引导下肝脓肿穿刺并发症发生率为 8.57%，略高于超声组的 5.88%。超声引导肝脓肿穿刺的显著优势是可实现实时动态监测，清晰显示针尖位置及周围结构。其多角度成像能确保穿刺针道经过足够正常肝组织。数据显示，超声引导肝脓肿穿刺一次成功率达 81.7%，操作时间显著短于 CT 引导，治愈率达 91.2%。

超声对多房脓肿处理优势明显，可通过超声造影显示脓肿液化坏死区域，可实施多点穿刺。其便携性支持床边操作，特别适合 ICU 危重患者。并发症预防要点除确保经肝实质穿刺外，操作应遵循张力较高脓肿先抽吸减压，冲洗也要遵循“量出为入”，切忌冲洗压力过大导致炎症播散，选择猪尾型引流管可减少脱管风险。临床上应严格控制糖尿病患者的血糖，加强营养支持。通过规范化的穿刺技术和综合治疗，可显著提高肝脓肿介入治疗的安全性和有效性。

参考文献

[1] 刘兆玉，畅智慧，王海瑞，等 . 肝脓肿介入治疗辽宁专家共识 (2022)[J]. 介入放射学杂志，2022, 31(7):642-650.

[2] 孔雪梅，刘英惠 . B 超引导下穿刺置管引流治疗肝脓肿的临床效果观察及安全性 [J]. 影像研究与医学应用，2020, 4(15): 194-195.

[3] 中华医学会急诊医学分会 . 细菌性肝脓肿诊治急诊专家共识 [J]. 中华急诊医学杂志，2022, 31(3):273-280.

病例 2 妊娠期合并盆腔肿物穿刺活检

金赟杰　闻捷先

病例介绍

患者女性，37 岁，因“停经 14w+5d，发现盆腔肿物 1 月余”入院。2021 年 11 月患者因备孕于外院行经阴道超声检查，结果提示：左侧卵巢弱回声（范围约 20 mm × 20 mm）。2022 年 3 月于外院行超声检查提示：宫内妊娠（45 天左右）；左侧卵巢囊肿；盆底部弱回声结构，性质待定（范围 66 mm × 47 mm × 48 mmm）。2022 年 4 月外院超声随访提示：直肠后方盆底部弱回声结构（较前次明显增大），性质待定（范围 73 mm × 79 mm × 80 mm），肿瘤标志物：AFP 23.8 ng/mL（↑）；CA125（−），CA19-9（−），CA15-3（−），CEA（−）。专科查体：腹围 × 宫高：98 cm × 12 cm，胎心 152 次 / 分。月经史：初潮 15 岁，周期 5-7/28-32，月经正常，有痛经史。生育史：0-0-0-0。既往手术史：2020 年子宫内膜息肉宫腔镜检查术。患者无腹痛、阴道流血、肛门坠胀等不适。

超声所见

经阴道超声检查：子宫直肠窝见形态不规则低回声，大小约 79 mm × 45 mm × 44 mm，边界清，回声不均匀，CDFI 内部未见明显彩色血流，囊壁见短线状彩色血流（图 5-2-1）。超声提示：盆腔占位，考虑后腹膜来源病变，性质待定。

处置经过

拟行超声引导盆腔肿块穿刺活检。通过比较图像清晰度、评估穿刺路径安全性后（图 5-2-2），决定行超声引导下经会阴部盆腔肿块穿刺活检术。使用 18G 半自动核心活检针，操作顺利，取出灰白色组织 2 条（图 5-2-3），术中术后无并发症。穿刺病理结果示镜下为显著胶原化组织，可供诊断实体细胞少，不足以判断病变类型。临床考虑该盆腔肿块为良性病变可能大且患者处于妊娠状态，故暂不处理。患者于 2022 年 10 月行剖宫产分娩一健康女婴，后定期随访。2024 年 7 月患者为行盆腔肿块切除术收治入院。

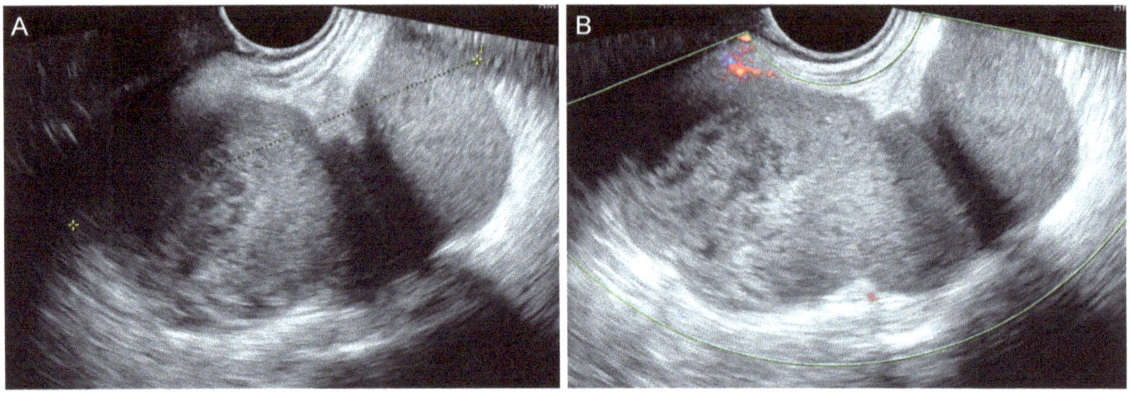

图 5-2-1　经阴道超声图像

A. 子宫直肠窝见形态不规则低回声不均质团块；B. CDFI 未见明显彩色血流

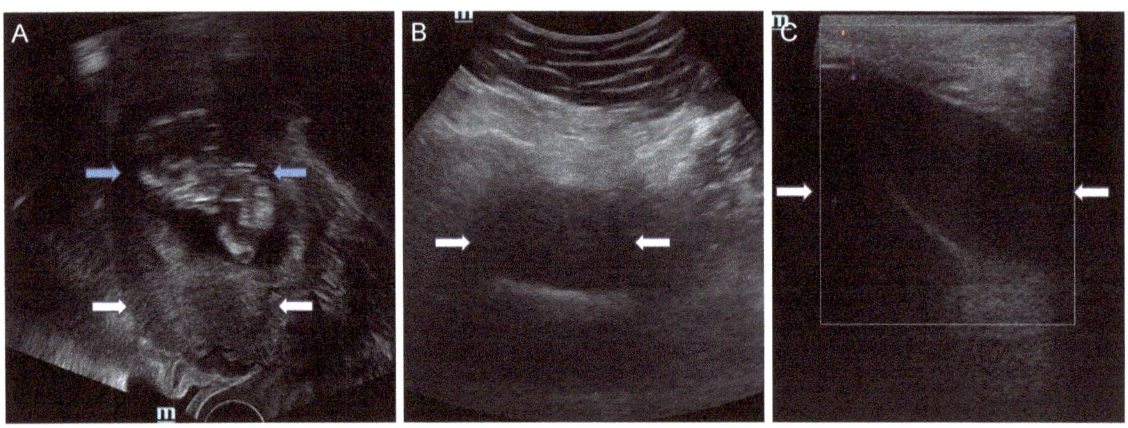

图 5-2-2　不同探查路径声像图表现

A. 经阴道超声图像（白色箭头处为肿块，蓝色箭头处为妊娠囊）；B. 经臀部超声图像；C. 经会阴部超声图像

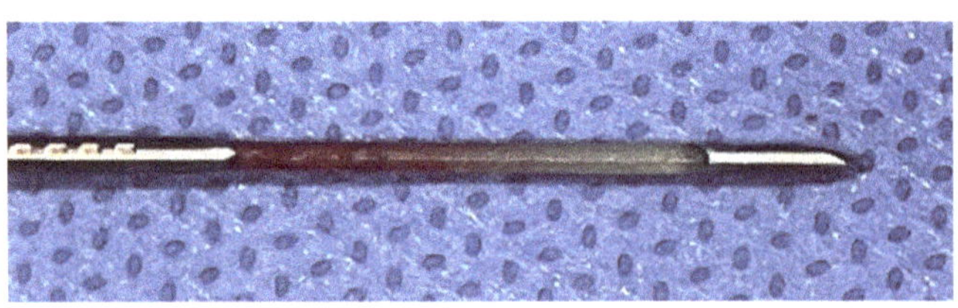

图 5-2-3　18G 核心活检针切取组织，呈灰白色

手术结果

术中见骶前囊实性病损，范围约 10 cm × 5 cm，形状不规则，沿肿物周围分离，将病损完整切除。病理巨检：囊性肿物大小 7 cm × 3 cm × 3 cm，切面灰褐质中，质软，囊壁厚 0.2 cm，囊壁尚光滑。病理诊断：表皮囊肿破裂伴感染。

分析讨论

骶前囊肿是位于直肠与骶尾骨之间的囊性或囊实性肿块，临床发病率低，为 1：60 000~1：40 000，主要见于幼儿及成年女性患者（男女比例为 1：15）。骶前囊肿的病理类型多样，以良性为主，根据组织病理学特征和起源可分为：表皮样囊肿和皮样囊肿、后肠源性囊肿、畸胎瘤、单纯性囊肿、继发性恶性病变等。骶前表皮样囊肿的影像学表现多为直肠后方、骶骨前方的囊性或囊实性占位。MRI 特征表现为 T1WI 均质或不均质低信号，T2WI 不均质高信号，囊壁薄而均匀，囊内可见云絮状或结节状角化物。超声特征表现为与骶骨和直肠壁分界清晰的低回声或无回声团块，彩色多普勒示肿块内无血流信号，超声造影确定肿块内无增强应高度怀疑本病。

超声引导下盆腔肿块穿刺活检的常规路径包括：经腹壁、腰背部、臀部，需避开肠道、膀胱、血管等重要脏器。特殊穿刺路径有：经阴道、经直肠、经会阴部等。为明确病理类型，应使用核芯针活检，活检针规格选择一般为 18G/16G。

本病例的思考包括：①穿刺活检的重要性：患者属妊娠期病例，肿块良恶性决定产科临床决策，但表皮样囊肿穿刺活检可能会增加感染、破裂的风险。②妊娠期穿刺需考虑胎儿安全性。③超声造影可评估肿块性质及内部坏死区域，从而选择有效穿刺部位。本病例如术前行超声造影检查发现肿块无增强，可明确良性病变的诊断，避免不必要的穿刺活检。但患者处于妊娠期，需慎用造影剂，这限制了超声造影作为辅助手段的应用。④穿刺路径的选择：经腹部的劣势为妊娠子宫及膀胱的遮挡，经臀部的缺点是声衰减致图像分辨率低，经阴道的问题包括妊娠流产和感染的风险，经直肠有较高的感染风险，相对而言，经会阴因其具备图像清晰、途径安全性高的优势而被最终采用。

参考文献

[1] 张桂祥，高重庆，汪涛，等．骶前囊肿的诊断及外科治疗进展 [J]. 中华疝和腹壁外科杂志（电子版）, 2025,19(04): 396-400.

[2] 中国抗癌协会盆腔肿瘤整合专业委员会，中国医疗保健国际交流促进会盆腔肿瘤学分会，中国抗癌协会消化道息肉及癌前病变专业委员会，等．骶前囊肿规范化诊疗中国专家共识 (2024 版)[J]. 中华肿瘤杂志，2025, 47(1):76-85.

[3] 刘玉霞．超声在盆腔肿块与盆部腹膜后肿瘤鉴别诊断中的应用价值探讨 [J]. 影像研究与医学应用，2020, 4(19):242-243.

[4] 王成刚，龚高全．介入技术在腹膜后肿瘤临床诊疗中的应用进展 [J]. 中国临床医学，2021, 28(02):323-327.

病例 3 超声引导下肾盂淋巴瘤穿刺活检

闻捷先　季正标

病例介绍

患者男性，58 岁，既往右肾盂弥漫大 B 细胞淋巴瘤（DLBCL）病史，发现左肾占位性病变 3 月余。患者于 2020 年 11 月体检发现“右肾积水，双肾占位”，后行输尿管镜检查示：右输尿管管口狭窄，输尿管镜无法通过，左输尿管、左肾盂内未见明显新生物。2020 年 12 月行腹腔镜下右肾周粘连松解术 + 肿瘤活检术，病理提示 B 细胞非霍奇金淋巴瘤，倾向 DLBCL。之后行 R-CHOP 治疗 4 周期 +R 单药治疗 4 周期，随访至 2024 年 7 月 CT 检查发现左肾盂新发病灶，考虑淋巴瘤复发可能。后于外院行左肾盂病灶穿刺活检，因活检组织较少未能明确病理。2024 年 10 月为再次行左肾肿块活检来我院就诊，收治入院。

超声所见

双肾大小正常，形态规则，右肾盂分离 13 mm，肾窦回声增厚，左肾盂分离 9 mm，肾盂内见数个低回声团块，较大 29 mm × 14 mm，CDFI 见少量短线状彩色血流（图 5-3-1）。超声造影显示：左肾盂病灶 12 s 开始增强，18 s 达峰值，35 s 开始减退（图 5-3-2）。超声提示：左肾盂占位，结合病史考虑淋巴瘤可能性大。

处置经过

患者完善检查后经评估无明显穿刺手术禁忌证，遂行超声引导下左肾盂肿块穿刺活检术，为增加活检成功率及减少术后出血风险，决定采用同轴穿刺法 + 明胶海绵封堵。穿刺过程（图 5-3-3，视频 5-3-1~ 视频 5-3-3）：常规消毒铺巾，利多卡因局麻，超声引导下 17G 同轴穿刺针沿肾锥体穿入肾盏至肾盂肿块内，拔除针芯，放入 18G 半自动活检枪，取出活组织 2 条（长度 20 mm），经同轴针注入明胶海绵悬浊液 2 mL，缓慢退针至肾包膜同时再推注明胶海绵悬浊液约 2 mL，见穿刺区及针道内强回声填充，彩色多

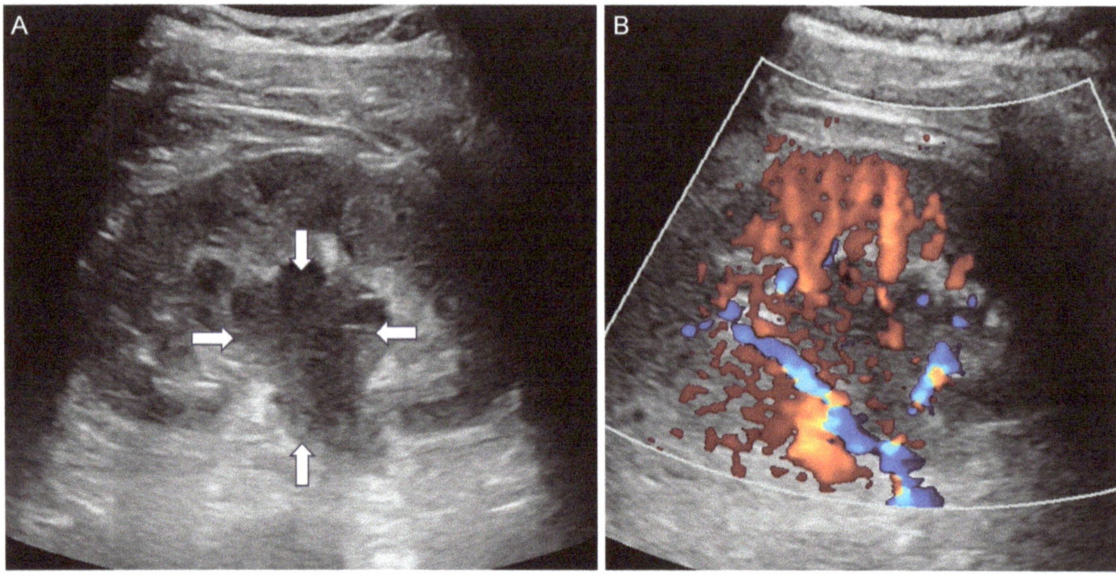

图 5-3-1　**声像图表现**

A. 左肾盂内见低回声团块；B. CDFI 见少量短线状彩色血流

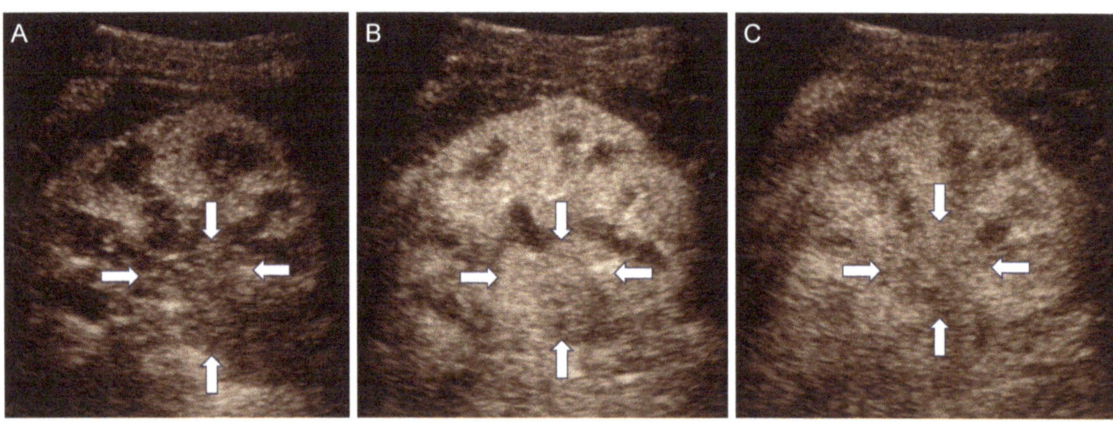

图 5-3-2　**超声造影表现**

A. 肾盂病灶 12 s 开始与肾实质同步增强；B. 18 s 达峰值，强度略低于肾实质；C. 病灶 60 s 呈低回声

视频 5-3-1　超声引导下左肾盂肿块穿刺过程

视频 5-3-2　经同轴针置入活检枪，切取组织过程

视频 5-3-3　经同轴针注入明胶海绵过程

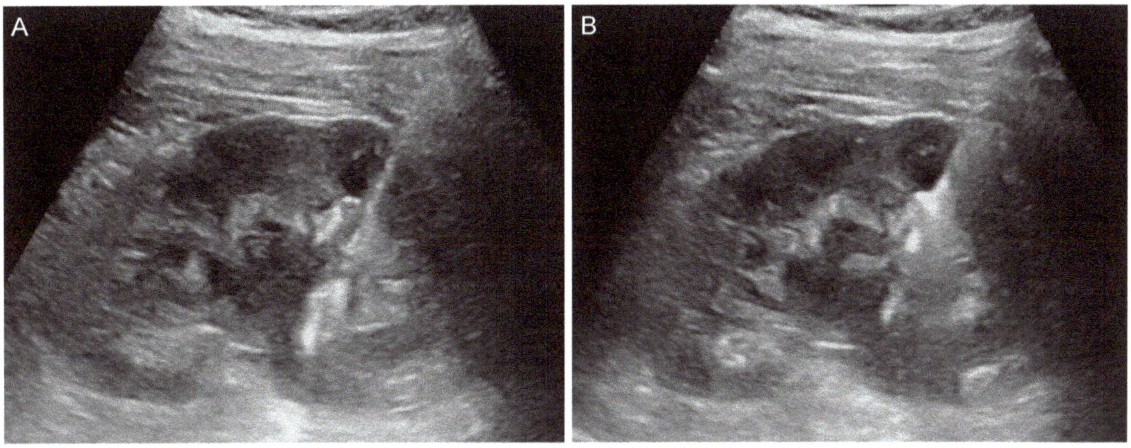

图 5-3-3 **超声引导下肾盂肿块穿刺活检过程**

A. 经同轴针置入 18G 活检枪，切取肿块组织；B. 经同轴针注入明胶海绵悬浊液，见针道强回声填充

普勒超声示针道处未见明显彩色血流信号。术后平卧制动，加压包扎。患者术后 24 小时无不适主诉，生命体征平稳，血、尿常规检查无异常。

病理结果

（左肾肿物）穿刺组织内大量淋巴组织增生，结合免疫组化结果，考虑为弥漫大 B 细胞淋巴瘤（non-GCB 型）。

分析讨论

肾脏累及是一种罕见的 DLBCL 结外受累模式，临床表现和实验室检查均缺乏特异性，临床表现以腰部疼痛、血尿、腹部肿块、发热、体重下降为主，患者血清 LDH、β2- 微球蛋白多有升高，且增高水平与预后相关。文献报道，肾脏累及的 DLBCL 患者男女比约为 2∶1，中位发病年龄为 55~65 岁，肾小球滤过率小于 30 mL/（min · 1.73 m^2）者整体比例小于 20%，提示肾脏累及对肾功能的影响并不明显。

肾淋巴瘤表现多样，包括多发病变、单发病变、腹膜后病变的直接累及、肾周间隙受累以及单个或两侧肾脏的弥漫性浸润，其中多发病变最为常见，约占 50%~60%。影像学表现为多个大小不一的实质肿块，直径通常为 1~4.5 cm。

CT 影像上病变密度略高于周围实质。病变内钙化少见。MRI 图像中 T1WI 肿瘤信号强度低于正常皮质，T2WI 呈等信号或低信号。超声图像上，肿块通常呈低回声且较均匀，边界不清，彩色多普勒可显示正常肾血管受压位移，而病变内血管较少。肾淋巴瘤通常是一种乏血供肿瘤，这一特征非常重要，有助于将其与常见的富血供肿瘤（如肾细胞癌、嗜酸细胞瘤和血管平滑肌脂肪瘤等）区分开来。此外，肾静脉或腔静脉栓子在肾淋巴瘤中也极少见。

经皮穿刺活检对确诊肾淋巴瘤至关重要，可减少不必要的肾切除手术。文献报道，CT 和超声引导手术的准确性相似，而超声可提供实时引导且无辐射，成功率高，是肾穿刺活检的首选方法。本例患者病变仅累及肾盂，这在肾淋巴瘤中极为罕见，也增加了穿刺活检的操作难度。为减少多次穿刺可能带来的操作风险及术后出血风险，决定采用同轴穿刺法 + 明胶海绵封堵针道。同轴穿刺法可避免多次穿刺脏器并减少肿瘤针道种植风险，可反复获取多条组织以提高病理诊断率，穿刺后可用明胶海绵封堵针道，减少出血风险。明胶海绵制备方法快速，操作简便，可吸收数十倍自身重量的血液，使局部组织的血流减缓和中断引起机械栓塞。据文献报道，明胶海绵封堵针道可减少肝穿刺活检出血风险，出血相关并发症由 16.2% 降至 4.8%。本例患者肾脏有轻度积水，相较无积水肾穿刺操作难度有所降低，注意以下要点可提高成功率，减少并发症：①手术全程应在实时超声引导下进行；②进针点应选择肾脏凸缘后侧方的 Brodel 无血管区；③穿刺针应沿肾锥体中央穿入肾盏，避免损伤血管。

参考文献

[1] 王博恩，陈思远，施晴，等．肾脏累及的弥漫性大 B 细胞淋巴瘤患者临床病理特征 [J]. 上海交通大学学报（医学版）, 2024, 44(9):1162-1168.

[2] 徐超丽，魏淑萍，傅宁华，等．原发性肾脏弥漫性大 B 细胞淋巴瘤超声表现 [J]. 临床超声医学杂志，2016, 18(1):51-53.

[3] Ganeshan D. Imaging of primary and secondary renal lymphoma[J]. AJR Am J Roentgenol, 2013, 201:W712-W719.

[4] Sheth S. Imaging of renal lymphoma: patterns of disease with pathologic correlation[J]. Radiographics, 2006, 26:1151-1168.

[5] Sungho Koh. Decreased bleeding-related adverse events using track embolization with gelatin sponge slurry after percutaneous liver biopsy: A propensity score-matched study[J]. J Vasc Interv Radiol, 2023, 34(12):2128-2136.

病例 4　超声引导下腱鞘炎松解及注射治疗

陆蓓蕾　徐辉雄

病例介绍

患者男性，45 岁，办公室文员，Ⅰ型糖尿病患者。右手多个手指疼痛伴弹响 3 个月，加重 2 周。曾接受口服 NSAIDs（塞来昔布）、支具固定治疗 1 个月，症状未缓解仍频繁发作，近 2 周出现明显弹响，需左手辅助伸直。右手拇指、中指、无名指多处压痛，部分可触及结节；主动屈伸拇指时触及“咔哒”感（弹响试验 +）。

超声所见

右手拇指、中指及环指（无名指）屈肌腱 A1、A2 滑车增厚，掌指关节水平腱鞘增厚（最厚处 2 mm，正常 < 0.5 mm），肌腱滑动受限（图 5-4-1）；彩色多普勒超声示腱鞘未见明显血流信号。分型：符合Ⅱ期狭窄性腱鞘炎（肌腱可滑动但需外力辅助）。

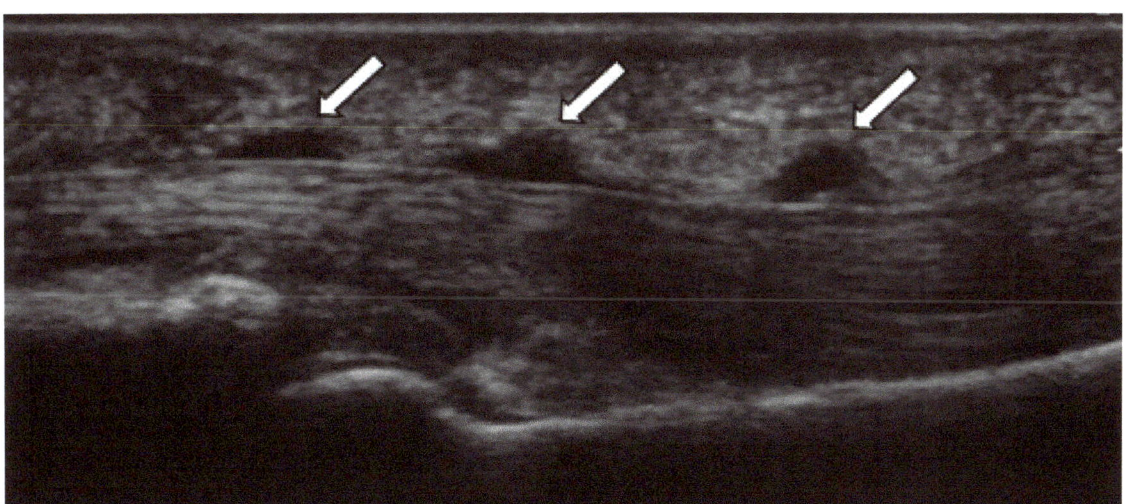

图 5-4-1　中指屈肌腱 A1 及 A2 滑车增厚（白色箭头）

处置经过

患者行超声引导下右拇指、中指、示指腱鞘松解术。采用平面内进针，22G 穿刺针进入腱鞘与肌腱间腔，注入少量药液，松解针纵向切开 A1、A2 滑车增厚处（图 5-4-2，视频 5-4-1），需超声实时监测切开深度，避免损伤肌腱，充分松解后，剩余药液注入腱鞘腔。即时效果：患者即刻主动屈伸拇指无弹响，VAS 疼痛评分从 6 分降至 1 分。术后 1 个月随访，屈肌腱腱鞘增厚已不明显（图 5-4-3）。

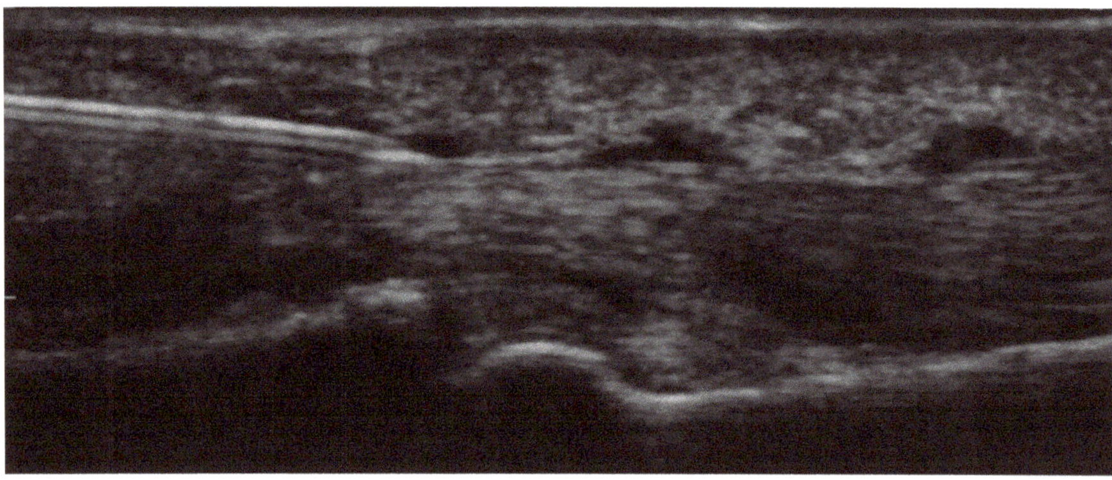

图 5-4-2　术中利用 22G 针头对中指增厚腱鞘进行反复松解及注射治疗

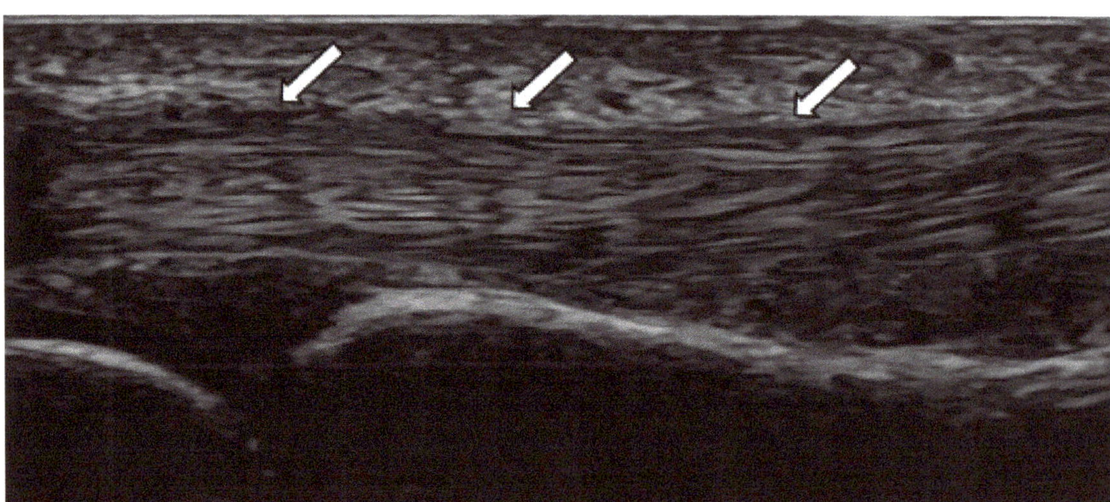

图 5-4-3　术后 1 个月，显示中指屈肌腱腱鞘增厚不明显

视频 5-4-1 穿刺针松解腱鞘过程

分析讨论

扳机指的超声表现包括屈肌腱滑车（最常见的是 A1 滑车）增厚，呈低回声，伴有或不伴有彩色血流信号，伴有或不伴有异常的屈肌腱炎。扳机指通常首先接受保守治疗，患者需佩戴夹板并服用非甾体抗炎药或注射可的松。如果保守治疗失败，可通过介入松解 A1 滑车。

1958 年首次报道了利用简单临床标志进行盲目经皮松解术，其疗效与开放手术相当；然而，也报道了一些并发症，例如松解范围过广延伸至 A2 滑车或损伤指间神经。超声引导下松解术并发症发生率较低（0.02%），可以在手术过程中直接观察血管和神经结构。

超声引导下手指腱鞘炎松解及注射治疗快速、无痛、无风险、费用低廉，几乎无需休息，并且适用于高风险患者。大多数患者的扳机指症状在术后立即缓解，并在术后 6 个月内恢复，几乎所有患者均可获得满意的疗效。

参考文献

[1] Akhtar S, Bradley M J, Quinton D N, et al. Management and referral for trigger finger/thumb[J]. BMJ, 2005, 331(7507):30-33.

[2] Dala-Ali B M, Nakhdjevani A, Lloyd M A, et al. The efficacy of steroid injection in the treatment of trigger finger[J]. Clin Orthop Surg, 2012, 4(4):263-268.

[3] Lapègue F, André A, Meyrignac O, et al. US-guided Percutaneous Release of the Trigger Finger by Using a 21-gauge Needle: A Prospective Study of 60 Cases[J]. Radiology, 2016, 280(2):493-499.

[4] Lorthioir J J. Surgical treatment of trigger-finger by a subcutaneous method[J]. J Bone Joint Surg Am, 1958, 40-A(4):793-795.

[5] Zhao J G, Kan S L, Zhao L, et al. Percutaneous first annular pulley release for trigger digits: a systematic review and meta-analysis of current evidence[J]. J Hand Surg Am, 2014, 39(11):2192-2202.

病例 5　乳腺化生性癌穿刺活检误诊

夏罕生　徐辉雄

病例介绍

患者女性，55 岁，体检超声发现左乳外上腺体局部结构紊乱，无明显乳腺相关不适。既往无乳腺手术及恶性肿瘤病史，无家族遗传病史。体格检查未见明显异常。初诊超声提示 BI-RADS 4B 类，遂行乳腺 MRI 检查：左乳外上象限非肿块样强化，MT 待排（BI-RADS 4A）。后行超声引导下穿刺活检，病理结果：考虑腺病，伴部分导管扩张及腔内分泌物潴留，部分区导管上皮增生。临床建议随访。半年后患者自觉左乳外上不适，自行中医火罐治疗后触及肿块，复诊收治入院。

超声所见

初诊（第一次）超声检查：左乳 1~3 点距乳头 21 mm 处见腺体结构扭曲紊乱，内散在条片状低回声及可疑点状强回声，部分区域后方轻度衰减，病灶范围约 33 mm × 10 mm（图 5-5-1）。CDFI 示周边少量点状血流（图 5-5-2）。弹性超声示病变呈条片状硬度升高，弹性评分 2~3 分，应变比值 3.99（图 5-5-3）。

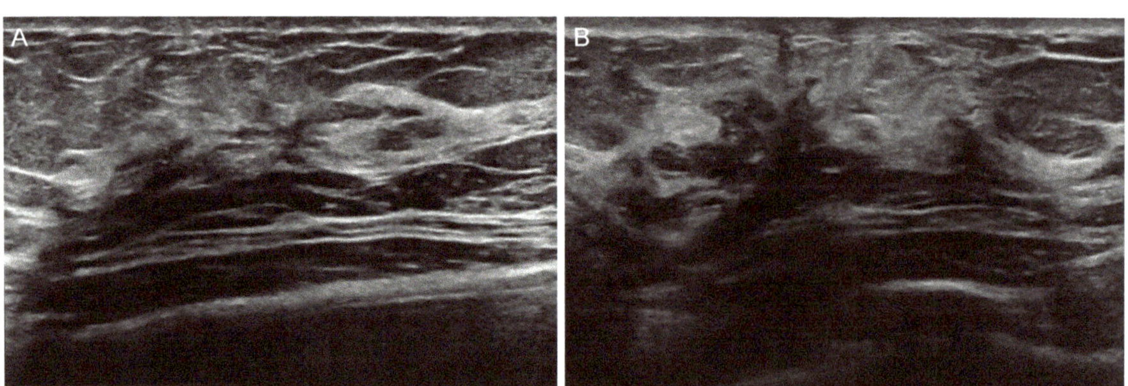

图 5-5-1　（初诊）常规超声表现

A. 左乳外上局部腺体结构扭曲，见散在条片状低回声；B. 内见可疑点状强回声，后方回声轻度衰减

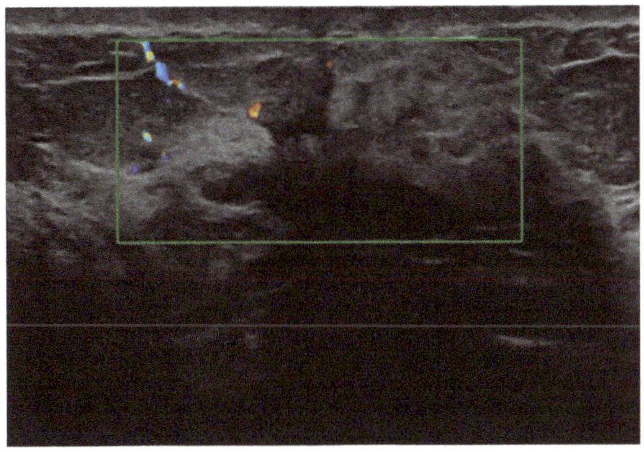

图 5-5-2 （初诊）彩色多普勒超声表现示病灶周边见少量点状血流

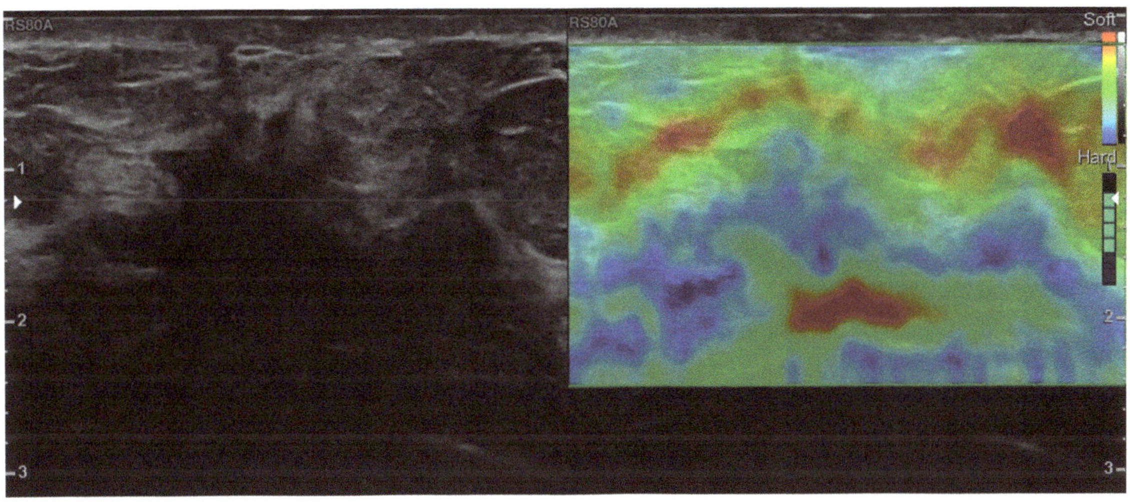

图 5-5-3 （初诊）弹性超声示病灶内见条片状硬度升高，弹性评分 2~3 分

复诊（半年后）超声检查：左乳 2~3 点见不均质低回声团块，大小约 30 mm × 19 mm，形态欠规则，边缘欠整齐，CDFI 示周边血流较丰富，RI 0.79（图 5-5-4）。弹性超声示病灶呈蓝色为主图像，弹性评分 4~5 分，应变比值 4.39（图 5-5-5）。

手术结果

患者行外科手术切除左乳肿物。大体病理：肿物约 38 mm × 35 mm × 28 mm，切面灰白、质软中，局部出血，界清。镜下：低分化恶性肿瘤，肿瘤细胞呈梭形或上皮样，伴较多新生骨样基质及破骨样巨细胞样多核细胞。结合免疫组化结果，诊断为伴间叶分化的乳腺化生性癌，间叶分化方向为骨肉瘤样。

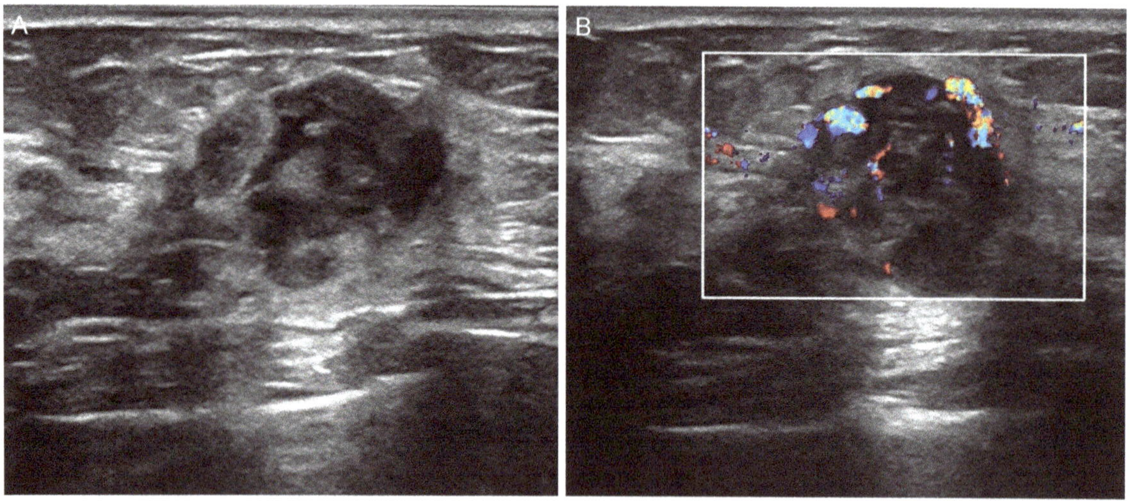

图 5-5-4 （复诊）常规超声表现

A. 左乳 2~3 点见不均质低回声团块，形态欠规则，边缘欠整齐；B. CDFI 示病灶周边见较丰富血流

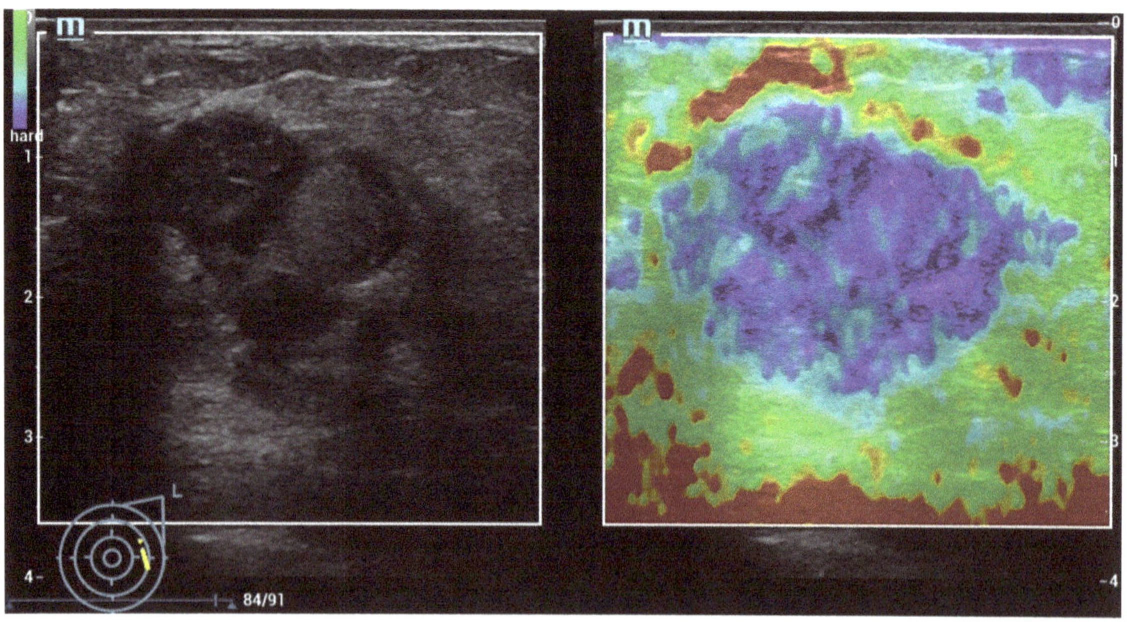

图 5-5-5 （复诊）弹性超声示病灶呈蓝色为主图像，弹性评分 4~5 分

分析讨论

1. 疾病概述　乳腺化生性癌（metaplastic carcinoma of the breast，MCB）为罕见且异质性高的侵袭性乳腺癌，占乳腺恶性肿瘤的 0.2%~1%。其病理特征为腺上皮恶性肿瘤成分向鳞状或间叶组织成分化生，可见上皮样与梭形细胞混合，并可伴骨样或软骨样基质形成。免疫表型常示基底样特征（如 p63/p40、CK5/6 阳性），多为 ER/PR 阴性、HER2 阴性，Ki-67 多较高。

2. 影像学要点　乳腺化生性癌的影像表现多变，可呈肿块或非肿块性模式。超声上常为不规则低回声肿块，内部可见混合回声，后方衰减，CDFI 周边血流较丰富；部分病例早期表现为非肿块性病变（腺体结构紊乱、散在低回声及点状强回声），易与腺病或硬化性腺病混淆。本例初诊即呈非肿块性，随后在半年内进展为不规则团块，同时弹性评分由 2~3 分上升至 4~5 分，应变比由 3.99 升至 4.39，周边血流增多且 RI 升高，提示肿瘤生物学活性增强。MRI 示外上象限非肿块样强化，但缺乏典型恶性特征时容易被低估。

3. 穿刺误诊原因分析　①取材偏差：非肿块期病灶呈片状 / 地图样分布，核芯针可能仅进入周边反应性腺体或硬化区域，未及真正恶性成分。②肿瘤异质性：化生性癌同时可含上皮样、梭形细胞与骨样基质等多成分，单点取材不具代表性，易遗漏。③病理低估：伴导管扩张、上皮增生与纤维化背景时，有限组织量可能被解读为腺病改变。④影像 – 病理不一致时处理不足：BI-RADS 4B 对应“良性”结果应复核影像与切片，补做免疫及必要时二次活检。

4. 诊疗策略建议　①对乳腺非肿块性病变且分级≥ 4A 者，若见局灶声衰减、散在强回声或短期硬度 / 血流显著上升，应将化生性癌纳入鉴别。②活检取材策略建议多靶点 / 多通道，覆盖“最硬区”“富血供区”及软硬交界区，优先使用真空辅助活检以提高组织量与代表性。③缩短随访间隔（6~8 周复查），一旦出现形态或功能成像进展，应及时再次活检。

参考文献

[1] Tavassoli F A, Devilee P. World Health Organization Classification of Tumours: Pathology and Genetics of Tumours of the Breast and Female Genital Organs[M]. IARC Press, 2003.

[2] Rayson D, Adjei A A, Suman V J, et al. Metaplastic breast cancer: prognosis and response to systemic therapy[J]. Ann Oncol, 1999, 10(4):413-419.

[3] Park J M, Han B K, Moon W K, et al. Metaplastic carcinoma of the breast: mammographic and sonographic findings[J]. J Clin Ultrasound, 2000, 28(6):283-289.

[4] Bae S J, Kim H H, Kim H J, et al. Imaging-histologic discordance after sonographically guided core needle biopsy of the breast[J]. Korean J Radiol, 2015, 16(6):1266-1275.

www.ingramcontent.com/pod-product-compliance
Lightning Source LLC
Chambersburg PA
CBHW041751220926
51847CB00014B/173

* 9 7 8 7 5 4 7 8 7 5 1 6 2 *